AF346924

BIBLIOTHÈQUE MÉDICALE

PUBLIÉE SOUS LA DIRECTION

DE MM.

CHARCOT	**G.-M. DEBOVE**
Professeur à la Faculté de médecine de Paris, membre de l'Institut.	Professeur à la Faculté de médecine de Paris, membre de l'Académie de médecine, médecin de l'hôpital Andral.

TRAITEMENT

DES

AFFECTIONS DE LA PEAU

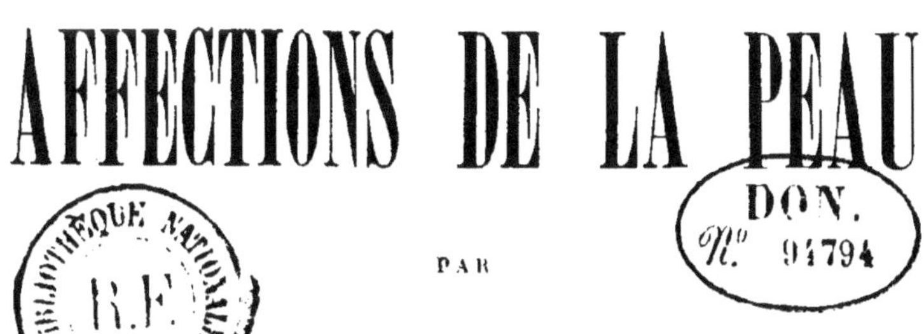

PAR

LE Dr PAUL DE MOLÈNES

Ancien interne des hôpitaux.

LES FORMULES ONT ÉTÉ REVUES PAR LE Dr A. BERLIOZ

TOME II

de L à Z.

PARIS

RUEFF ET Cie, ÉDITEURS

106, BOULEVARD SAINT-GERMAIN, 106

1894

TRAITEMENT

DES

AFFECTIONS DE LA PEAU

L

Ladrerie. — (Voir *Parasites*.) — (Cysticerque du tissu hypodermique.)

Lentigo. — (Voir *Pigment*.)

Leptothrix. — (Voir *Poils*.) — (Trichomycose noueuse.)

Lèpre. — *Éléphantiasis des Grecs.* — *Lèpre des Arabes.* — *Léontiasis.* — *Leprosy (anglais).* — *Aussatz (allemand).* — *Spedalskhed (norrégien).* — La lèpre est une maladie parasitaire chronique caractérisée par la production de néoplasies renfermant des bacilles extrèmement abondants (bacille de A. Hansen, de Bergen, et de Neisser, de Breslau), se développant surtout au niveau du tégument cutané et muqueux, au niveau des nerfs, dans les ganglions lymphatiques et dans certains viscères : elle amène presque toujours la mort.

Il ne nous est pas possible de donner ici une description de la lèpre, affection essentiellement compliquée,

1

Nous renvoyons pour cela le lecteur au très remarquable *Traité théorique et pratique de la lèpre avec Atlas, du Pr Leloir; Paris*, 1886. D'ailleurs les médecins français, sauf les dermatologistes, ont rarement l'occasion de voir des lépreux : En France, la lèpre ne s'observe guère que chez des sujets venant d'un pays lépreux ; aussi, en présence d'un cas de lèpre, convient-il de faire une enquête extrêmement sévère pour découvrir l'origine de la maladie, enquête d'autant plus hérissée de difficultés que l'incubation de la lèpre est limitée : car la lèpre peut exister à l'état latent, absolument ignorée du sujet pendant une période très longue et indéfinie.

La lèpre, avons-nous dit, présente une symptomatologie des plus compliquées : nous signalerons seulement les caractères cliniques les plus importants. Il existe une période latente, prééruptive, période d'invasion parfois très longue, pendant laquelle on observe des accès de fièvre simulant des accès de fièvre paludéenne, des malaises, des douleurs rhumatoïdes, de la somnolence, de l'insomnie, de la dyspepsie, de la diarrhée, des vertiges, des névralgies, de l'hyperesthésie cutanée, des épistaxis, des troubles menstruels, etc. Ces troubles multiples et variés persistent généralement quand l'affection est confirmée, survenant par crises plus ou moins violentes, plus ou moins prolongées, et spécialement les phénomènes fébriles qui présentent des paroxysmes tantôt peu sérieux, tantôt très graves, avec adynamie, hyperthermie, état typhoïde; ces paroxysmes fébriles sont à peine modérés par le sulfate de quinine.

La lèpre confirmée se caractérise par des lésions de la peau, des muqueuses, des nerfs, des viscères, extrêmement variables, dues au développement du bacille dans les tissus, lésions aboutissant à des ulcérations, des destructions, des mutilations, des tumeurs essentiellement multiformes.

Le Pr Leloir décrit synthétiquement trois formes de lèpre : 1º la *lèpre systématisée tégumentaire* (forme tuberculeuse ou noueuse); 2º la *lèpre systématisée nerveuse* (forme anesthésique ou trophoneurotique, ou antonine); 3º la *forme mixte ou complète* (constituée par la combinaison des formes précédentes).

E. Besnier divise les lésions tégumentaires (*léprides*) de la lèpre en quatre grandes variétés. Nous ne ferons que les énumérer ; leur description nous entraînerait, en effet, bien en dehors du cadre de ce livre.

A. — Léprides multiformes :

a. Léprides érythémateuses et maculeuses. — Roséole lépreuse. — Érythème simple ou en plaques, en bandes, en traînées. — Érythème noueux de la lèpre.

b. Léprides érythématomaculeuses (*dyschromiques* maculeuses), *hyperchromiques* (pigmentaires), *achromiques.*

Macules lépreuses. Taches blanches, atrophiques, d'emblée, qui ne sont ni précédées ni suivies d'aucune autre lésion sur place, d'abord vaguement dysesthésiques, puis franchement anesthésiques. — Anneaux lépreux hyperchromiques enveloppant des taches achromiques, etc.

B. — Léprides bulleuses, nécrosiques (pemphigus lépreux) :

a. Léprides bulleuses précoces.

b. Léprides nécrosiques multiformes, érythémateuses, bulleuses, escharotiques, gangreneuses, ulcéreuses, etc.—

Érythème polymorphe lépreux, bulleux et escharotique de Leloir. — Lèpre lazarine.

C. — Léprides tuberculeuses, tubercules lépreux, lépromes cutanés.

a. Léprides tuberculeuses dermiques ; taches tuberculeuses, léprides nodulaires. — Tubercules lépreux proprement dits. — Lépromes en nappe de Leloir de la peau et des muqueuses.

b. Lépromes dermiques profonds. — Lépromes hypodermiques.

D. — Léprides déformantes et mutilantes généralement caractéristiques par leur évolution progressive, atrophique, trophopathique, amyotrophique, et l'existence d'autres indices de certitude, mais pouvant, dans quelques cas isolés, être confondues avec les mutilations et les déformations de la syphilis, de la scrofulo-tuberculose. de la sclérodermie, de l'asphyxie symétrique, du mal perforant idiopathique, de la *syringomyélie* surtout.

Telles sont les lésions lépreuses qui peuvent s'observer isolées ou le plus souvent associées sur le sujet lépreux : elles sont toutes produites par le bacille de Hansen, car il n'y a pas de lèpre sans bacille lépreux. Bien que ressemblant fort au bacille de Koch, ce bacille est absolument spécifique : son identité est absolue. Quoique les inoculations, les cultures n'aient pas jusqu'ici donné des résultats constants, il nous paraît démontré qu'il est l'agent unique de la transmission de la lèpre. Existe-t-il dans le sol, les liquides, les aliments (poissons)? C'est peu probable, et cette question semble actuellement résolue par la négative, mais de nouvelles et patientes recherches à ce sujet sont nécessaires. Pour E. Besnier, dont les travaux sur la lèpre font autorité, cette affection provient exclusivement du lépreux, comme la syphilis provient du syphilitique. Tout lépreux peut contaminer ceux qui vivent avec lui, ceux qu'il engendre (hérédo-contagion et non hérédité) : il peut également importer la lèpre en tous pays. Le bacille de Hansen est un parasite exclusif à la race humaine, qui semble trouver, il est vrai, un terrain de culture plus favorable dans certains climats, *chez certaines races*, chez certains sujets soumis à une hygiène mauvaise, à des conditions défectueuses (alimentation insuffisante ou mauvaise, encombrement, misère, mauvais état général, syphilis, etc.), mais qui peut envahir également des individus de tous pays, de toutes conditions, de toutes races.

Il est certain que dans les pays dits lépreux (voir la *carte de Leloir, loc. cit.*) le degré de virulence du bacille lépreux atteint son maximum, d'où la production de foyers lépreux à extension rapide et inquiétante, alors que dans les pays non lépreux la virulence est notablement atténuée ; les cas importés demeurent généralement isolés, ne constituant des foyers que dans des circonstances excessivement rares et exceptionnelles.

Ces considérations sont très importantes au point de vue de la **prophylaxie de la lèpre**.

Les mesures à prendre, en effet, varient suivant qu'il s'agit d'un *pays lépreux* ou d'un pays *non lépreux. Dans le premier cas*, elles doivent être beaucoup plus énergiques, mais leur application en est très difficile en raison du défaut de civilisation des populations atteintes. Les indigènes, en effet, ne croient pas le plus souvent à la transmissibilité de la lèpre, ne prennent aucune précaution et vivent généralement dans une promiscuité absolue.

La prophylaxie dans ces pays lépreux peut se résumer ainsi : inspection fréquente des sujets suspects, et surtout des immigrants ; isolement, séquestration des sujets convaincus de lèpre, soit dans des maisons spéciales, soit dans des huttes construites en dehors du village (Russie) ; soins assidus, médicaux et hygiéniques donnés aux lépreux ; convaincre les populations des dangers de la cohabitation avec les lépreux ; s'opposer autant que possible au mariage entre lépreux, ou surtout entre individus sains et lépreux.

Dans les pays non lépreux, les sujets atteints de lèpre, avons-nous dit, ne créent des foyers que dans des circonstances absolument exceptionnelles. Aussi suffit-il de les soigner, de les surveiller, de conseiller aux personnes de leur entourage de pratiquer une asepsie rigoureuse (désinfection du linge et des sécrétions du malade). Grâce à ces précautions, ils peuvent demeurer dans leurs familles, dans les établissements publics. Mais, si le sujet est atteint de lèpre convaincue ulcéreuse, grave, s'il est misérable et ne peut recevoir chez lui les soins multiples que nécessite son état, il devra entrer dans un hôpital, où, grâce à la surveillance médicale dont il sera l'objet, il ne risquera pas de transmettre la lèpre. Quand un véritable foyer de lèpre se formera, ainsi que cela a été constaté dans des villages misérables, habités par des sujets revenant d'un pays lépreux, les mesures rigoureuses de prophylaxie indiquées plus haut devront être appliquées.

Traitement. — On n'a malheureusement pas trouvé jusqu'à ce jour le moyen de guérir la lèpre. Mais, avec une médication appropriée, tenace, persévérante pendant des années, quand le sujet, se trouvant dans des conditions favorables d'hygiène, de surveillance active, n'a pas des lésions viscérales surtout trop avancées, on peut obtenir des résultats relativement très satisfaisants, c'est-à-dire que l'on peut enrayer l'évolution des néoplasies lépreuses, faire même disparaître des léprides assez volumineuses, atténuer les pigmentations cutanées, prévenir les ulcérations et les destructions affreuses, aussi bien de la peau que des muqueuses, améliorer les anesthésies, les paresthésies, l'état général, enfin prolonger fort longtemps l'existence du lépreux. Cependant, il importe de savoir que l'évolution de la lèpre subit parfois spontanément des périodes de rémission très prolongées donnant l'illusion de la guérison qu'on serait tenté alors d'attribuer à la médication employée, mais cet arrêt de la maladie ne persiste pas, et de nouveaux symptômes apparaissent suivis des complications qui mettent un terme à la triste existence des véritables lépreux.

Traitement général. — *Hygiène.* — De très nombreux médicaments ont été de tout temps préconisés contre la lèpre. Mais il n'en existe aucun qui soit capable de détruire l'agent pathogène, le bacille de Hansen, toujours beaucoup plus résistant aux antiseptiques, aux bacillicides que les cellules de l'organisme. Aussi, faut-il se borner à employer les médicaments susceptibles de rendre les tissus inhabitables au parasite, de les stériliser, en un mot. Dans ce but, on a tenté, en Allemagne surtout, la méthode de Koch. Mais les inoculations de lymphe de Koch n'ont donné que de très mauvais résultats et l'on a dû renoncer à employer ce procédé.

Les médicaments stérilisants ou empiriques qui réussissent le mieux dans la plupart des cas sont les suivants, qui doivent être employés dans l'ordre que nous adoptons.

Huile de chaulmoogra. — Acide gynocardique. — L'huile de chaulmoogra se prescrit sous forme de gouttes prises dans des capsules ou dans du pain azyme, ou mélangées à un peu d'alcool, ou, enfin, dans une infusion quelconque de thé, de menthe ou de café, etc. Il faut commencer par dix gouttes matin et soir, avant ou après le repas. On augmente la dose de cinq gouttes par jour jusqu'à ce que le malade prenne cent cinquante à deux cents gouttes par jour, en quatre ou cinq fois. Si cette dose est tolérée, elle est continuée pendant cinquante à soixante jours, puis on diminue progressivement la dose pour revenir au point de départ, et on recommence une nouvelle série ascendante. Cette huile *améliore presque constamment* l'état des lépreux ; malheureusement, certains sujets ne la tolèrent qu'à doses minimes et insuffisantes ; chez quelques-uns même elle provoque des douleurs d'estomac, de la diarrhée, de la néphrite même, qui devait alors exister à l'état latent.

L'acide gynocardique, qui existe dans l'huile de chaulmoogra, peut la remplacer (Lutz, Z. Falcao). Il est mieux toléré, mais son action semble moins réelle. On l'administre sous forme de pilules ou de capsules de 0^{gr},10, à la dose progressive de 0^{gr},50 à 2 et 3 grammes par jour. On peut le donner également sous forme de *gynocardate de magnésie* aux doses de 1 à 4 grammes par jour en pilules de 0^{gr},20 associées à un peu d'extrait de gentiane, ou sous forme de *gynocardate de soude* (L. Brocq).

Huile de gurjum. — Peut remplacer l'huile de chaulmoogra, à la dose progressive de 2 à 12 grammes par vingt-quatre heures.

VIDAL

Baume de gurjum.......... |
Gomme arabique........... | ââ 4 grammes.
Sirop de cachou...........   12   —
Infusion de badiane........   60   —

M. S. A.

Boire de suite après un peu de vin ou de liqueur.

Salol (Lutz). — Il est assez bien toléré, a une action favorable sur les poussées aiguës des léprides tuberculeuses, préserve les malades de poussées nouvelles et doit être prescrit à doses élevées (2 à 5 grammes).

Acide phénique. — 0gr,25 à 1 gramme par jour, en pilules ou en sirop, à prendre après les repas.

Salicylate de soude. — 2 à 6 grammes par jour. Provoque rapidement des maux d'estomac, des bourdonnements, des vertiges.

Hoang-nan. — Très employé dans certains pays, donnant des résultats incertains et souvent très mal toléré.

Soufre, ichthyol. — L'ichthyol, à la dose de 1 gramme par jour, continué pendant très longtemps, aurait, dans quelques cas, donné de très bons résultats. Unna le prescrit sous forme de pilules ou de solution ; nous préférons les capsules. Mais l'ichthyol à doses prolongées fatigue très rapidement les voies digestives. Il faut prendre en même temps de l'acide chlorhydrique à doses élevées afin de diminuer l'alcalinité du sang.

Signalons encore : le tannin à haute dose, le mercure, l'iodure du potassium à haute dose (Haslund, voir *Psoriasis*), la créosote, la caféine, l'hura brasiliensis, l'hydrocotyle asiatique, le phosphore, la strychnine (Piffard), l'arsenic enfin (Hardy), qui n'a pas d'action sur la lèpre mais qui modifie heureusement l'état général, surtout quand on l'administre sous forme d'eau arsenicale prise à la source, à la Bourboule, par exemple.

Le traitement interne comporte d'autres indications : il convient en effet, dans certains cas, de prescrire des agents médicamenteux destinés à combattre différents symptômes de la maladie. Les poussées fébriles seront combattues par le sulfate de quinine, l'antipyrine, l'acide salicylique ; les douleurs seront calmées par l'opium, l'aconitine, la morphine, le chloroforme, le bromure de potassium, l'exalgine, l'antipyrine, les révulsifs, les pointes de feu sur la colonne vertébrale, les ventouses scarifiées, enfin l'élongation des nerfs (BEAVEN RAKE).

En outre, on devra modifier l'état général du lépreux par tous les moyens appropriés, et le soumettre à une hygiène sévère. On prescrira donc les médicaments susceptibles de *tonifier* activement le malade ; les bains fréquents, sulfureux ou alcalins, les douches, les lotions phéniquées ou soufrées renouvelées chaque jour, l'aération, l'exercice, le séjour dans les montagnes, dans les pays tempérés et exempts de manifestations palustres, et surtout éloignés des foyers lépreux, seront expressément recommandés.

Le régime consistera dans une alimentation régulière, facile à digérer, et la suppression des poissons, de la charcuterie salée, du gibier, des alcools.

Enfin, les eaux minérales arsenicales, iodurées, sulfureuses, chlorurées sodiques, ainsi que l'électrothérapie et les bains électriques seront conseillés aux lépreux fortunés.

TRAITEMENT LOCAL. — Très nombreux également sont les médicaments employés dans le traitement externe de la lèpre. Tous peuvent donner de bons résultats quand ils sont appliqués à temps. Mais il faut toujours en surveiller l'emploi, surtout quand on prescrit des médicaments très actifs et à hautes doses ; il convient, en outre, dans ces cas, de ne les employer que sur des surfaces restreintes, afin d'éviter des accidents d'intoxication que pourra prévenir un examen quotidien de l'urine.

Quand les léprides ne sont pas profondément ulcérées et complètement anesthésiques, les agents médicamenteux employés dans le traitement intensif du psoriasis sont également prescrits, et particulièrement l'acide pyrogallique, l'acide chrysophanique, l'ichthyol, le salol, la chrysarobine, la résorcine, l'acide phénique, etc.

Unna traite ainsi les léprides :

Quand les sujets sont faibles, ont la peau très sensible ou enflammée par des applications trop irritantes. il prescrit l'ichthyol à 50 0/0.

Ichthyol......................	100 grammes.
Axonge.......................	70 —
Huile d'olive.................	30 —

F. S. A.

Ou bien la *résorcine* en pommade à 20 0/0, ou mieux en emplâtre ; elle ne sent pas mauvais, colore très peu la peau et n'irrite pas les yeux.

Unna ne prescrit le *pyrogallol* que chez les sujets résistants, atteints de léprides tuberculeuses volumineuses. Il l'emploie sous forme de pommade ou d'emplâtre à 5 ou 10 0/0. De même pour la *chrysarobine*, excellent médicament antilépreux, prescrit à la même dose que l'acide pyrogallique, mais qui ne doit être employé que sur le tronc, les jambes et les bras, jamais sur les mains et sur la figure, car il provoquerait une vive irritation conjonctivale.

En résumé. Unna prescrit la résorcine et l'ichthyol, les emplâtres salicylé et mercuriel phéniqué au début, et, quand il s'agit de produire une action énergique, la chrysarobine et le pyrogallol. Ce traitement local est associé au traitement général à l'ichthyol et à l'acide chlorhydrique que nous avons indiqué plus haut.

On pourra prescrire également, comme topiques, l'huile de chaulmoogra et l'huile de gurjum en pommades à la dose suivante :

Huile de chaulmoogra .....)
      ou   } 10 à 20 grammes.
Huile de gurjum ....)
Lanoline.................... } àà   40   —
Vaseline.................... (

M. S. A.

Ce procédé sera employé de préférence dans les *léprides superficielles très étendues*, ainsi que l'huile de noix d'acajou (qui irrite fortement et produit des ulcérations qu'il faut ensuite circatriser), la teinture d'iode, le mélange à parties égales de teinture d'iode, acide phénique et chloral, le naphtol camphré en pommade, le salol (médicament actif, mais s'altérant rapidement), etc.

Les *léprides bulleuses, nécrosiques, gangreneuses, ulcéreuses* seront pansées d'une façon aussi antiseptique que possible. On prescrira de la pommade phéniquée ou un pansement humide phéniqué, de l'iodoforme ou du salol en poudre, en gaze ou en pommade, de l'ichthyol en pommade, le dermatol en poudre et en pommade, etc. On peut aussi employer les médicaments indiqués à propos des léprides non ulcéreuses, et particulièrement l'huile de gurjum, l'huile de chaulmoogra et les différentes variétés d'emplâtres (emplâtre de Vigo, emplâtre mercuriel, à la créosote, à la résorcine, au camphre, à l'ichthyol, etc.).

Le TRAITEMENT CHIRURGICAL donne de très bons résultats et est particulièrement indiqué quand les lésions lépreuses occupent les parties découvertes, la figure, les poignets, les mains, ou bien les narines, les fosses nasales, la bouche, la langue, les lèvres, le larynx, le pharynx. On détruit les productions lépreuses avec le thermocautère, ou mieux le galvanocautère ; la douleur est relativement supportable et la réaction inflammatoire consécutive, généralement peu accentuée, est calmée par des lavages ou des pulvérisations avec une solution antiseptique légère, suivis de l'application de pommade phéniquée au centième, ou boriquée au vingtième quand les parties détruites sont facilement accessibles. S'il se produit à la suite des cautérisations ignées des muqueuses des ulcérations, on les cautérisera de nouveau avec la teinture d'iode ou bien le crayon de nitrate d'argent et l'on pratiquera des injections, des irrigations, des insufflations avec tous les agents médicamenteux, liquides ou pulvérulents, employés dans le traitement des affections de ces muqueuses.

Les lésions oculaires et palpébrales seront confiées aux soins des médecins spéciaux [1] : bien traitées dès leur début, elles sont susceptibles d'amélioration considérable et n'aboutissent que très rarement, aujourd'hui, à la perte de l'œil.

Lèpre vulgaire. — (Voir *Psoriasis.*)

Lepte d'automne. — (Voir *Parasites.*)

Leucodermie. — (Voir *Pigment.*)

---

1. PANAS, Manifestations oculaires de la lèpre et du traitement qui leur convient (*Bull. de l'Académie de médecine*, 1887).

Lichen. — Autrefois, avec Willan, on dénommait « lichen » toutes les efflorescences papuleuses. Le nombre en était considérable. Nous citerons les variétés suivantes, plus particulièrement étudiées il y a quelques années encore : Lichen simplex, aigu ou chronique, — L. pilaris, — L. circumscriptus, — L. lividus, — L. tropicus, — L. agrius, — L. giratus, — L. urticatus, L. scrofuleux, — L. arthritique, — L. dartreux, — L. strophulosus (strophulus), — L. planus, — L. ruber, — L. acnéique, — L. syphilitique, etc., etc.

Toutes les affections décrites sous ce nom n'ont de commun que l'élément papuleux ; elles constituent le groupe arbitraire des affections lichenoïdes qui renferme des eczémas, des prurigos, de l'urticaire, de la séborrhée, de l'ichthyose, de la kératose, de l'acné, des folliculites et périfolliculites, du pityriasis rubra pilaire, etc., etc. Ce groupe ne saurait subsister, et il serait assez logique, ainsi que le conseille Hardy, de supprimer jusqu'à nouvel ordre le terme de *lichen* qui prête à tant de confusion. Mais cette mesure serait un peu radicale ; s'il convient de ne plus employer le mot lichen chaque fois qu'on se trouvera en présence d'une affection bien définie, il faut cependant le conserver pour un type morbide bien net, une affection actuellement bien étudiée, depuis les travaux d'E. Wilson, et décrite par presque tous les dermatologistes sous le nom de *lichen de Wilson, lichen vrai*, qui renferme un certain nombre de formes cliniques, dont l'une des plus fréquentes est le *lichen plan*. — Nous ne décrirons donc ici que le lichen de Vilson, renvoyant le lecteur aux autres affections cutanées désignées autrefois à tort sous le nom de lichen :

1º Lichen agrius, lichen polymorphe ferox. (Voir *Prurigo*

de Hébra.) — Lichen pilaris. (Voir *Kératose pilaire*.) —
3º Lichen ruber acuminatus des Américains. (Voir *Pityriasis
rubra pilaire.*) — 4º Lichen des scrofuleux. (Voir *Urticaire,
Folliculites, Strophulus.*) —5º Lichen simplex aigu. (Voir *Eczéma,
Urticaire.*) —6º Lichen simplex chronique (lichénifications primitives circonscrites ou diffuses, névrodermites de Brocq). (Voir
Urticaire, Prurit, Eczéma.) — Lichen circumscriptus et circi-
natus. (Voir *Eczéma, Séborrhée,* etc., etc.)

Lichen de Wilson. — Cliniquement, il renferme,
avons-nous dit, plusieurs formes cliniques dont les
plus importantes sont les suivantes : *a. Lichen à papules
plates, lichen planus type pur de Wilson. C'est la
mieux connue, la plus fréquente. — b. Lichen à petites
papules; quelques cas du lichen ruber acuminatus de
Hébra-Kaposi. — c. Lichen à papules plates et acuminées
simultanément, forme mixte très commune. — d. Lichen
à grosses papules, Lichen ruber obtusus de Unna. —
e. Lichen en grain de corail ou moniliforme de Kaposi. — f. Lichen plan corné, Lichen hypertrophique,
Lichen hyperkératosique. — g. Lichen neuraticus de
Unna. — h. Lichen atrophique de Kaposi-Hallopeau* [1].

Le *lichen à papules plates, lichen planus* proprement
dit, est le plus fréquent. Il est caractérisé par des
papules rosées ou rouges, brillantes, aplaties, légèrement affaissées au centre (ombiliquées), présentant des
contours polygonaux très manifestes en raison des
plis de la peau et non de leur pression réciproque.
Extrèmement fines et petites au début, elles s'étalent,
se réunissent par groupes et forment des plaques plus
ou moins étendues; elles sont dures, sèches, non-
squameuses au début, mais, plus tard, elles se recouvrent de fines squames.

1. Consulter la discussion sur « la constitution du groupe
Lichen». Congrès international de dermatologie et de syphiligraphie tenu à Paris en 1889. — *Comptes rendus,* par H. Feulard.

Ces petits éléments d'abord isolés, puis groupés, apparaissent généralement au niveau des poignets, des avant-bras, du creux poplité, des cuisses, du cou, mais ils peuvent également débuter sur d'autres régions ou les envahir, telles que la face, le tronc, l'abdomen, les organes génitaux, *les mains, les pieds, les muqueuses* buccale, linguale, palpébrale, le cuir chevelu, etc. Ils sont plus ou moins abondants, tantôt discrets, tantôt, au contraire, confluents (lichen diffusus d'E. Wilson), formant des placards irrégulièrement arrondis, rougeâtres, durs, légèrement saillants, rugueux, couverts de squames fines, adhérentes, blanchâtres ou grisâtres d'autant plus abondantes que l'affection est plus ancienne ; à leur niveau, la peau est sensiblement épaissie. Autour de ces placards dont la dimension très variable peut atteindre celle d'une pièce de cinq francs, existent toujours des petits éléments papuleux initiaux brillants, polygonaux, typiques.

Parfois, les éléments se groupent de façon à former de grands anneaux (lichen plan annulaire), ayant jusqu'à 3 et 4 centimètres et plus de diamètre, à centre blanchâtre, ou plus souvent jaunâtre, bistre, pigmenté, atrophié et légèrement déprimé, à circonférence constituée par les éléments brillants caractéristiques, plus ou moins étroite, saillante, dure, rouge, cuivrée, luisante, simulant dans certains cas des syphilides circinées. Ces anneaux sont parfois incomplets, irréguliers.

D'autres fois, l'éruption est des plus abondantes et presque confluente (lichen plan généralisé). Le lichen de Wilson est une affection prurigineuse. Le prurit peut, dans quelques cas, n'être que très léger et même faire défaut ; le plus souvent il est assez intense, surtout lors de la période d'activité des éléments, et parfois même intolérable, provoquant alors, outre des lésions de grattage susceptibles de modifier et de masquer la maladie cutanée causale, des troubles sérieux de l'état général, de l'insomnie, un ébranlement nerveux et même des crises nerveuses, quand les sujets atteints, ainsi que c'est la règle, sont des névropathes.

Tels sont les principaux caractères du lichen proprement dit, mais ils présentent de nombreuses modifications suivant le siège de l'affection; de même, la marche et la durée sont extrèmement variables.

Le lichen plan de la muqueuse buccale occupe particulièrement la face interne des joues et la langue, et se caractérise par des taches, des plaques, des anneaux, des stries ou des lignes blanchâtres, irrégulières, plus ou moins épaisses, peu douloureuses, pouvant simuler la leucokératose buccale. Quelquefois, il existe des éléments isolés papuleux typiques permettant de faire le diagnostic en l'absence de lésions cutanées concomitantes.

De même, quand les lésions occupant la paume des mains et la plante des pieds, sont confluentes, anciennes, provoquent une desquamation abondante, blanchâtre, épaisse, le diagnostic est des plus difficiles et l'affection peut être confondue avec les kératodermies, la syphilis, le psoriasis, etc.

La marche du lichen plan est généralement lente, chronique, la maladie évoluant par intermittences et par poussées successives, souvent subintrantes; il n'est pas rare, en effet, de voir survenir de nouveaux éléments, soit sur des plaques en voie de guérison, soit à leur centre ou à leur périphérie, soit enfin sur des points éloignés; et l'affection se prolonge indéfiniment si le médecin n'intervient pas. Cependant, il semblerait que, dans d'autres cas, et après plusieurs années, le lichen puisse disparaître, laissant, à la place des plaques, des taches pigmentaires brunâtres, plus ou moins marquées, plus ou moins durables.

Mais il existe des cas aigus dans lesquels les papules évoluant très rapidement sont extrêmement abondantes, petites, peu brillantes, envahissent des régions entières, forment des nappes étendues rouges, brunes, squameuses, grenues, rugueuses, très prurigineuses. A la loupe on constate qu'elles sont constituées par des éléments papuleux acuminés, et aussi par des éléments plats, ombiliqués typiques. — Dans les intervalles qui séparent les plaques, la peau est érythémateuse. C'est le lichen plan aigu du Dr Lavergne[1], qui le plus souvent, à la suite de ce début brusque, aigu, évolue lentement comme un lichen chronique d'emblée.

Les autres variétés de lichen de Wilson que nous avons énumérées sont beaucoup plus rares et ne diffèrent du lichen plan typique à papules plates ou acuminées, grosses ou petites, que par les caractères objectifs des éléments papuleux qui peuvent être très volumineux, arrondis, aplatis à leur sommet (lichen obtusus de Unna) ou disposés de façon à former des cordons (Lichen moniliforme ou en collier de corail de Kaposi), ou bien encore groupés, formant des plaques brunes, irrégulières, recouvertes de squames très adhérentes, épaisses, cornées (lichen plan corné ou hyperkératosique) ou, au contraire, peu colorées, luisantes, d'aspect cicatriciel, sillonnées de plis entre-croisés formant

1. Dr F. LAVERGNE, Contribution à l'étude du Lichen planus. (*Thèse de Paris*, 1883.)

un quadrillage, et des dépressions nombreuses répondant à des orifices glandulaires ou à des follicules pileux (lichen plan atrophique de Kaposi ou scléreux d'Hallopeau).

D'ailleurs, ces variétés cliniques peuvent se montrer isolées ou parfois associées (formes mixtes du lichen de Wilson).

Les *causes* du lichen de Wilson sont encore peu connues. Cette affection n'est ni héréditaire ni contagieuse, elles est peut-être un peu plus fréquente chez les hommes, adultes surtout, mais peut s'observer aussi dans l'enfance. La *plupart* des malades atteints de lichen ont des antécédents arthritiques et *nerreux*, sont des névropathes, et présentent des troubles nerveux divers. Aussi Brocq et Jacquet font-ils du lichen une névrose à manifestations cutanées secondaires qu'ils rangent dans la classe des névrodermites.

Cependant, nous avons observé quelques cas de lichen où il nous a été impossible de trouver une tare névropathique quelconque, personnelle ou héréditaire.

Signalons encore la fréquence du rhumatisme, du diabète, de l'albuminurie dans les antécédents des sujets atteints de lichen.

Traitement. — D'après le Dr L. Jacquet, le prurit précède toujours l'éruption ; ce n'est donc pas elle qui serait prurigineuse ; elle disparaît si l'on peut obtenir la sédation du système nerveux : cette éruption serait purement artificielle et due simplement aux traumatismes de tout ordre (grattages, frottements, contacts, piqûres, etc.) exercés sur des régions cutanées dont l'hyperexcitabilité vaso-motrice est considérablement développée par une influence nerveuse centrale. Aussi le traitement du lichen consiste-t-il uniquement à calmer la nervosité du sujet et à soustraire la peau aux irritations extérieures. Pour obtenir ce double résultat, il faut pratiquer un enveloppement ouaté complet et maintenu pendant plusieurs jours, de toute la surface cutanée atteinte par l'éruption, et donner au malade des douches tièdes à la température de 35° centigrades, d'une durée de deux à quatre minutes, l'eau étant projetée au moyen d'une grosse pomme d'arrosoir débitant un fort volume d'eau, de façon à mouiller pour ainsi dire tout le corps à la fois. La percussion doit être modérée et produite par une pression faible. On peut, en outre, dans quelques cas, terminer par une affusion froide très courte. Grâce à ce traitement, le docteur Jacquet a obtenu dans plusieurs cas une amélioration très grande et rapide de la dermatose.

La théorie de Jacquet est très séduisante. Mais ce n'est qu'une hypothèse; elle ne peut s'appliquer à tous les cas, et si, chez les sujets manifestement nerveux et atteints d'un prurit intense, ce traitement réellement sédatif doit être prescrit, il convient cependant, dans la majorité des cas, de prescrire également un traitement interne et un traitement local qui autrefois donnaient assez souvent de bons résultats.

D'après Hébra et ses élèves, l'*arsenic* guérirait *toujours* le lichen vrai quand le médecin ne craint pas de prescrire les doses suffisantes. Kaposi prescrit les pilules asiatiques, ou les injections de liqueur de Fowler. Il commence par trois pilules chaque jour; il augmente tous les quatre ou cinq jours d'une pilule jusqu'à huit à dix par jour, laisse le malade à cette dose jusqu'à ce que l'éruption ait presque entièrement disparu, puis descend progressivement à six pilules, dose à laquelle il maintient le malade encore pendant trois à quatre mois, à dater du moment où la guérison a été constatée. Dans les cas moyens, les malades prennent en tout de 1,000 à 1,500 pilules. Mais il est des malades auxquels Kaposi en a fait prendre jusqu'à 5,000 et plus !

Certes, l'arsenic est un des meilleurs modes de traitement du lichen de Wilson. Mais il faut savoir que certains malades intolérants ne peuvent supporter les plus petites doses d'arsenic, que d'autres arrivent à en tolérer des doses maxima sans que le lichen soit modifié, que d'autres enfin guérissent sans avoir suivi le traitement arsenical. Cependant nous conseillerons d'essayer toujours ce traitement, en tâtant la susceptibilité du sujet, en augmentant progressivement la dose, en cessant le traitement s'il provoque des accidents sérieux, ou si au bout de plusieurs semaines il n'a donné aucun résultat, en le continuant enfin pendant plusieurs mois après la disparition de la dermatose afin d'éviter une nouvelle poussée, et non pas une récidive, le lichen n'étant pas, à vrai dire, une affection récidivante.

Nous préférons administrer l'arsenic sous forme de solution d'*arséniate de soude* titrée de façon que le malade arrive progressivement aux doses de deux, trois, quatre centigrammes par jour, ou encore de liqueur de Fowler, en commençant par quatre gouttes par jour, augmentant d'une goutte par jour jusqu'à quarante, cinquante, soixante gouttes. Pour les sujets à estomac intolérant, on aura recours aux injections hypodermiques d'arséniate de soude ou de liqueur de Fowler. (Voir traitement du psoriasis.)

Comme médication interne du lichen de Wilson, nous signalerons encore le bichlorure de mercure, le tartrate d'antimoine et de potasse, l'ergotine, la belladone, la noix vomique, les diurétiques, etc.

Il faudra en outre calmer le prurit par tous les moyens internes qui sont indiqués à l'article **Prurit**, modifier l'état nerveux du sujet (hydrothérapie ; voir plus haut : Bromure de potassium, musc, valériane, etc.), soigner la constitution arthritique (eaux minérales alcalines), la dyspepsie, la constipation, l'albuminurie, etc., etc. Enfin on conseillera une hygiène sévère, le changement d'air, la tranquillité d'esprit, un exercice modéré.

Le TRAITEMENT EXTERNE doit toujours être prescrit en même temps que le traitement interne ; il peut même parfois produire à lui seul une amélioration notable. Cependant certains sujets atteints de lichen ont une intolérance extrême pour les applications médicamenteuses qui provoquent chez eux une augmentation du prurit et de l'hyperesthésie cutanée, et occasionnent parfois une irritation tégumentaire extrême pouvant aboutir à une véritable dermatite exfoliatrice secondaire. Aussi faut-il d'abord tâter la susceptibilité du sujet et ne prescrire au début que des agents médicamenteux peu irritants, glycérolé d'amidon, glycérolé tartrique faible, pâte à l'oxyde de zinc, emplâtre à l'oxyde de zinc, bains d'amidon, etc. Ce traitement s'appliquera également aux cas de lichen aigu.

Peu à peu on aura recours aux agents plus actifs qui constituent le traitement local proprement dit du lichen de Wilson.

Il consiste en lotions et en applications de pommades ou d'emplâtres. Les deux agents les plus employés sont le mercure et l'acide pyrogallique. Toutefois les sulfureux, l'huile de cade, les acides salicylique et phénique, la résorcine, le glycérolé tartrique fort (VIDAL) peuvent également être utilisés. E. Besnier préconise l'acide pyrogallique à la dose de 5 à 10 0/0 soit en pommade quand les lésions sont assez étendues, soit en emplâtre quand elles sont localisées. Il recommande également l'emplâtre de Vigo.

L. Brocq conseille de lotionner chaque jour les parties malades avec une solution de sublimé à 1 pour 500 ou pour 1,000, puis d'appliquer partout où c'est possible de l'emplâtre de Vigo ou de l'emplâtre rouge de Vidal que l'on change toutes les vingt-quatre heures et partout ailleurs une pommade au calomel au trentième ou au vingtième avec ou sans addition d'un quarantième ou d'un trentième d'acide salicylique.

Les emplâtres en effet, tels qu'ils sont fabriqués aujourd'hui, constituent le meilleur mode de pansement des groupes de lichen; ils peuvent renfermer tous les agents médicamenteux.

Nous donnons la préférence à l'emplâtre mercuriel (formule de Vigo), aux emplâtres à l'acide pyrogallique, à l'huile de foie de morue, à l'acide salicylique, à la résorcine et à l'ichthyol. Toutes les vingt-quatre heures on enlève l'emplâtre et on lotionne la région atteinte avec une solution de sublimé à 1 0/00 ou d'acide phénique à 1 0/0.

E. Vidal prescrit les bains vinaigrés et les applications renouvelées de glycérolé tartrique au 20e. On peut encore appliquer le glycérolé suivant (L. Brocq) :

Acide tartrique................	3 grammes.
Acide salicylique.............	2 —
Acide phénique..............	1 gramme.
Glycérolé d'amidon neutre	60 grammes.

M. S. A.

Unna recommande le traitement suivant, qui agirait très rapidement :

Appliquer deux fois par jour la pommade avec

Bichlorure d'hydrargyre........   1 gramme.
Acide phénique...............   20 grammes.
Onguent simple...............   500   —
M. S. A.

et envelopper ensuite le malade dans la laine et le laisser au lit.

Signalons encore les traitements suivants : cautérisation au thermo ou au galvanocautère du centre de chaque élément papuleux. Applications de teinture d'iode, d'acide phénique, d'acide acétique, etc.

Quand il existe de grands placards épais de lichen corné hyperkératosique qui occupent surtout les membres inférieurs, il faut commencer par détacher les squames adhérentes à l'aide d'applications de savon mou de potasse, d'huile de bouleau, d'huile de foie de morue ou même de raclages avec une curette, puis appliquer les différents topiques, particulièrement les emplâtres de Vigo, à l'acide pyrogallique, à l'acide salicylique, à l'acide chrysophanique, à la résorcine, etc.

Dans les cas de lichen de Wilson étendu, on prescrira des grands bains tièdes prolongés, alcalins, sulfureux ou bien renfermant du sublimé, ou du goudron, ou du tannin, ou de l'alun. Enfin, quand le prurit sera intense et aura résisté à toute la série des médications internes dites calmantes, il faudra incorporer aux topiques actifs des substances antiprurigineuses (chlorhydrate de cocaïne, essence de menthe, menthol).

En raison des localisations du lichen sur la muqueuse buccale, il importe, chaque fois qu'on prescrira une préparation hydrargyrique, de surveiller très attentivement l'état des gencives, de façon à éviter l'intoxication mercurielle qui est susceptible de survenir, alors même qu'une très faible quantité de mercure a été absorbée.

Liodermie avec mélanose et télangiectasie. — (Voir *Xérodermie pigmentaire*.)

Lipomes. — On désigne sous ce nom les tumeurs formées par le développement anormal et circonscrit du tissu adipeux. Cruveilhier les désignait sous le nom d'adipomes. On doit distinguer diverses variétés de lipomes : les lipomes purs, les lipomes myxomateux, les lipomes fibreux ou fibro-myomes, dans lesquels les éléments conjonctifs sont devenus très abondants et tendent à étouffer le tissu cellulo-adipeux, etc. La description et le traitement des lipomes sont du domaine de la chirurgie.

Livedo. — On désigne sous ce nom les hypérémies passives qui surviennent à la suite de l'action prolongée sur la peau d'un traumatisme, d'une irritation mécanique, chimique ou calorique. Ces différentes causes, entraînant un obstacle à la circulation du sang, provoquent d'abord une hypérémie active, mais, leur action se prolongeant, la couleur rouge vif se transforme en violet foncé, en rouge sombre, la température s'abaisse, les sujets éprouvent la sensation de fourmillement, d'engourdissement et, comme conséquences ultérieures, on peut voir survenir de l'œdème, de l'inflammation, des ecchymoses, de la gangrène (Livedo mechanica, traumatica, a venenatis, calorica).

Losophane. — Nouveau médicament employé en dermatologie par E. Saalfeld, de Berlin, Descottes, Quinquaud. C'est un triiodure de crésol, ou métacrésol triiodé, substance cristalline, blanche, soluble dans l'alcool, l'éther, le benzol, le chloroforme, renfermant 80 0/0 d'iode pur. On le prescrit sous forme de pommades et de solutions à 5, 10 et même 20 0/0, ou bien en poudre. Son action serait efficace dans le **traitement** de la trichophytie, de la gale, du pityriasis versicolore, du prurit avec lésions de grattage, de l'eczéma, des folliculites, du chancre syphilitique et du chancre mou.

Loupes. — Les loupes sont des kystes sébacés siégeant dans le cuir chevelu où ils forment des tumeurs plus ou moins volumineuses. Leur étude est du domaine de la chirurgie.

Lupus. — Le *lupus* et toutes les questions qui s'y rattachent constituent l'un des chapitres les plus importants de la dermatologie. Dans cet ouvrage élémentaire et essentiellement pratique, nous ne pouvons aborder l'étude complète de tous les problèmes que soulèvent la pathogénie, l'étiologie, l'anatomie pathologique, la symptomatologie, le diagnostic, le pronostic du lupus et de ses très nombreuses variétés ; nous renverrons le lecteur aux différents traités de dermatologie et particulièrement aux Leçons de Kaposi, annotées par E. Besnier et Doyon (2e édition), au Traitement des maladies de la peau par L. Brocq (2e édition), aux ouvrages du Dr Leloir (*Traité pratique, théorique et thérapeutique de la scrofulo-tuberculose de la peau et des muqueuses adjacentes. Lupus et tuberculoses qui s'y rattachent.* Paris, 1892, avec Atlas) et du Dr du Castel (*Les Tuberculoses cutanées.* Bibliothèque médicale de MM. Charcot-Debove, Paris, 1893). Nous insisterons uniquement sur le traitement des deux grandes variétés de lupus : 1° le *lupus vulgaire, lupus de Willan*, qui est considéré aujourd'hui par la très grande majorité des dermatologistes comme une affection cutanée, d'origine tuberculeuse ; 2° le *lupus érythémateux*, également de nature tuberculeuse pour les uns (E. BESNIER), n'ayant aucun rapport avec le lupus tuberculeux pour les autres (KAPOSI, LELOIR, etc.). Pour certains auteurs, Brocq en particulier, le lupus érythémateux comprendrait des dermatoses distinctes : les unes, simulant jusqu'à un certain point le lupus vulgaire, seraient très probablement des tuberculoses cutanées ; une autre, bien définie au point de vue des caractères objectifs, et fréquente, n'aurait rien de commun avec le lupus de Willan, ne serait pas d'origine tuberculeuse et devrait être désignée sous le nom d'*Érythème centrifuge symétrique*. (Pour les autres tuberculoses cutanées, voir l'article *Tuberculoses.*)

1° Lupus vulgaire. Lupus de Willan. Lupus tuberculeux proprement dit.

Le lupus vulgaire est caractérisé à son début par la production au niveau du derme de petites nodosités désignées sous le nom de *tubercule lupique*, de *lupome*, qui constituent l'élément de diagnostic primordial, la lésion élémentaire constante. Ce tubercule lupique, situé toujours dans le derme, mais superficiellement, s'aperçoit généralement par transparence à travers l'épiderme, au-dessus duquel il fait une légère saillie ; il est petit, arrondi, miliaire, brillant, translucide, d'apparence colloïde souvent très accusée. Son volume ne dépasse le plus souvent pas celui d'un grain de millet ; mais il peut être plus petit et ne pas excéder la dimension d'une petite tête d'épingle, faisant sous l'épiderme une petite tache brillante grosse comme un gros grain de poussière. La couleur est d'un rouge jaunâtre et, jointe à la transparence, donne à la masse un aspect comparé avec raison à celui du sucre d'orge : elle peut virer plus ou moins vers le rouge, se rapprocher du ton du cuivre rouge. Le tissu du tubercule lupique est d'une grande mollesse, essentiellement friable : son peu de résistance à la dilacération est un de ses caractères distinctifs, qui permet, quand on intervient chirurgicalement, d'apprécier facilement l'étendue, les limites du tissu malade que sa mollesse, sa friabilité, font distinguer fort bien des tissus sains au milieu desquels le tubercule s'est développé et qui en diffèrent par leur résistance bien plus grande. Quand plusieurs tubercules sont réunis, le doigt qui presse leur surface reconnaît une mollesse tout à fait semblable à celle des fongosités.

Le tissu du tubercule lupique est très vasculaire; quand on le scarifie, il se produit un écoulement sanguin abondant qui cède rapidement à une compression légère; le tubercule n'est pas douloureux spontanément, mais il le devient plus ou moins à la pression suivant les malades (Du Castel).

Les tubercules lupiques isolés ou constituant des groupes plus ou moins étendus, plus ou moins réguliers, peuvent occuper toutes les régions du tégument, ainsi que les muqueuses. Le siège le plus fréquent du lupus est le nez et les joues; il n'est pas rare au niveau de la lèvre supérieure, des oreilles, des paupières, des membres, des mains, des pieds, du tronc. Il est plus rare au cuir chevelu. Les muqueuses le plus souvent atteintes sont la conjonctive palpébrale et bulbaire, la muqueuse nasale, gingivale, palatine, le conduit auditif; il existe également, mais moins fréquemment, sur la muqueuse du larynx, du pharynx, sur la langue, sur la muqueuse des organes génitaux.

La disposition, l'étendue, le nombre, le degré de développement de ces tubercules lupiques ulcérés ou non, leur extension ou leur régression, leur évolution le

plus souvent extrèmement lente, le degré des lésions
des tissus qui entourent le tubercule (croûtes, desquamation, induration lymphatique, superficielle ou
profonde, fongosités, bourgeons charnus, cicatrices,
déformations, mutilations, atrophie, hypertrophie, éléphantiasis, phagédénisme, etc., etc.), les localisations,
les complications du lupus sont extrèmement variables.
Aussi les auteurs décrivent-ils un très grand nombre de
variétés de lupus dont les plus importantes sont les suivantes : **Lupus tuberculeux simple non ulcéré** (*L. exfoliant, squameux, eczématiforme, psoriasiforme, discoïde,
lenticulaire, solitaire, disséminé, multiple, angioma-
teux, agminé, cohérent, en plaques, marginé, excentrique,
linéaire, en corymbe, exubérant, hypertrophique, éléphantiasique*). **Lupus tuberculo-gommeux ou ulcéreux** (*L. à
petits foyers, L. impétigo (Impétigo rodens de Devergie,
scrofulide pustuleuse de Hardy), L. rupioïde, L. végétant,
térébrant, vorax, muriforme, framboesiforme, en nappe,
serpigineux, mutilant, perforant, galopant, phagédénique,
malin, centrifuge, circiné, pachydermique, etc.*). **Lupus
papillomateux, verruqueux, scléreux** (VIDAL), **végétant
corné** (*scrofulide verruqueuse de Hardy*), etc., etc.

L'évolution, la marche, la durée, de toutes ces variétés
de lupus, varient suivant l'âge et la constitution des
sujets, les complications qui peuvent survenir et surtout suivant le mode de traitement employé et l'époque
où le traitement a été institué. D'une façon générale, le
lupus est une affection des plus sérieuses par ce seul
fait que c'est une *tuberculose* atténuée, c'est possible,
dans bien des cas, mais qui peut être le point de départ
de tuberculoses viscérales (pulmonaire surtout) ou gan-
glionnaires (E. RENOUARD). En outre, il donne lieu, quand
il est abandonné à lui-même, à des cicatrices, à des

déformations, à des mutilations souvent affreuses; il peut se compliquer d'adénites tuberculeuses, de gourmes, de lymphangites érysipélatoïdes, d'éléphantiasis secondaires, et même, assez souvent relativement, d'épithéliome. Enfin la guérison spontanée constitue une très grande exception; de là la nécessité de reconnaître dès le début l'affection et de la traiter aussi énergiquement que possible par l'un des nombreux procédés que nous allons indiquer, en se gardant bien de donner au malade ou à son entourage l'assurance trompeuse que les lésions guériront rapidement sans cicatrices : il sera nécessaire de lui dire que les tissus détruits le sont à tout jamais, que les cicatrices pourront être lisses, de niveau, mais quelquefois assez visibles et même dures, fibreuses, hypertrophiques, chéloïdiennes, bridées, pigmentées ou rougeâtres, surtout au début, mais qu'elles seront susceptibles de s'améliorer plus tard, au bout d'un temps plus ou moins long; enfin, que le traitement nécessitera une persévérance extrême. En effet, tant qu'il existera des petits tubercules lupiques même à peine appréciables, la guérison ne sera pas obtenue, et la repullulation pourra se produire parfois avec une rapidité extrême. Certaines formes de lupus, particulièrement malignes, rapides, mutilantes, térébrantes résistent à tous les traitements.

TRAITEMENT DU LUPUS VULGAIRE. — Nous empruntons la plupart des indications qui suivent à notre maître, le Dr E. Besnier [1], que nous savons avoir toujours étudié avec une ardeur toute particulière la question si intéressante du lupus et de son traitement, et qui est sans cesse à la recherche d'un mode de traitement

1. Traduction des *Leçons* de M. Kaposi, 2º édition, tome II, page 455 et suivantes.

rapide et réellement efficace pour les si nombreux malades qui se pressent dans son service.

TRAITEMENT INTERNE ET GÉNÉRAL. — Le lupus de Willan est une tuberculose cutanée, un peu atténuée il est vrai, comme nous l'avons déjà dit, et renfermant dans le tissu morbide des bacilles en quantité relativement faible. Aussi doit-on théoriquement instituer le traitement de la tuberculose en général qui a pour but la destruction des bacilles, et surtout la modification, la stérilisation du terrain. Malheureusement on ne connaît jusqu'à présent aucun agent médicamenteux qui, introduit dans le torrent circulatoire, soit susceptible de produire ce résultat. L'espérance qu'avait fait naître la découverte de Koch n'a pas été de longue durée. L'injection sous-cutanée de l'extrait glycériné des cultures sèches et pures du bacille de Koch provoque une inflammation locale très violente suivie assez souvent d'une régression *passagère* du processus lupique, particulièrement dans les lupus ulcérés. Mais cette action est très *momentanée* et n'est *jamais* suffisante pour produire une véritable guérison; en outre, ces injections de « lymphe de Koch » sont douloureuses, provoquent une fièvre parfois très violente, et ont occasionné plusieurs fois des accidents extrèmement graves : on y a donc renoncé. De même on a cru que certaines infections érysipélatoïdes pouvaient détruire les bacilles et guérir le lupus; cette croyance reposait sur ce fait que certains lupiques sont sujets à des poussées érysipélatoïdes auxquelles succède une amélioration du lupus, mais qui n'est que passagère : leur action antibacillaire ou phagocytique est donc malheureusement aussi nulle que celle du liquide de Koch.

Actuellement le traitement interne du lupus est celui

de la scrofulo-tuberculose. C'est à l'huile de foie de morue pure ou créosotée qu'il faut donner la préférence. Il convient de la prescrire à doses aussi élevées que le permettront la tolérance individuelle, la température et la saison. Chez l'adulte, on peut prescrire jusqu'à deux verres à madère ou même à bordeaux par jour. On peut également avoir recours aux injections hypodermiques d'huile créosotée à hautes doses, suivant les méthodes de Gimbert et de Burlureaux.

Les iodiques, particulièrement l'iode, l'iodure de fer, l'iodure de potassium, les phosphates, le fer, le sirop iodotannique, le chlorure de sodium (1 à 3 grammes par jour, HARDY), etc., etc., pourront être conseillés pour les périodes où l'huile de foie de morue ne sera plus supportée. Il existe encore trois médicaments qui ont été fort vantés par les auteurs, qui améliorent l'état général, mais qui ne peuvent prétendre guérir le lupus. Ce sont l'*iodoforme*, l'*arsenic* et le *soufre*. L'iodoforme s'administre soit en pilules à dose élevée (E. BESNIER), soit en injections hypodermiques (vaseline liquide et iodoforme, 2 centigrammes par jour pour un adulte (MOREL-LAVALLÉE). L'arsenic peut se prescrire sous toutes les formes. Brocq recommande la préparation suivante :

Liqueur de Fowler............	4 grammes.	
Citrate de fer ammoniacal.. ...	60	—
Eau de menthe...............	120	— —

M. S. A.

Deux cuillerées à soupe par jour.

Tous ces divers médicaments seront employés tour à tour ou associés suivant l'âge du sujet, l'état de ses voies digestives, la saison, la tolérance individuelle. En outre, on ne devra négliger aucun moyen de modifier l'état général souvent très chancelant des lupiques. Suivant les indications, et quand la position sociale du malade le permettra, on conseillera les cures d'air, les sanatoria, le séjour pendant l'hiver dans les stations méditerranéennes, les eaux salines, sulfo-salines, sulfureuses et iodurées. (Salies, Biarritz, Salins, Uriage, Luchon, Cauterets, la Bourboule, etc., etc.)

TRAITEMENT EXTERNE. — « Il comprend plusieurs *méthodes* et divers *procédés* dont les indications varient selon les formes et les variétés de la maladíe, l'àge du sujet, la localisation anatomique et anatomo-topographique, etc., et, dans un mème cas, selon l'état éventuel et les phases du traitement. Il existe des raisons de préférer une méthode à une autre; il n'y en a aucune pour adopter *exclusivement* l'une au détriment de toutes les autres. En tout cas il faut savoir qu'il n'existe pour le lupus aucun stérilisant véritable général ou local, aucun parasiticide au vrai sens du mot. » (E. BESNIER.)

On peut diviser le traitement externe du lupus en :

1º Traitement par les caustiques chimiques ;

2º Traitement chirurgical qui comprend deux procédés :

a) Les méthodes sanglantes ;

b) Les méthodes non sanglantes.

1º TRAITEMENT PAR LES CAUSTIQUES CHIMIQUES. — Autrefois les caustiques constituaient pour ainsi dire le traitement unique essentiel du lupus qui fut ensuite généralement abandonné et remplacé par le traitement chirurgical, beaucoup moins douloureux et incertain. Avec les caustiques en effet, dont le maniement est toujours extrèmement délicat, on provoquait des irritations violentes, des plus pénibles, des destructions de tissus parfois très étendues, des cicatrices vicieuses, etc. Depuis quelques années, à l'étranger surtout, on est revenu à l'emploi des caustiques dits *électifs*, c'est-à-dire détruisant le tissu malade ou les bacilles sans atteindre les tissus sains, ou *réducteurs*. Mais leur action n'est pas aussi certaine que celle du traitement chirurgical. Toutefois on devra y avoir recours quand le malade se refusera à toute intervention chirurgicale saignante ou non, ou bien comme adjuvants du traitement opératoire, pour faciliter la réparation des plaies, pour modifier les surfaces cicatricielles, ou enfin quand il existe des lésions superficielles très étendues.

Autrefois, avons-nous dit, on n'employait guère que les caustiques suivants, la pâte de Vienne, le chlorure de zinc (pâte de Canquoin), le caustique de Filhos, la potasse caustique, les acides phénique, chromique, chlorhydrique, acétique, le nitrate d'argent en solution ou en crayon, les préparations mercurielles, etc., etc.

Le mode d'emploi de ces caustiques ne présente aucune particularité saillante dans le traitement du lupus, aussi n'insisterons-nous pas sur la façon de les préparer et de les appliquer. Actuellement on donne la préférence aux agents caustiques suivants :

Acides lactique, pyrogallique, salicylique, chrysophanique, créosote, résorcine, naphtol camphré, hydronaphtol, arsenic, préparations mercurielles, baume du Pérou, etc.

1° L'*acide lactique* pur, concentré, s'emploie de la façon suivante, de préférence dans les cas de lupus des muqueuses, de lupus tégumentaire ulcéré (DOYEN, BROCQ, MOESTIG).

Il convient d'abord de racler légèrement ou de scarifier les parties malades (Voir *Traitement chirurgical*), puis on applique un petit tampon d'ouate hydrophile imbibée d'acide lactique pur ou coupé de moitié eau

qu'on laisse en place pendant 15 à 20 minutes, puis
on éponge soigneusement avec du coton sec ; pour
éviter que l'action caustique ne s'exerce sur les régions
saines, il faut au préalable avoir soin d'envelopper la
périphérie de l'ulcération avec un fragment d'emplâtre
isolant. Ces cautérisations sont souvent assez douloureuses, elles semblent favoriser la régression des tissus
malades, mais elles laissent quelquefois des cicatrices
très défectueuses. Aussi ne faut-il pas y avoir recours
quand le lupus siège sur des régions découvertes.
L'irritation produite par la cautérisation lactique sera
calmée et modifiée à l'aide de pansements à l'iodoforme, à l'aristol, au salol, au naphtol camphré
(L. BROCQ).

2º L'*acide pyrogallique* surtout (SCHWIMMER, JARISCH),
l'*acide chrysophanique*, l'*anthrarobine* sont de bons modificateurs des lupus étendus. On les emploie sous forme
d'emplâtres, de pommades, de collodions, de traumaticines, au dixième ou au quinzième, ou mieux de la
façon suivante (E. BESNIER) : les surfaces lupiques sont
badigeonnées avec un pinceau imbibé de solution au
maximum d'acide pyrogallique dans l'éther, ou reçoi-
vent une pulvérisation faite avec cette solution éthérée.
La surface se couvre à l'instant d'une couche blanche et
adhérente d'acide pyrogallique en nature qu'on recouvre
immédiatement de traumaticine. Les jours suivants, une
irritation analogue à celle d'un vésicatoire se produit :
la cicatrice qui succède à ces applications est lisse et
les badigeonnages ou les pulvérisations sont renouvelés jusqu'à ce que tout foyer lupique ait disparu de
la cicatrice. Aucun pansement n'est nécessaire avant
que la suppuration ait détaché ou rompu la couche de
traumaticine : une seule application est suffisante pour

produire la dermatite curative; on l'obtient plus ou moins énergique selon l'épaisseur de la couche d'acide pyrogallique que l'on dispose à la surface du lupus.

C'est surtout sur le visage que l'application de la traumaticine pyrogallique est indiquée : elle s'adresse de préférence aux sujets pusillanimes si nombreux, enfants ou adultes.

3° *Acide salicylique.* — Unna, E. Besnier, Brocq préconisent l'acide salicylique pur ou associé à la créosote sous forme d'emplâtres ou de collodions; voici la formule de l'emplâtre indiquée par E. Besnier :

Emplâtre diachylon.............. 20 parties.
Acide salicylique .... 5 —
Créosote de hêtre............... 1 —
F. S. A. un sparadrap.

Ces emplâtres salicylés et créosotés agissent assez avantageusement dans les cas de lupus superficiels et récents; ils ne semblent pas attaquer les parties saines : leur application est assez douloureuse; aussi L. Brocq conseille-t-il d'y ajouter un peu de cocaïne.

Résorcine. — Les emplâtres à la résorcine 5 à 10 0/0, les pommades à la résorcine 5 à 10 0/0, pure ou associée à l'acide salicylique, ont été préconisés par différents auteurs. Ils donnent des résultats assez incertains.

Naphtol camphré. Hydronaphtol. — On les prescrit sous forme de pommades ou même d'emplâtres ou de traumaticine 10 à 20 0/0 : ils provoquent une irritation violente, suivie de la formation d'une croûte épaisse qui se détache et permet de constater une modification parfois très favorable de la surface cautérisée (PIFFARD).

Arsenic. — Kaposi recommande particulièrement la

pâte arsenicale du frère Côme modifiée par Hébra, dont voici la formule :

Arsenic blanc.................   1 gramme.
Cinabre......................   3 grammes.
Onguent émollient [1]   24   —

La pâte est étendue sur de la toile en épaisseur variable, puis appliquée sur les régions atteintes ; au bout de 24 heures, on ôte le pansement et on renouvelle l'application sans laver la plaie. Dès le second jour apparaissent des douleurs ; le troisième jour, on renouvelle encore l'application et il survient généralement pendant quelques jours des douleurs et un gonflement des parties voisines. Quand on enlève la pâte, les douleurs cessent ; on constate alors que les nodosités lupiques sont seules brunâtres, escharifiées, les régions voisines (peau ou cicatrice) restant intactes. Après la chute des eschares, il ne reste que des petites plaies qui se cicatrisent rapidement, grâce à un pansement avec de l'onguent émollient simple. Pour éviter les symptômes d'intoxication par absorption de l'arsenic, il convient de ne jamais cautériser en même temps une surface plus grande que la paume de la main (KAPOSI).

La poudre de Dupuytren, composée de $0^{gr},10$ d'acide arsénieux pour 8 grammes de calomel, est appliquée en couche d'un millimètre sur les ulcérations lupiques. Son action caustique est irrégulière et faible.

Mercuriaux. — Les préparations mercurielles étaient

---

1. Formule de l'onguent émollient de Kaposi-Hébra :

Cire blanche.............................   8 parties.
Blanc de baleine........................   10   —
Huile d'amande douce....................   64   —
Eau.....................................   32   —
Essence de rose.........................   II gouttes.
                          F. S. A.

autrefois très en honneur ; c'est ainsi qu'on employait la pommade composée de parties égales de biiodure de mercure et d'axonge (HARDY), la poudre de Dupuytren (voir ci-dessus), les préparations à l'iodochlorure mercurieux, le nitrate acide de mercure en application directe, etc. Ces caustiques sont généralement très douloureux. Actuellement, c'est au *sublimé* qu'on donne la préférence. Doutrelepont emploie fréquemment le mode de traitement suivant : Il commence par racler les surfaces malades, puis il les recouvre de compresses trempées dans une solution de sublimé à 1 0/00, les parties malades doivent être maintenues dans un état constant d'humidité ; et, pour éviter l'évaporation des compresses, il les recouvre de gutta-percha laminée. Sous l'influence de ce traitement, les grosses nodosités s'affaissent, la suppuration diminue, la cicatrisation se fait, débutant par la périphérie. Pour le lupus des paupières ou de la muqueuse nasale, Doutrelepont emploie une pommade composée de :

Sublimé .... 1 gramme.

Faire dissoudre dans quantité suffisante d'éther sulfurique et ajouter lentement 100 grammes de vaseline jaune. Auspitz conseillait des injections interstitielles de solution de sublimé à 1 ou 2 0/0. Chaque fois il injectait quelques gouttes : l'amélioration était sensible au bout de douze à quinze injections.

Brooke a recommandé la pommade suivante pour les ulcérations lupiques étendues :

Oléate de mercure (2 à 5 0/0)... 30 grammes.
Acide salicylique....... 0gr,70 à   1   —
Ichthyol................... 50   —
Huile de lavande............. q. s.
M. S. A.

Signalons encore : le permanganate de potasse en solution à 10 0/0 (Schultz, de Kreutznach); les injections interstitielles de glycérine iodée (teinture d'iode 10 grammes, glycérine pure 20 grammes); l'huile de foie de morue iodoformée en applications locales (Zilgien); l'eugénol en injections hypodermiques et en applications locales; l'essence de girofle (en emplâtres ou en compresses imbibées d'essence et recouvertes de gutta-percha) (Unna); le lysol en emplâtres, l'huile d'aniline (action analogue à celle de l'acide pyrogallique, agent réducteur excellent, mais très douloureux et parfois toxique); l'éthylate de soude en solution (A. Taylor, etc.).

Telle est la liste que nous pourrions faire beaucoup plus longue des principaux caustiques employés dans le traitement du lupus. Nous ne saurions trop le répéter, ils constituent pour nous d'excellents adjuvants du traitement chirurgical auquel d'ailleurs beaucoup d'auteurs les associent; ils peuvent également être indiqués pour la réparation des cicatrices ou pour préparer le traitement chirurgical. Mais, appliqués isolément, il est extrèmement rare de les voir produire la *guérison* vraie du lupus. Quant aux indications de chacun d'eux, elles varieront suivant la localisation, l'étendue, l'âge, l'intensité, la période d'évolution, la variété des lésions lupiques.

2º Traitement chirurgical.

a. Méthodes sanglantes { Ablation.
Rugination, raclage.
Scarification.

Ablation. Extirpation. — Souvent pratiquée autrefois, elle est à peu près abandonnée aujourd'hui, non seulement à cause des délabrements qu'elle occasionne et des cicatrices vicieuses qui lui succèdent, mais encore parce qu'elle ne met pas à l'abri des récidives, alors même que de très grands lambeaux ont été enlevés, parce qu'elle est impraticable quand les lésions siègent sur une région essentielle ou découverte, et enfin surtout parce qu'elle peut favoriser dans certains cas l'auto-inoculation tuberculeuse. Cependant, dans ces derniers temps, elle a de nouveau été appliquée au traitement de petits lupus; l'extirpation était largement pratiquée et suivie immédiatement d'une greffe épidermique, suivant la méthode de Thiersch. Le résultat, d'après quelques auteurs (ROUX, HAHN, VAUTRIN), serait parfois très beau ; toutefois on a observé l'apparition de nodules lupiques dans le lambeau transplanté.

Rugination. Raclage. Curettage. — Ce mode de traitement a pour but d'enlever, à l'aide d'instruments spéciaux, les tissus malades qui diffèrent des tissus sains par leur résistance, leur consistance particulière. Les instruments les plus employés sont les curettes de Wolkmann et de Balmanno Squire, perfectionnées par Vidal et par E. Besnier : il en existe de nombreuses variétés de forme et de dimensions différentes appropriées à tous les cas qu'il s'agit d'opérer. On peut pratiquer soit la rugination complète à fond, soit le curettage (E. BESNIER).

La rugination complète à fond se fait avec une large curette tranchante qu'on promène sur toutes les surfaces malades; on peut, quand celles-ci sont très étendues, pour éviter une destruction trop grande, s'abstenir de ruginer les travées de tissu sain; mais on risque, en agissant ainsi, d'épargner des petits nodules lupiques à peine perceptibles. L'hémorragie qui se pro-

duit est assez abondante, mais est rapidement arrêtée par
la compression avec un tampon d'ouate hydrophile ; il
n'est pas nécessaire en effet, ainsi que le pratiquent
certains dermatologistes, de produire l'hémostase à
l'aide d'une cautérisation énergique avec le thermo ou
galvanocautère, ou avec le crayon de nitrate d'argent.
L'hémorragie arrêtée, la plaie est nettoyée, rendue
aseptique et pansée soit avec du coton hydrophile
maintenu avec une bande, soit avec tout autre pansement ; mais il faut éviter l'emploi des substances
trop irritantes telles que l'acide phénique ou les solutions fortes de sublimé. Les jours suivants, la cicatrisation de la plaie est activement surveillée ; les surfaces
bourgeonnantes sont cautérisées avec le crayon de
nitrate d'argent, ou de chlorure de zinc, on avec de
l'acide lactique dilué ; le pansement est fait soit avec
des gazes ou lints boriqués, iodoformés, salolés, soit
avec de l'acide pyrogallique, de l'aristol, de la créosote, etc.

La rugination à fond ne doit pas être pratiquée sur le
visage, ni dans les cas de lupus tuberculeux ancien à
nombreux foyers lupiques profonds : elle s'applique de
préférence aux lupus du tronc et des membres, aux
lupus scléreux, papillomateux, verruqueux. Ses inconvénients sont les suivants : Elle est des plus douloureuses ; aussi beaucoup de dermatologistes conseillent
soit l'anesthésie chloroformique quand les surfaces à
opérer en une seule séance sont très étendues, soit les
injections locales de cocaïne, soit la congélation à l'aide
de l'éther pulvérisé ou du chlorure de méthyle au pinceau
ou pulvérisé. Elle ne met pas à l'abri des cicatrices
difformes, qu'il faudra ultérieurement modifier à l'aide
de scarifications énergiques ; elle peut parfois favoriser

l'auto-inoculation par les vastes surfaces saignantes et entraîner une infection générale grave ; elle ne suffit pas pour atteindre tous les tubercules profonds sous-scléreux qui deviennent le point de départ d'une repullulation active, et qu'il faut toujours rechercher activement après la rugination afin de les détruire avec l'aiguille galvano-caustique.

Curetage. — Il se fait à l'aide de petites curettes fenêtrées (curette de E. Besnier). On évacue tous les petits foyers d'un lupus tuberculeux, puis on cautérise largement les petites cavités avec un crayon de chlorure de zinc ou de nitrate d'argent mitigé.

Ce procédé est appliqué pour la destruction des petits foyers de repullulation des cicatrices ou de la périphérie des plaques lupiques : il n'est pas très douloureux, mais il est moins pratique que les cautérisations ignées.

En résumé, la rugination et le curettage ne suffisent pas pour guérir à eux seuls le lupus : mais ils constituent un excellent mode de traitement du *début*. Une fois ruginées, les surfaces lupiques peuvent être surveillées avec soin, et suivant les indications scarifiées avec les aiguilles de Balmanno Squire et Vidal ou avec les aiguilles électro-caustiques, ou enfin cautérisées avec les caustiques chimiques, de façon à ce qu'il ne se produise plus de nouveaux foyers lupiques et à ce que les cicatrices soient aussi belles que possible.

Scarifications. — C'est Wolkmann qui, le premier, pratiqua des scarifications ponctuées, des piqûres multiples après le raclage. Son procédé fut très avantageusement modifié par Balmanno Squire qui remplaça les scarifications ponctuées par les scarifications linéaires, en les faisant également toujours précéder par le raclage, ne les employant que comme méthode de perfectionnement. Depuis, Vidal et E. Besnier ont considérablement perfectionné ce procédé qui aujourd'hui constitue pour ainsi dire la méthode courante du traitement du lupus. Voici, d'après E. Besnier, les grandes lignes de ce mode de traitement, ses indications et ses contre-indications.

Instruments. — On se sert le plus souvent du scarificateur de Vidal. Il consiste en une lame plate de 2 à 3 millimètres de large et de 2 à 3 centimètres de long, à bords tranchants et à pointe triangulaire de 2 millimètres de côté ; elle est solidement montée sur un manche semblable à celui des aiguilles à cataracte ; on peut également employer des aiguilles courtes de 1 à 2 centimètres, les unes tranchantes au sommet seulement, les autres dans toute leur étendue ; le tranchant doit toujours être aussi parfait que possible. Ces aiguilles tranchantes servent à hacher ou plutôt à hachurer, c'est-à-dire à couvrir de hachures incisées le tissu pathologique comme si, avec une plume à écrire, on voulait l'ombrer régulièrement à la manière des dessinateurs. Elles remplacent très avantageusement le scarificateur à lames multiples de Balmanno Squire, instrument très compliqué et actuellement abandonné.

Procédé opératoire. — Il consiste à hacher en tous sens méthodiquement et régulièrement l'ilot de peau lupique : plus les hachures seront rapprochées et régulières plus on aura de chances, en couvrant la partie malade de hachures losangiques, d'atteindre exactement la superficie de toute la plaque. La profondeur à atteindre est déterminée par le degré de résistance rencontrée, lequel, très faible pour le tissu malade, devient très appréciable pour les *parties saines du derme qu'il faut atteindre sans les dépasser* pour être bien sûr d'avoir complètement dilacéré tout le tissu malade, et pour éviter les cicatrices fibreuses, indélébiles, qui surviendraient si la peau était sectionnée en entier.

Pour bien réussir cette petite opération, il faut la voir pratiquer et la pratiquer soi-même souvent; il faut manier l'aiguille comme une plume, avec les doigts et non avec les mouvements étendus du bras et de l'épaule; en outre, il faut mener toujours l'aiguille perpendiculairement au tissu scarifié et non obliquement, en fauchant, afin de laisser intacts, au milieu du tissu pathologique, des sommets de papilles ou des vallons interpapillaires conservant des rudiments de la couche génératrice de l'épiderme, véritables greffes épidermiques autochtones qui évoluent régulièrement et produisent la réparation du tissu scarifié. Après plusieurs scarifications, la surface lupique est devenue une nappe cicatricielle formant un réticulum dans les mailles profondes duquel sont enserrés des foyers lupiques incessamment repullulant et progressant, ce qui est l'un des écueils de toutes les méthodes de traitement du lupus, des méthodes sanglantes surtout. Aussi convientil de cautériser après la scarification avec un crayon de nitrate d'argent bien acéré, solide, mitigé, et de faire suivre cette cautérisation d'une seconde à l'aide d'un stylet de zinc métallique introduit dans le foyer à la suite du nitrate d'argent, comme cela doit se pratiquer pour *tous* les foyers de tuberculoses, les gommes tuberculeuses particulièrement.

La scarification peut s'exécuter, le malade étant assis sur un siège ou étendu sur un lit. A l'hôpital, la table d'opération est préférable. Il faut que la tête du malade soit bien maintenue et que l'opérateur, libre de ses mouvements, ait un jour favorable.

Anesthésie locale. — La scarification linéaire est une opération peu douloureuse qui peut *très souvent* se pratiquer sans anesthésie, mais il faut compter avec la sensibilité individuelle. E. Besnier conseille d'anesthésier la région à scarifier, au moins lors de la première opération. L'anesthésie s'obtient à l'aide de l'appareil de Richardson ou des mélanges réfrigérants. Toujours assez difficile à la face, l'anesthésie localisée a pour inconvénient d'altérer la consistance et l'aspect des parties malades. Cependant la congélation anesthésiante par le chlorure de méthyle, selon le procédé de Bailly de Chambly, qui consiste à badigeonner la région à scarifier avec un pinceau de charpie ordinaire imprégnée de chlorure de méthyle, est assez pratique et pourra être employée quand les sujets sont trop pusillanimes. Elle a l'inconvénient d'être parfois fort douloureuse et peut déterminer une dermite assez vive ; en outre, l'hémorragie consécutive est quelquefois bien plus abondante.

Les injections de cocaïne faites aux points cardinaux de la plaque malade n'ont pas les mêmes inconvénients. Mais leur action n'est pas très prolongée, et même en s'entourant de toutes les précautions on peut voir survenir les accidents cocaïniques parfois si redoutables. Quant à l'anesthésie générale, elle ne sera employée que dans des circonstances particulières tout à fait exceptionnelles.

Hémostase. — La scarification linéaire donne lieu à un écoulement sanguin en nappe immédiatement assez abondant, mais qui cesse rapidement par la compression avec l'éponge ou avec du coton hydrophile préparé en fragments réguliers de dimensions variées. Au moment de commencer l'opération, on fait mettre à sa portée un assez grand nombre de petits fragments de coton hydrophile : aussitôt une petite surface scarifiée et avant qu'aucun écoulement de sang ait pu dépasser le petit morceau de coton que l'on place à côté de la plaque, l'opérateur ou un aide couvre la partie scarifiée avec un autre petit fragment de coton maintenu avec la main gauche et ainsi de suite. De cette sorte, les séances se font sans que les parties voisines soient atteintes par le sang ; au bout de quelques instants de compression, tout écoulement a cessé, le fragment ou les fragments de coton peuvent être levés. Ce procédé a l'avantage, chez les malades généralement anémiques, de réduire aux plus petites proportions les déperditions de sang.

La scarification terminée, on absterge soigneusement avec des carrés de coton hydrophile la surface scarifiée, puis l'on fait un pansement avec de l'ouate si la surface est étendue, ou avec de l'emplâtre de Vigo. Les malades peuvent rentrer chez eux en évitant seulement l'air froid pendant l'hiver. Chez les sujets particulièrement sensibles, on fait un pansement simple approprié à chaque cas particulier.

Les *soins consécutifs* sont des plus simples : il suffit en effet de se servir d'eau bouillie, de coton hydrophile aseptique, d'instruments et de linges propres maniés avec des mains propres pour n'avoir jamais d'accidents à redouter.

Le pansement immédiat avec le coton hydrophile purifié en couche assez épaisse est laissé en place jusqu'au lendemain, puis remplacé par l'emplâtre de Vigo fin, ou par un pansement légèrement caustique sous forme d'emplâtre de préférence, quand la surface scarifiée suppure ou bourgeonne. En un mot, il faut surveiller le travail de réparation et de cicatrisation. E. Besnier emploie souvent les pulvérisations avec des solutions faibles de sublimé ou d'acide borique, de salicylate de soude, etc., sans règle systématique, se contentant de diriger la plaie opératoire vers la guérison.

Les opérations peuvent se renouveler toutes les semaines, tous les 15 jours, toutes les 3 semaines, etc., suivant la durée de temps nécessaire à la cicatrisation. La *durée du traitement* dépend de l'étendue des plaques, de la tolérance de l'opéré, du degré de dilacération du tissu morbide, de la manière dont l'opération est exécutée, etc. D'une façon générale, ce *qu'il faut que le médecin sache et dise au malade*, c'est que si le lupus est ancien, étendu, non seulement il faudra une série *illimitée* de séances pour obtenir une très belle cicatrice, mais encore qu'il faudra, dans les années suivantes, des séances de perfectionnement pour reprendre avec l'aiguille la destruction des foyers tuberculeux qui se reproduisent souvent avec une grande ténacité.

Résultats. Indications. Contre-indications. — Cette méthode donne des résultats immédiats très satisfaisants, elle améliore les cicatrices imparfaites ou vicieuses; son application est relativement facile et innocente à titre local; dans les formes congestives et hypertrophiques, elle donne de très beaux succès : elle s'applique par excellence au lupus de la face et aux formes à tendance chéloïdienne. Mais elle est suivie presque indéfiniment de récidives sur place; en outre, les séances nécessaires pour certains cas sont tellement nombreuses que la patience du malade et du médecin se lasse, de là la nécessité de recourir à un autre mode de traitement, particulièrement aux cautérisations ignées dès que l'amélioration obtenue se ralentit (méthode mixte de L. BROCQ). Enfin ce qui fait que E. Besnier a pour ainsi dire abandonné la scarification et lui préfère la cautérisation ignée, c'est qu'il ne saurait être indifférent de *dilacérer un grand nombre de fois* à l'aiguille tranchante *une tuberculose locale*, et que son observation lui a prouvé la fréquence plus grande ou l'échéance plus rapide de l'infection ganglionnaire et viscérale chez les sujets scarifiés que chez ceux qui avaient été soumis aux cautérisations chimiques qu'il pratiquait auparavant. Il est vrai que Vidal, L. Brocq, Aubert et d'autres ne partagent pas cette manière de voir, et n'ont jamais observé d'infection tuberculeuse survenant chez des lupiques scarifiés dans la pratique de la ville. Quoi qu'il en soit, la question étant encore à l'étude, il faut conclure que les scarifications ne devront jamais être faites à la légère, ne devront pas être répétées un trop grand nombre de fois, particulièrement chez les lupiques à état général défectueux, et que, chaque fois qu'il ne s'agira pas d'un lupus irritable au feu, il faudra donner la préférence à la méthode thérapeutique suivante :

b. MÉTHODES NON SANGLANTES :

1° *Cautérisation ignée.*

2° *Électrolyse.*

1° CAUTÉRISATION IGNÉE : Elle comprend la *cautérisation massive* avec le cautère actuel autrefois seul employé ; elle est encore pratiquée par quelques chirurgiens, est très douloureuse et ne met pas plus que les autres méthodes à l'abri des récidives. Aussi est-elle remplacée avec avantage par la *cautérisation galvanique interstitielle et fragmentée. Scarifications électro-*

caustiques et thermo-caustiques. Cette méthode, aujour-
d'hui très répandue, qui présente l'avantage d'obtenir
une guérison plus rapide, d'éviter la perte du sang, de
donner une belle cicatrice et de ne pas favoriser l'infection générale à laquelle sont exposés tous les lupiques, a été systématisée et remarquablement réglée
par notre maître le Dr E. Besnier, à qui nous empruntons la description qui suit :

Instruments. — Le thermo-cautère ordinaire, muni
de pointes fines, droites, ou mieux à courbure latérale
à angle droit, ainsi que des couteaux de dimensions
aussi petites que possible, et plats, peut remplir toutes
les indications. Mais il est préférable de se servir quand
on le peut du galvano-cautère et de ses accessoires. Il
comprend : 1º une pile à courants continus quelconque,
2º un graduateur permettant de porter le cautère au
degré thermique voulu, au rouge sombre de préférence
pour éviter l'effusion du sang, 3º un manche portant
un verrou interrupteur, 4º le cautère essentiel composé
d'une anse de fil de platine formant aiguille fine ou
volumineuse selon l'épaisseur du fil et l'écartement des
branches et que l'on peut recourber dans toutes les
directions pour la facilité de l'application. Le plus
simple est de courber le fil à angle droit à 1 centimètre de la pointe. Les aiguilles les plus fines servent
à ponctionner les petits foyers lupiques miliaires ; les
plus grosses remplissent tous les besoins de la cautérisation en profondeur ou en nappe, en se servant de la
pointe ou du plein de l'aiguille : en laissant l'aiguille
un certain temps dans les tissus, ou en exécutant un
mouvement de circumduction, on étend à volonté le
rayon d'activité caustique. E. Besnier a fait encore
construire des aiguilles à pointes associées, à pointes

multiples, des scarificateurs à lames multiples en forme de râteaux, des boutons galvano-caustiques, des couteaux aplatis, etc., enfin, tout ce qui est nécessaire pour satisfaire à toutes les indications de détail qui peuvent se présenter sur la peau ou dans la cavité bucco-pharyngienne.

Procédé opératoire. — Les indications relatives à la position à donner au malade et à l'anesthésie sont les mêmes, qu'il s'agisse de scarifications linéaires ou ignées (voir ci-dessus). Il est préférable en général d'opérer le malade étendu horizontalement, la région à cautériser bien éclairée, la peau bien tendue entre le pouce d'une part et les autres doigts réunis de l'autre. La pièce de platine doit être portée au rouge sombre et jamais au rouge blanc pour que l'opération ne devienne pas sanglante (ce qui est très important et de rigueur absolue quand on opère dans une région très vasculaire) et pour que la vue de l'opérateur ne soit pas éblouie par le cautère trop lumineux.

Lorsque le lupus est peu étendu, tel qu'on l'observe souvent chez les très jeunes sujets ou même à un âge plus avancé dans le lupus vulgaire du centre de la joue, ou pratique avec une pointe fine une série de ponctuations très rapprochées, de manière à tatouer littéralement la petite plaque : avec les aiguilles en forme de fourche, de grille à plusieurs pointes, l'opération peut être bien plus rapide. Au niveau des parties lupiques, la pénétration du cautère est extrêmement facile, et la main sent très bien le moment où la résistance du tissu sain se produit. La pénétration doit toujours dépasser de 1 à 2 millimètres les dernières limites appréciables du lupus et porter sur les tissus sains dans toute la périphérie pour limiter la lésion.

Le même procédé à l'aide de la pointe unique
s'applique aussi à la destruction des nombreux petits
foyers de lupus repullulants qui semblent défier tous
les efforts, qui existent également dans les tissus lupiques cicatriciels traités par les autres procédés ; ils
sont parfois très peu apparents, et ne sont visibles que
quand on tend légèrement la peau enduite d'un corps
gras. On les cautérise avec une pointe dont le volume
est proportionné à celui du noyau ; si sa largeur est un
peu trop grande, on laisse le cautère en place un
instant en exerçant un léger mouvement de circumduction.

Quand il s'agit de vastes surfaces lupiques, partiellement ou généralement hypertrophiques, scléreuses,
les ponctions profondes avec les aiguilles à pointes
multiples, les scarifications linéaires losangiques, faites
avec le couteau thermique fin, ou avec des râteaux
galvaniques à lames multiples, permettent d'abréger la
durée de la séance. D'autre part, les cautérisations peuvent être faites par lots restreints, mesurées selon la
tolérance des malades, renouvelées plus ou moins
fréquemment sur les parties voisines, quotidiennement
si l'on veut, et plus souvent à quelques jours d'intervalle.

Sur les muqueuses buccale, palatine, pharyngée, la
galvanocaustique constitue un mode de traitement de
beaucoup supérieur à tous les autres procédés. Il est
en effet peu douloureux, donne d'excellents résultats
locaux, permet l'éclairage de la région à cautériser (il
suffit de porter un moment l'aiguille au blanc lumineux) et surtout, avantage considérable en ces régions,
ne provoque pas d'effusion sanguine.

Pour le lupus des fosses narines et des ailes du nez,

les pointes fines sont particulièrement applicables dans les premières séances uniques ou associées. Dans les suivantes, de fines scarifications avec trois ou quatre lames de platine associées permettent de préparer une cicatrice lisse et régulière. Avec les instruments composés de lames ou de pointes associées, l'application doit toujours être un peu plus lente et plus forte.

Le *Lupus du tronc* et des *membres* doit être traité avec énergie et activité. On emploiera les pointes fortes, les scarifications avec les couteaux à lames multiples. D'une manière générale, dans le lupus tuberculeux, les cautérisations en tatouage profond sont applicables d'abord, puis viennent les scarifications : enfin l'aiguille unique détruit les derniers points qui peuvent avoir échappé.

Dans les formes verruqueuses, papillomateuses sèches, hyperkératosiques, on peut gagner du temps en faisant d'abord une rugination à fond avec les curettes. Puis on reprend avec l'aiguille galvanique tous les points douteux restés dans la cicatrice, on fait des scarifications ignées avec les couteaux à lames multiples et on termine par quelques scarifications linéaires sanglantes, à la période de sclérose secondaire.

Dans tous les points et dans toutes les circonstances, la profondeur à laquelle on doit faire pénétrer les cautères varie selon l'épaisseur du néoplasme, son siège, l'épaisseur de la peau. En général, ces cautérisations ignées doivent être fines, mais profondes et lentes, sauf à la surface ou dans le voisinage des petites articulations ou des tendons superficiels ; la pointe ignée doit être éteinte dans le tissu pathologique.

Soins consécutifs. — Le pansement immédiat varie suivant les cas : ordinairement, l'opération n'étant pas sanglante, les eschares sont sèches et les malades peuvent retourner chez eux en toute saison avec un peu de coton hydrophile recouvert de baudruche gommée ou d'emplâtre de Vigo.

Si le lupus est sécrétant ou ulcéreux, s'il y a eu un peu de sang écoulé, on fait d'abord l'étanchement, la toilette aseptique, puis le pansement précédent.

Les jours suivants, on applique le jour une couche légère de baudruche gommée, la nuit du coton hydrophile sec ou imbibé d'une solution antiseptique très légère d'acide borique, de sublimé, de salicylate de soude, ou un pansement sec, à l'iodoforme, à l'aristol, ou au sous-nitrate de bismuth, ou une pommade appropriée, ou enfin un emplâtre fin et bien préparé (Vigo, emplâtre à l'acide borique, à l'acide salicylique faible, créosoté faible, etc.).

Après les cautérisations, et grâce aux pansements, les croûtes eschares, d'abord sèches, se ramollissent et tombent après une pulvérisation ou un cataplasme de fécule. Mais quelquefois il est nécessaire de les enlever avec la curette puis de cautériser le fond avec le crayon de nitrate d'argent, cautérisation suivie de l'application du crayon de zinc métallique. Quand la cautérisation galvanique a été profonde et étendue, les plaies qui succèdent à la chute des eschares sont parfois couvertes de croûtes, épaisses, jaunes, adhérentes, impétiginiformes, se reproduisant sans cesse, elles devront être pansées avec les agents médicamenteux employés généralement dans le traitement des plaies de tout ordre ; si ces plaies sont bourgeonnantes, exubérantes, on choisira parmi les caustiques que nous avons indiqués ceux qui seront le mieux appropriés à la tolérance du sujet, au siège et à l'étendue des lésions.

Les applications caustiques doivent être renouvelées dès que la cicatrisation des cautérisations précédentes est opérée. Leur nombre sera d'autant moins grand que les séances auront été bien régulières, bien exécutées ; malheureusement, il arrive trop souvent que les malades sont négligents, insouciants et pusillanimes, ce qui retarde toujours la guérison. D'une façon générale, on peut dire qu'à nombre égal les cautérisations galvaniques agissent bien plus rapidement et bien plus efficacement que les scarifications linéaires sanglantes. Les cicatrices produites varient, comme dans tous les autres procédés, selon diverses circonstances, les unes dont on ne dispose pas, la disposition anatomo-topographique, l'idiosyncrasie du malade, l'état antérieur de la lésion, sa profondeur, les traitements déjà suivis, etc., les autres dépendant du procédé opératoire, ou de l'opérateur : en général, les cicatrices *immédiates* sont moins parfaites avec les procédés ignés qu'avec les méthodes saignantes. Mais on peut obtenir, même à la face, même aux paupières, de très belles cicatrices avec l'électrocautère : quand elles sont réticulées, radiées ou même bridées (ce qui est rare), le temps, une ou deux années, les emplâtres résolutifs, la scarification linéaire les réparent le plus souvent de la manière la plus satisfaisante.

L'*indication* des cautérisations ignées se présente dans la grande majorité des cas de lupus vulgaire déjà traités ou non encore traités.

Sur le *tronc* et sur le *plein des membres*, on peut faire dans une première séance avec anesthésie locale cocaïnique, avec ou sans rugination préalable, une cautérisation à fond des foyers lupiques, et reprendre ensuite dans la cicatrice obtenue les points repullulant ou qui auraient échappé.

Sur le *visage*, la cautérisation à l'électro-cautère s'applique à tous les cas ; les cautérisations devront être particulièrement soignées ; il sera préférable de procéder en plusieurs séances et par fragments cutanés. Dans les cas de *lupus multiple disséminé nodulaire*, on aura recours à la destruction galvano-caustique complète immédiate.

Dans le *lupus mixte cutané et muqueux de l'orifice buccal*, des *fosses narines et nasales*, la cautérisation ignée représente le meilleur mode de traitement toutes les fois où les parties malades peuvent être vues par l'opérateur. C'est seulement comme adjuvant, succédané, à titre de pansement ou sur les points qui ne sont pas en vue que l'on peut préférer, comme le veut L. Brocq, le raclage combiné avec la cautérisation au nitrate d'argent, à l'acide lactique, les pansements avec l'aristol, l'iodoforme, le naphtol camphré, l'huile de foie de morue, etc. Pour les cavités nasales ou narinaires, il faut avoir soin d'oblitérer au coton les surfaces cautérisées et d'en faire chaque jour le pansement approprié, lequel comprend surtout les cautérisations au nitrate d'argent, les attouchements avec l'acide lactique, les insufflations de poudres dites cicatrisantes, mais toujours avec pansement ouaté intra-cavitaire.

Pour le *lupus de la conjonctive*, les séances réitérées de cautérisations galvaniques à l'aide d'aiguilles fines donnent de bons résultats. La tolérance de la conjonctive pour le feu est extrême ; les suites sont des plus simples, on fera un pansement avec des compresses d'eau bouillie légèrement boriquée. Quant aux *muqueuses buccale, rétrolabiale, gingivale, palatine et pharyngée*, la cautérisation galvanique s'applique à toutes les localisations lupiques qu'elles peuvent présenter (E. Besnier).

2° *Électrolyse.* — Préconisée par Gartner, Lustgarten, Hardaway, G. T. Jackson, etc., l'électrolyse donnerait de bons résultats qui n'ont pas jusqu'ici été confirmés par les observateurs français. En tout cas, cette méthode n'est pas encore réglée, et sera toujours d'une pratique assez difficile. D'après les auteurs susindiqués, l'électrolyse est peu douloureuse, ne provoque pas d'écoulement sanguin, permet d'atteindre les tubercules profonds sans intéresser, ou n'intéressant que fort peu les tissus sains, enfin produit de belles cicatrices.

2° **Lupus érythémateux.** — Nous avons dit plus haut que pour les uns le lupus érythémateux et le lupus vulgaire constituaient deux espèces d'un même genre dermatologique (E. BESNIER), que pour d'autres le lupus érythémateux était une affection absolument distincte du lupus de Willan (KAPOSI, HÉBRA, M. MORRIS, etc.), enfin d'autres admettent une théorie mixte (VIDAL, L. BROCQ). Ils pensent que l'on confond sous le nom de lupus érythémateux ou lupus de Cazenave deux affections distinctes : l'une qui est peut-être une tuberculose locale : c'est le lupus érythémateux fixe: l'autre, bien distincte de la tuberculose cutanée, se caractérise « par sa localisation spéciale aux deux joues en particulier, aux pommettes, à la face dorsale du nez, aux oreilles, par sa symétrie absolue, par sa superficialité, par ses tendances congestives, par son évolution capricieuse, par son extension rapide, par ses alternatives d'amélioration ou même de disparition, puis d'aggravation. C'est le *lupus érythémateux symétrique aberrant* ou mieux l'*érythème centifruge symétrique*, le vespertilio de quelques auteurs » (L. BROCQ). Les partisans de la doctrine non tuberculeuse du lupus de Cazenave s'appuient sur les différences considérables qui séparent anatomopathologiquement les deux lupus, sur l'absence du bacille, la non-inoculabilité, etc. E. Besnier, de son côté, insiste sur l'importance des résultats positifs de l'observation *clinique* qui semblent indiquer la nature tuberculeuse du lupus érythémateux. La question reste donc ouverte, et nous ne saurions la discuter ici.

D'ailleurs, quand on lit tous les mémoires, toutes les observations, ayant trait au lupus érythémateux, on est frappé du nombre considérable de variétés signalées, des différences symptomatiques parfois très grandes qui existent entre des cas également étiquetés. Nous croyons que, comme pour un certain nombre de dermatoses, une revision sévère s'impose ; à côté de certains faits assez nombreux qui incontestablement doivent être rattachés au lupus vulgaire, il en existe d'autres qui se rapportent à d'autres maladies de la peau ou qui constituent une affection propre. Pour l'instant, il est bien difficile de donner une description d'ensemble des très nombreuses formes et variétés cliniques du lupus érythémateux. C'est ainsi qu'on a décrit deux types principaux renfermant de nombreuses variétés : 1º le type *érythémateux ou vasculaire* qui comprend le lupus érythémateux simple symétrique (vespertilio) ou asymétrique, érythémato-squameux, psoriasiforme, séborrhéique, hypertrophique, etc., le lupus érythémateux exanthématoïde ou lupus exanthématique localisé ou généralisé, aigu, subaigu ou chronique, le lupus érythémateux asphyxique ou pernio ; 2º le *type folliculaire* comprend le lupus acnéique ou folliculaire (acné atrophique de Chausit, scrofulide cornée ou acnéique de Hardy, herpès crétacé de Devergie) et le *lupus érythémato-folliculaire, discret ou agminé, forme mixte* très fréquente désignée encore par certains auteurs sous le nom de séborrhée congestive, d'acné sébacée concrète, ulérythème centrifuge de Unna, etc.

Le lecteur trouvera dans les différents traités de dermatologie et dans les ouvrages spéciaux sur le lupus que nous avons indiqués à propos du lupus vulgaire la description détaillée de toutes ces variétés de lupus érythémateux; nous nous bornerons à indiquer les éléments caractéristiques du lupus érythémateux en général qui sont : 1° la congestion avec infiltration légère, d'où le qualificatif d'érythémateux; 2° la production à la surface des parties malades de concrétions particulières épithéliales sèches, parfois plâtreuses, très adhérentes grâce aux prolongements intraglandulaires qui partent de leur face profonde; 3° la tendance à la production d'atrophies cicatricielles (ulérythème de Unna) qui fait partie essentielle de l'évolution normale de la maladie; 4° la marche extensive (Du CASTEL, *loc. cit.*); 5° le polymorphisme de l'éruption.

Au point de vue du traitement, l'étiologie, la nature du lupus érythémateux, sont des plus intéressantes à connaître. Mais l'accord n'est pas encore fait :

Le lupus érythémateux atteint surtout les sujets adultes : il est plus fréquent chez la femme, particulièrement quand elle est anémique, chlorotique, dysménorrhéique, dyspeptique et *lymphatique*.

Beaucoup des malades observés ont des engelures et présentent des symptômes de séborrhée qui souvent ont pu favoriser le développement du lupus.

Le lupus érythémateux et le lupus tuberculeux sont-ils deux affections de même ordre, deux manifestations cliniques de la tuberculose cutanée, évoluant chez des sujets lymphatiques, *alias* scrofulo-tuberculeux, ainsi que le veut E. Besnier, qui établit son opinion sur de très nombreuses observations cliniques. N'y a-t-il pas lieu de distinguer des variétés, les unes tuberculeuses, les autres non tuberculeuses (érythème centrifuge symétrique de L. Brocq) entre lesquelles il existerait de nombreuses formes de transition ?

Il est certain, en effet, que le lupus tuberculeux peut présenter à son début les aspects du lupus érythémateux (lupus érythémato-tuberculeux ou érythématoïde de Leloir) ; cela est tout naturel pour les partisans de la doctrine uniciste, il n'y a là qu'une simple transition de tuberculose cutanée d'un type à un autre. Pour les dualistes, au contraire, qui, d'ailleurs, pour la plupart, ne nient pas que le lupus vulgaire puisse présenter à son début les caractères du lupus érythémateux, cela ne prouve pas que les deux affections soient identiques, les régions atteintes de lupus érythémateux pouvant, plus qu'un tissu sain, être attaquées et envahies par le bacille tuberculeux.

Quoi qu'il en soit, nous ne voyons pas pourquoi, au point de vue essentiellement pratique du TRAITEMENT INTERNE, on ne considérerait pas toujours les sujets atteints de lupus érythémateux comme tuberculeux, ou tout au moins candidats à la tuberculose, les traitant comme tels.

De deux choses l'une, en effet : ou bien ils sont délicats, lymphatiques ou plutôt scrofulo-tuberculeux, et alors les indications du traitement interne sont exactement celles que nous avons données à propos du lupus vulgaire (Voir ci-dessus), ou bien ils semblent robustes, ne présentent aucune manifestation tuberculeuse, viscérale ou ganglionnaire : dans ce cas, il convient de surveiller avec le plus grand soin leur état général, de les ausculter souvent, de rechercher activement s'il n'existe aucune tare tuberculeuse héréditaire, et même de leur prescrire la médication tonique et reconstituante, huile de foie de morue, créosote, iodoforme, iodure de fer, arsenic, etc., etc., ce qui n'empêchera pas, bien entendu, de soigner quand ils existeront les troubles digestifs, la constipation, les troubles menstruels, de s'opposer dans les formes particulièrement congestives aux congestions locales, particulièrement céphaliques.

Dans ce but, L. Brocq recommande tous les médicaments décongestionnants : ergotine, quinine, belladone, digitale, hamamelis virginica, aconit, etc., par exemple, les pilules suivantes :

Ergotine	} àà 5 centigrammes.
Chlorhydrate de quinine.	
Extrait de belladone	1 milligramme.
Extrait de gentiane	5 centigrammes.
Excipient et glycérine . . .	q. s.

Pour une pilule. De 4 à 8 par jour avant les repas.

Il recommande également dans ces cas les bains de pieds chauds, au gros sel ou sinapisés, les pilules d'aloès, enfin l'*arséniate de soude*, à doses tolérées, continuées longtemps (HUTCHINSON, KAPOSI).

TRAITEMENT EXTERNE. — Il est toujours fort incertain ; il est, en effet, des lupus érythémateux qui guérissent assez rapidement alors même que le médecin n'a employé que des moyens pour ainsi dire anodins ; il en est d'autres qui résistent à tous les modes de traitement les plus actifs, les plus énergiques ; enfin, il en est un certain nombre qui sont extrèmement irritables qui ne supportent aucune application, aucun procédé chirurgical, sanglant ou non. De là cette indication primordiale de tâter la susceptibilité individuelle, de commencer par des topiques peu irritants pour arriver progressivement à l'emploi des agents de réduction énergiques.

Les *topiques*, les *caustiques légers*, les *agents réducteurs*, donnent généralement de meilleurs résultats dans le traitement du lupus érythémateux que dans celui du lupus vulgaire. Ils ne doivent être prescrits que lorsque les phénomènes inflammatoires qu'ils présentent souvent ont été calmés par les émollients, les cataplasmes de fécule, les pulvérisations, les corps gras, le liniment oléocalcaire, etc. Les plus employés sont les suivants : d'abord, et avant tous les autres, le *savon noir purifié*. On le mélange avec une quantité d'alcool suffisante pour constituer une pâte molle que l'on étend sur un linge de flanelle, ayant bien la forme de la région malade, mais la débordant un peu.

On l'applique bien exactement le soir, on l'enlève le lendemain matin, puis on savonne avec de l'eau très chaude ; on recommence ainsi tous les soirs jusqu'à ce que la plaque lupique soit bien irritée, enflammée, douloureuse, tuméfiée. Dans le jour, on panse avec une pommade, ou mieux un emplâtre salicylé, ou résorciné, ou boriqué ; si le malade est hospitalisé, on peut faire les applications de savon jour et nuit ; le traitement est alors plus rapide. L'inflammation ainsi provoquée est calmée par les topiques émollients, puis on recommence une nouvelle série d'emplâtres au savon noir, et ainsi de suite jusqu'à ce qu'il se déclare une amélioration très réelle : cela se produit généralement au bout de deux ou trois séries. Cependant il est des malades qui ne peuvent supporter le savon. Chez ceux-là, ainsi que chez ceux qui ne sont que légèrement améliorés par le savon, on emploiera les traitements suivants : les préparations d'*acide pyrogallique* en pommade, pâtes, emplâtres, collodions, éther, traumaticine à la dose de 10 0/0 ; l'acide *salicylique* (5 0/0) également en pommades, pâtes, collodions, emplâtres. On peut mélanger aux doses indiquées ces deux médicaments dans une pommade, ou un emplâtre, ou un collodion. De même on pourra conseiller les emplâtres à la résorcine, à l'ichthyol, à l'acide chrysophanique, à l'huile de foie de morue pure ou créosotée, à l'huile de bouleau, à l'huile de cade, etc. Ces médicaments pourront être employés isolément ou associés.

On a également préconisé les badigeonnages à l'acide phénique, à l'*acide lactique* (Voir lupus vulgaire), à l'acide chromique, à l'acide pyroligneux, à l'acide acétique, à l'acide chlorhydrique, à la teinture d'iode, à l'iode caustique (formule de Hardy : eau distillée, 30 grammes ; iodure de potassium, 8 grammes ; iode métallique, 3 à 4 grammes), etc., etc.

Enfin, dans quelques cas particulièrement tenaces, on pourra essayer les différents caustiques que nous avons indiqués à propos du traitement du lupus vulgaire, particulièrement les préparations mercurielles et arsenicales, le nitrate d'argent, etc., mais en agissant avec la plus grande prudence.

Tous ces différents topiques peuvent être prescrits tour à tour ; leur choix est subordonné à la tolérance des malades, au siège, à l'étendue, à la résistance des lésions : tel agent semble bien réussir au début qui bientôt n'agit plus ou devient irritant : tel autre n'agira pas seul qui donnera de bons résultats quand il sera associé à un autre. Ils nécessitent toujours une surveillance très active de la part du médecin, et dans bien des cas ne donnent que des succès passagers. Aussi beaucoup de dermatologistes conseillent-ils soit le plus souvent d'associer leur emploi au traitement chirurgical, soit de ne recourir dans quelques cas bien déterminés qu'à ce traitement chirurgical, qui comporte deux méthodes, l'une sanglante (scarifications, ruginations), l'autre non sanglante (scarifications électro-caustiques, électrolyse).

Ces méthodes ont été longuement exposées à propos du traitement du lupus vulgaire, nous ne donnerons ici que leurs indications (E. BESNIER).

La *rugination* peut être pratiquée tout à fait au début du traitement du lupus fortement *crétacé* et du lupus du cuir chevelu. La rugination une fois faite, et largement pratiquée, on cautérise soit avec le nitrate d'argent, soit plutôt avec le galvano-cautère, soit enfin avec l'acide lactique ou un autre agent caustique faible.

Les *scarifications* qui doivent toujours être profondes, intéressant toute l'épaisseur du derme, et régulières, s'appliquent surtout au traitement du début des formes très vasculaires, très érythémateuses ; on doit les utiliser également quand l'action des caustiques est nulle ou irrégulière, ou ralentie, ainsi que pour décolorer ou améliorer les cicatrices.

L'*électropuncture*, les *scarifications électrocaustiques* donnent de très bons résultats dans la plupart des cas et particulièrement dans les formes acnéiques, dans le lupus érythémateux de la partie rouge exposée des lèvres, de toutes les muqueuses, dans les lupus profonds, etc. Elles laissent parfois des cicatrices assez peu réussies qui le plus souvent s'amélioreront avec le temps. Le mode opératoire, les précautions à prendre, les soins consécutifs, ont été décrits avec beaucoup de détails plus haut.

En résumé, tous ces procédés de traitement peuvent être utilisés, mais il faut avoir soin de les modifier, de les alterner, de les combiner suivant les malades et suivant les moments : quand l'un d'eux n'agit plus, il faut recourir à l'autre, quitte à revenir plus tard au premier, ou à les associer tous deux. Il n'existe pas de méthode exclusive du traitement du lupus érythémateux, affection encore mal définie au point de vue nosologique et nosographique.

Lymphadémie cutanée. — (Voir *Mycosis fongoïde.*)

Lymphangiectasies cutanées. – Les varices lymphatiques dermiques peuvent être superficielles, profondes ou intermédiaires, quelquefois même occupant tout le dessus, siégeant sur les réseaux et les troncs lymphatiques. Elles peuvent occuper toutes les régions du corps, mais sont plus fréquentes aux membres inférieurs, aux organes génitaux. Quand elles sont superficielles, elles simulent des varices veineuses superficielles, avec dilatations ampullaires de volume variable, plus ou moins nombreuses; la peau conserve sa couleur normale.

Profondes, elles sont caractérisées par des nodosités multiples siégeant sur le trajet des vaisseaux lymphatiques; la peau est en même temps rouge, violacée, endurcie, œdématiée, parfois même très enflammée (dermite, dermolymphite, phlegmon chronique, pachydermie, gommes ulcérées ou non, etc.).

Les lymphangiectasies superficielles ou profondes, aiguës ou chroniques se rompent généralement avec facilité, s'accompagnant de fistules qui laissent écouler du liquide lymphatique plus ou moins altéré.

Les lymphangiectasies ont une étiologie et une pathogénie des plus obscures : l'agent irritatif peut être simple, banal, traumatisme, irritation prolongée, ou spécifique, tuberculose, syphilis, blennorrhagie, cancer, septicémie, filariose, etc., etc. Elles sont bien plus fréquentes dans les pays exotiques. Les créoles y semblent particulièrement prédisposés.

Leur traitement est purement chirurgical. (Voir les différents traités de chirurgie.)

Lymphangiomes ou **Dermatolymphangiomes**. — On désigne ainsi des néoformations du système lymphatique, constitutionnelles, *innées*, bien que leur apparition et leur évolution puissent être postérieures à la naissance (E. Besnier et Doyon).

Avec Wegner on les divise en :

A. — **Lymphangiome simple**, qui peut exister sur tous les points du corps, est localisé, limité, ce qui le distingue de la pachydermie éléphantiasique congénitale :

A la langue il prend le nom de *macroglossie*, aux lèvres de *macrochilie* congénitale.

B. — **Lymphangiome kystique** ou **cystoïde**, kystes séreux multiloculaires congénitaux qu'on peut observer partout : ces deux variétés sont du domaine de la chirurgie.

C. — **Lymphangiome caverneux** ou **circonscrit**. Il s'observe souvent en même temps que d'autres variétés de nœvus. Il est caractérisé par des petits éléments miliaires, jaunâtres ou rougeâtres, plus ou moins opaques à leur base, ponctués à leur sommet qui est transparent et parfois translucide, ressemblant à des petits grains de sagou incomplètement désopacifiés. Ils forment des petits groupes toujours limités à des points du corps, variables de siège (face, cou, membres, tronc), groupés, plus ou moins cohérents, formant parfois des nappes finement frambœsioïdes. Quelques éléments ou quelques îlots peuvent être noirâtres, accidentellement hématiques, formant des petits conglomérats papuliformes, avec des télangiectasies veineuses. Dans les parties inférieures déclives particulièrement, le soulèvement est plus grand et la nappe prend un aspect gélatiniforme, phlycténoïde. A l'entour du conglomérat principal existent toujours des îlots détachés et un semis plus ou moins abondant d'éléments isolés. La piqûre de ces éléments laisse écouler un liquide clair, séreux, chargé de cellules lymphatiques et dépourvu d'hématies, s'il n'y a pas déchirure de vaisseau sanguin. La partie épidermique et susdermique est constituée par un agglomérat de lymphatiques papillaires et sous-papillaires considérablement ectasiés.

Ce lymphangiome est surtout commun dans les pays exotiques où règnent l'éléphantiasis, la filariose, la chylurie, mais on peut l'observer en tout pays; il est probable qu'il existe des prédispositions de race (E. BESNIER et DOYON).

TRAITEMENT. — Il consiste à vider ces petits éléments et à les détruire ensuite patiemment avec l'électrolyse (de préférence), l'électropuncture, le thermo-cautère, le raclage, ou enfin les agents chimiques caustiques. Les récidives sont fréquentes.

Lymphangiome tubéreux multiple de Kaposi. (Voir *Cystadénome*.)

Lymphodermie pernicieuse de Kaposi. — Cette affection bien décrite surtout par Kaposi semble être une *espèce* du type *Mycosis fongoïde*, dont la première période serait caractérisée par une dermatite eczématiforme, très rouge, *généralisée* et extrèmement prurigineuse avec épaississement pâteux, diffus, des téguments. Sur certains points, on observe des tumeurs disséminées semblables à celles du mycosis. Enfin surviennent l'engorgement des ganglions et de la rate, de l'anémie, de la leucocytose, des troubles graves de l'organisme entier, du marasme et la mort.

Cette affection est excessivement rare. (Voir *Mycosis fongoïde*.)

M

Macules atrophiques. — (Voir *Vergetures*.)

Madura Foot (Pied de madura, fongus du pied, dégénérescence endémique des os du pied, pied fongueux, ulcère grave du pied, etc.). On désigne sous ce nom une hypertrophie spéciale du pied et quelquefois de la main. Cette affection observée dans les pays chauds est du domaine de la chirurgie.

Maladie de Beigel. — Maladie parasitaire des faux cheveux (champignons des chignons).

Maladie de Morvan. — (*Parésie analgésique à panaris des extrémités supérieures.*)

Décrite en 1883 par Morvan (DE LANNILIS) [1], cette affection assez rare atteint les membres supérieurs, particulièrement les mains, localisée d'abord à un des membres, puis aux deux, et est caractérisée par des douleurs névralgiques violentes, procédant par crises, qui ouvrent la scène et se reproduisent à différentes époques ensuite par des phénomènes de parésie des muscles de l'avant-bras et de la main qui s'atrophient peu à peu, d'analgésie souvent absolue, et parfois d'anesthésie plus ou moins complète de toute la région atteinte, et

1. MORVAN. (*Gazette hebdomadaire*, nᵒˢ 35, 36 et 38, 1883.)

enfin d'un ou plusieurs panaris avec nécrose des phalanges, panaris indolents entraînant des déformations notables, la chute et des altérations des ongles. En même temps on observe des gerçures plus ou moins profondes de la face palmaire de la main et des doigts, des exulcérations des extrémités digitales, des phlyctènes. Cette affection a une marche progressive, lente, se confine pendant plusieurs années à un membre, puis atteint le côté opposé. Elle ne semble pas susceptible de guérison, mais les poussées de panaris peuvent cesser. Son étiologie est inconnue. Peut-être pourrait-on invoquer le rhumatisme, l'impaludisme, la lèpre (?). — Plusieurs auteurs admettent l'identité de la maladie de Morvan et de la syringomyélie. Joffroy et Achard ont constaté les lésions médullaires de la syringomyélie dans l'autopsie d'un sujet atteint du complexus symptomatique de Morvan.

Dans d'autres cas, on a constaté une myélite scléreuse occupant les parties centrales et postérieures de la moelle, avec névrite périphérique secondaire.

Ces questions sont encore à l'étude et sont du domaine de la pathologie médicale, ainsi que l'identité de certains faits de syringomyélie et de maladie de Morvan avec la lèpre (Lèpre mutilante. Forme anesthésique de DANIELSSEN. — Zambaco-Pacha : *Communication à la Société de Dermatologie et de Syphiligraphie*, Paris, 8 décembre 1892).

Maladie de Paget ou du mamelon. — *Épithéliomatose eczématoïde de la mamelle* (E. BESNIER). — On désigne sous ce nom une affection relativement peu fréquente de l'aréole du sein et du mamelon, qui a été classée par L. Wickham, Darier, etc., dans le groupe des *psorospermoses* cutanées (voir ce mot), qu'il importe de bien reconnaître, surtout à son début, afin d'instituer un traitement énergique susceptible d'enrayer son évolution lente et sa terminaison à peu près constante par épithéliomatose du sein ou généralisée.

Les caractères cliniques les plus importants de la maladie de Paget sont les suivants [1] :

1º L'affection occupe le mamelon, l'aréole, et peut envahir tout le sein. — Dans quelques cas très rares, on l'a observée au scrotum. — 2º Début sans cause connue tantôt à la suite d'un allaitement, d'une galactorrhée, d'une irritation banale, d'un eczéma, etc., par des croûtes, des *concrétions cornées adhérentes* et rebelles siégeant au sommet du mamelon, avec ou sans démangeaisons, brûlures, picotements, élancements, accompagnées parfois d'érythème ou d'exulcérations sous-jacentes. — 3º Rétraction précoce du mamelon. — 4º Quelquefois le mamelon reste seul atteint, le stade mamelonnaire n'est pas dépassé et peut être suivi directement de la pénétration intra-glandulaire et de la dégénérescence maligne du sein. — 5º Plus souvent, progression excentrique et lente des lésions superficielles ; marche serpigineuse avec arrêts momentanés, mais jamais de régression spontanée. — 6º La période d'état ne s'observe en général qu'entre quarante et soixante ans. — 7º Lorsque la malade vient consulter, le début réel remonte souvent à une époque éloignée (sept à douze ans en moyenne) — 8º Au sein unilatéralité des lésions en pleine activité. Coexistence fréquente au mamelon opposé des lésions du début (encombrement corné des lacunes du mamelon). — 9º *Stade mammaire* proprement dit, forme *eczématoïde*, caractérisée par des contours *polycycliques* légèrement surélevés en bourrelet, limitant avec une extrême netteté l'ensemble des lésions ; surface rouge vif, brillante, plus ou moins suintante, légèrement mamelonnée, recouverte par places de squames et de croûtes, dans laquelle on distingue des points excoriés (premier degré), des points exulcérés (deuxième degré) et des surfaces épidermisées pseudo-cicatricielles : induration papyracée superficielle. — 10º Sensations de brûlure ; prurit par périodes en général peu intense ; douleurs au contact. — 11º (Signes négatifs) : pas de vésicules ; peu d'engorgement ganglionnaire ; incurabilité absolue par les

1. Louis Wickham, Contribution à l'étude des Psorospermoses cutanées et de certaines formes du cancer ; Maladie de la peau dite maladie de Paget (*Thèse de Paris*, 1890).

méthodes anti-eczémateuses : en dehors des limites de la surface malade, peau absolument *saine*. — 12º A une époque plus ou moins éloignée du début, en moyenne de sept à dix ans, il se produit le plus souvent, tantôt à la surface même et au centre, une ulcération de mauvaise nature, tantôt dans la profondeur un noyau carcinomateux.

Le cancer une fois formé n'offre pas de caractères spéciaux ; il évolue lentement et n'est accompagné d'engorgement ganglionnaire qu'aux périodes ultimes ; il peut alors se généraliser et entraîner la mort. — 13º Parfois cependant, forme fruste, lente, stationnaire de la maladie de Paget pouvant guérir sous l'action d'un traitement approprié. » — L. Wickham et E. Besnier.

Traitement. — Quand les lésions seront très accentuées, quand la glande mammaire sera envahie, il faudra nécessairement pratiquer l'ablation totale du sein, qui ne mettra malheureusement pas à l'abri des récidives si les ganglions sont déjà infiltrés.

Mais lorsque l'affection aura pu être diagnostiquée à son début, ou même quand les lésions, bien que déjà anciennes, n'auront pas dépassé le stade eczématoïde, il sera permis d'espérer, sinon guérir complètement (on a signalé quelques cas de guérison), du moins enrayer l'évolution du mal. Pour obtenir ce but il conviendra d'agir énergiquement. Les parties malades seront mises à l'abri de toutes les causes d'irritation, et tenues dans un état de propreté et d'asepsie absolues ; E. Besnier conseille de les laver chaque jour avec du coton hydrophile et de l'eau boriquée tiédie, puis de les recouvrir pendant le jour d'une compresse de lint incisée crucialement au centre, enduite d'onguent de zinc, recouverte d'une couche de coton purifié, et pendant la nuit de compresses imbibées de solutions capables de stériliser les tissus envahis, salicylées, mercurielles faibles, etc. En outre on fera chaque jour deux pulvérisations de dix à quinze minutes avec des liquides appropriés : solutions mercurielles faibles augmentées selon la tolérance; solution de salicylate de soude de 5 à 20 0/00 avec addition de bicarbonate de soude, etc.

On peut également tenter de ramollir et de détacher les concrétions cornées de la première période à l'aide de pommades, ou mieux d'épithèmes caoutchoutés qui s'appliquent très aisément et renfermant de l'acide salicylique, de l'huile de cade, de l'iodoforme, de l'acide pyrogallique, de la créosote et de l'acide salicylique. Chaque fois qu'on renouvellera le pansement, on fera une des pulvérisations indiquées plus haut.

Si l'état corné persiste, on pourra tenter la rugination, suivie de l'application d'une poudre antiseptique et légèrement caustique (iodoforme, aristol, dermatol, salol, chlorate de potasse, magnésie, etc.) maintenue en place à l'aide d'un fragment d'emplâtre de Vigo ou d'épithème antiseptique.

Quand les lésions seront plus tenaces, plus étendues, quand il y aura des exulcérations plus ou moins grandes, il ne faudra pas hésiter et recourir soit à la cautérisation profonde, soit à l'excision partielle, suivies de pansements antiseptiques. Darier dans ces cas a conseillé des applications de solution de chlorure de zinc au tiers. (Voir *Traitement des Épithéliomas.*)

Maladie de Raynaud. — (Voir *Gangrène.*)

Maladie de Surinam. — (Voir *Éléphantiasis.*)

Maladie des Vagabonds. — (Voir *Pédiculose.*)

Maladie de Werlhoff. — (Voir *Purpura.*)

Masque des femmes enceintes. — (Voir *Pigment.*)

Médicamenteuses (Éruptions). — Voir *Érythème.*)

Médine (Filaire de). — (Voir *Parasites.*)

Mélanodermie. — (Voir *Pigment.*)

Mélanose lenticulaire progressive. — (Voir *Xérodermie pigmentaire*.)

Mélitagre. — (Voir *Impétigo*.)

Mentagre. — (Voir *Trichophytie* et *Folliculites*.)

Microsporon furfur. — (*Pityriasis versicolore*, *Microsporon minutissimum*, *Erythrasma*.)

Miliaire. — (Voir *Sueur*, *Sudoripares*.)

Milium. — (Voir *Acné*.)

Milium colloïde. — (Voir *Colloïde miliaire*.)

Molluscum. — Sous ce nom on décrit deux affections distinctes n'ayant entre elles aucun rapport.

1º Le *molluscum vrai*, *fibroma molluscum*, *molluscum non contagieux de Bateman*.

2º Le *molluscum contagiosum* ou *acné varioliforme de Bazin*.

1º **Molluscum vrai**. — On désigne ainsi des tumeurs généralement multiples, très nombreuses même, recouvertes d'une peau normale ou rosée, ou quelquefois violacée, télangiectasique, indolores et indolentes, de consistance molle, pâteuse, ou parfois solide au centre ; elles ont une base large et comme enchâssée dans le derme, ou au contraire et plus fréquemment elles sont pédiculées ; leur volume comme leur nombre est des plus variables : tantôt elles ont à peine le volume d'un grain de chènevis, d'un pois ; tantôt elles sont grosses comme une noix, une orange, le poing, une tête de fœtus. Quand elles atteignent ce volume, elles ont une large base d'implantation, ou bien semblent repousser devant elles la peau, qui est peu adhérente, flasque, ridée ; la tumeur ressemble alors à une bourse, à une poire, à une sorte de panse appendue à la peau, et peut dans quelques cas être en partie réductible comme une hernie.

Ces tumeurs, avons-nous dit, peuvent être extrêmement nombreuses, plusieurs centaines, deux, trois milliers même, constituant alors le *molluscum généralisé*, et occupant toute la surface du corps, et même quelquefois les muqueuses des gencives, de la langue, du palais. Elles sont plus fréquentes au cou, sur le tronc, la face, les parties génitales. D'autres fois il n'existe que deux, trois, quatre tumeurs plus ou moins volumineuses, disséminées, siégeant de préférence au cou, à la nuque, aux paupières, à la face, à la poitrine (où elles peuvent simuler un sein flasque et flétri), aux organes génitaux, etc. (*Molluscum circonscrit.*)

Quand les tumeurs de molluscum sont très volumineuses, aplaties, pendantes, flétries, présentant des replis multiples, on les désigne sous le nom de *dermatolyses*. Quand, au contraire, elles sont petites, pédiculées, comme étranglées à leur base, jaunâtres, ridées, elles prennent le nom d'*achrochordon* ou de *pendulum*.

Le molluscum dérive de lésions formatives *innées* quel que soit l'âge de la vie auquel il fasse apparition (E. BESNIER); il coïncide dans la très grande majorité des cas avec des *nœvi* pigmentaires ou autres. Il peut demeurer très longtemps stationnaire, puis disparaître en laissant à sa place un petit appendice en forme de sac vide quand la tumeur a été volumineuse; mais il n'est pas rare de le voir augmenter peu à peu de volume, et constituer une tumeur non douloureuse, mais des plus gênantes, susceptible de s'enflammer ou de devenir le siège d'une *néoplasie* (rarement).

Anatomiquement, le molluscum est un *fibrome mou*. L'étiologie se borne à l'hérédité, la consanguinité et la race ; le molluscum est plus fréquent, en effet, dans la race noire et chez les Asiatiques (Chine, Japon).

Traitement. — Beaucoup de sujets atteints de molluscum ne réclament aucune intervention médicale, imbus de l'idée fausse que le molluscum constitue une sorte de *noli me tangere*.

Le traitement est purement chirurgical. Quand les tumeurs sont nombreuses, volumineuses et gênantes, il faut les enlever par excision, galvanocaustique, ligature élastique, etc., en se conformant aux règles de la chirurgie antiseptique. Quand elles sont petites, pédiculées, l'excision simple avec le ciseau, ou le bistouri, ou l'électro-cautère, la ligature élastique ou avec un simple fil de soie, suffisent pour en débarrasser le malade.

2° **Molluscum contagiosum de Bateman**. — *Acné varioliforme de Bazin.* — *Molluscum épithélial* (Virchow). — *Verrues sébacées* (Hébra). — *Tumeurs folliculaires* (R. Willis). — *Élevures folliculeuses* (Rayer). — *Ecdermoptosis* (Huguier). — *Acné tuberculoïde* (Devergie). — *Acné tuberculeuse ombiliquée* (Piogey). — *Acné molluscum* (Chausit). — *Molluscum verruqueux* (Kaposi). — *Épithélioma contagiosum* (Neisser). — *Condylome sous-cutané et endocystique* (Hébra), etc.

On décrit, sous ces noms multiples, une affection caractérisée par des petites tumeurs globuleuses, perlées, légèrement saillantes, presque transparentes, d'une consistance assez résistante, ayant la coloration de la peau, ou bien blanchâtres ou rosées. Elles sont reliées au tégument par une base large ou par un pédicule assez épais, et *présentent à leur sommet un orifice* plus ou moins visible qui leur donne une apparence *ombiliquée, varioliforme;* par cet orifice qui communique avec l'intérieur de la tumeur, on peut faire sortir *par pression* une petite masse demi-molle, blanchâtre, laissant une cavité peu profonde, rétractée, dont la surface saigne plus ou moins abondamment. Cette masse (corpuscule de molluscum) est constituée par un ou plusieurs lobules blancs, lisses, arrondis, souvent réunis en forme de grappe.

Les petites tumeurs de molluscum contagiosum évoluent très lentement ; ayant atteint un certain volume, elles restent stationnaires, nettement ombiliquées, à orifice central plus ou moins dilaté. Parfois elles s'enflamment, rougissent, et donnent issue, par leur orifice, à un liquide épais séro-purulent, qui se concrète, constitue une croûte peu épaisse, laquelle, se détachant, laisse apparaître une petite excavation exulcérée qui se cicatrise lentement, laissant une cicatrice indélébile. Elles sont le plus souvent groupées au nombre de deux, trois, quatre, quelquefois isolées, solitaires, et s'observent surtout sur la face, les paupières, le front, le nez, la nuque, le cou, la poitrine, les organes génitaux. Parfois elles sont très abondantes, confluentes, généralisées (acné molluscum contagiosum généralisé de LELOIR et VIDAL), constituant des tumeurs mollasses, plus ou moins volumineuses, occupant de préférence le cuir chevelu, la face, les régions génitales, inguino-crurales, mammaires, dorsales, etc.

Le molluscum contagiosum ne cause ni démangeaison, ni douleur, sauf quand il est envahi par l'inflammation. Il est plus fréquent chez les enfants et les jeunes gens : il semble que l'eczéma, la séborrhée, l'hyperidrose facilitent l'apparition de cette affection nettement *contagieuse et inoculable*, ainsi que le démontrent de nombreuses observations, et bien que l'agent de la transmissibilité ne soit pas encore nettement connu (grégarines, coccidies, sporozoaires, BOLLINGER, NEISSER, DARIER, QUINQUAUD).

Traitement. — Le molluscum étant contagieux, il faut d'abord avertir les malades et leur entourage, refuser l'accès des écoles aux enfants atteints ou les isoler.

Le traitement est purement mécanique. Quand les éléments sont petits, discrets, on peut les vider facilement les uns après les autres en les pressant entre les ongles des deux pouces assez vigoureusement, ou bien entre les mors d'une pince, de façon que tout le contenu s'échappe : la petite plaie saigne alors assez fortement; on étanche le sang avec du coton hydrophile aseptique, puis on peut cautériser légèrement la cavité avec de l'acide acétique dilué, ou de l'acide nitrique, ou avec un bout pointu de crayon de nitrate d'argent (L. Brocq) et, enfin, on panse avec un petit fragment d'épithème simple adhésif et protecteur. On peut également procéder à l'énucléation des perles de molluscum contagiosum à l'aide d'une fine curette à lupus, bien tranchante, en réalisant l'éradication d'un seul coup (Besnier); puis on panse suivant le mode sus-indiqué.

Dans le cas où les petites tumeurs sont petites, mais très nombreuses, on peut également les énucléer successivement par groupes, patiemment, en espaçant les séances pour ne pas mettre à trop forte contribution la sensibilité du sujet. Mais il est préférable dans ces cas de provoquer une *exfoliation dermo-épidermique*, une inflammation superficielle diffuse à l'aide d'application de savon noir ou de teinture d'iode, ou de pommades ou d'emplâtres à base de mercure, de naphtol, d'acide salicylique, de résorcine, d'ichthyol, d'huile de cade ou, enfin, de solutions astringentes ou irritantes (alun, sublimé, acide phénique, sulfate de zinc, acide lactique; mélange à parties égales d'acide phénique pur, de chloral, de teinture d'iode, etc.), en ayant soin de subordonner le choix et la dose du médicament à la finesse, à la délicatesse plus ou moins grande de la peau, et à l'âge du sujet.

Enfin, quand les éléments agglomérés constituent des tumeurs très volumineuses, il faut les extirper chirurgicalement et aussi antiseptiquement que possible.

Monilethrix. — (Voir *Poils*.)

Morphée. — (Voir *Sclérodermie*.)

Morpion — (Voir *Pédiculose*.)

Morvan. — (Voir *Maladie de Morvan*.)

Mousselines. — Les *Mousselines-Emplâtres* sont des topiques préparés en Allemagne. La substance médicamenteuse est mélangée à un composé agglutinatif inaltérable (gomme élastique dissoute dans la benzine ou oléate d'alumine), puis étendue en couche mince sur une feuille de gutta-percha, préalablement fixée sur une mousseline. On recouvre le tout d'une deuxième mousseline, qu'on enlève au moment du besoin. (Voir *Emplâtres* et *Épythèmes*.)

2° *Mousselines-Onguents*. Pour préparer ces topiques on étend sur une mousseline une couche de pommade (axonge, lanoline ou vaseline), additionnée d'un principe actif (oxyde de zinc, ichthyol, oxyde de mercure, etc.), ils tiennent le milieu entre les colles et les épithèmes.

Moustique. — (Voir *Parasites*.)

Mycosis fongoïde (ALIBERT). — *Pian fongoïde* (ALIBERT). — *Tumeurs papillaires multiples fongoïdes de la peau, granulomes* (KÖBNER). — *Lymphadénie cutanée* (DEMANGE, X. GILLOT). — *Fibroma fongoïde* (TILBURY FOX). — *Granulome multiple* (O. SIMON). — *Granulome fongoïde*

(Auspitz), etc. Sous ces noms multiples on désigne une affection rare de la peau, ayant une évolution spéciale, une durée très longue, se terminant *presque* toujours par la mort, assez bien connue cliniquement, mais dont la nature demeure aujourd'hui encore des plus obscures et des plus discutées.

Le *mycosis fongoïde* présente dans son évolution clinique des dissemblances parfois assez grandes, de sorte qu'on a dû décrire plusieurs variétés.

Dans les cas que l'on peut appeler types, on observe dans l'évolution de la maladie trois périodes bien tranchées cliniquement.

Dans la première période, dont la durée moyenne est d'une, deux et même trois années et plus, surviennent des lésions cutanées très variables d'aspect (urticaire, eczéma sec, furoncles, abcès, plaques érythémateuses, plaques lichenoïdes, etc.), d'abord fugaces, survenant par poussées successives plus ou moins intenses, *généralement prurigineuses*, s'accompagnant de lésions de grattage polymorphes, d'abord superficielles, puis devenant plus profondes, plus épaisses (*période eczématiforme*). Ces lésions occupent surtout le tronc, les plis des articulations, la face, le front, etc. L'état général n'est que fort peu atteint, on constate seulement du malaise, de la faiblesse, de l'anémie, des troubles gastro-intestinaux.

La seconde période, ou *période de germination, période de mycosis confirmé* (Brocq), est caractérisée par une augmentation notable de l'épaisseur de la peau, une infiltration œdémateuse, d'un rouge vif, ou rouge brun, survenant soit sur la peau saine, en apparence du moins, soit le plus souvent sur les plaques eczématiques qui s'agrandissent. On voit alors se former des masses légèrement saillantes, irrégulières, bosselées, mamelonnées, dures, susceptibles de disparaître plus ou moins complètement, parfois très rapidement, en laissant des plaques *pigmentées* ou déprimées atrophiées, tandis que sur d'autres points se produisent de nouvelles plaques. A cette seconde période, bien plus courte que la première, succède la *troisième* ou *période de tumeurs*. La tuméfaction des plaques, au lieu de rétrocéder, augmente, et des nodosités, des tumeurs irrégulières nombreuses, plus ou moins volumineuses (noisette, noix, œuf, orange, etc.), mamelonnées, lobées, rouges, quelquefois jaunâtres, sessiles ou étranglées à leur base, dures ou flasques, apparaissent, pouvant disparaître spontanément, sans laisser de traces, mais le plus souvent s'ulcérant, se désagrégeant, formant des ulcères fongueux, sanieux, à bords saillants saignant très facilement (mycosis frambœsiforme). En même temps l'état général s'altère ; on constate de l'amaigrissement, de l'inappétence, de l'insomnie, des troubles dyspepsiques, une diarrhée abondante, enfin la mort soit par marasme et cachexie, soit par complication (érysipèle, suppuration, etc.). (Période de cachexie de quelques auteurs.) Nous avons déjà dit que cette terminaison fatale était la règle, mais n'était pas constante. Ces différentes périodes de la maladie s'observent généralement consécutivement ; mais dans quelques cas simultanément : on peut en effet constater sur le même sujet des plaques rouges simples, des plaques lichenoïdes épaisses plus ou moins prurigineuses, enfin des tumeurs caractéristiques colorées on non.

Tels sont les principaux caractères du mycosis fongoïde type, tels qu'on les observe le plus souvent. Mais il existe d'autres variétés cliniques importantes et multiples dont la description nous entraînerait trop loin. Signalons cependant le mycosis *fongoïde à tumeurs primitives d'emblée, survenant sur la peau saine, ou au niveau de plaques rouges eczématiformes, régulières ou en arc de cercle, en éventail ;* le *mycosis fongoïde à lésions circonscrites et non généralisées.* Ces variétés constituent les *cas mixtes de mycosis fongoïde ;* signalons encore l'affection considérée par KAPOSI comme la véritable *Lymphadénie cutanée (Lymphodermia perniciosa)* (Voir *Lymphodermie*), qui semble être une *espèce* de mycosis, dont le premier stade serait une dermatite généralisée.

La nature du mycosis est encore à déterminer. Lymphadénie cutanée pour les uns, sarcomatose cutanée, ou même *espèce* du genre sarcome pour les autres, maladie distincte, spéciale, se rapprochant du granulome et du sarcome lymphadéniques myxoïdes pour Vidal, Brocq, etc., affection *terminale* d'autres maladies cutanées superficielles (HARDY); néoplasme inflammatoire fongoïde? granulome parasitaire infectieux enfin à parasite encore inconnu (SCHIFF, LEDERMAN, HOCHRINGER, etc.), le mycosis fongoïde n'est pas encore près d'être complètement élucidé au point de vue de sa pathogénie.

TRAITEMENT. — Jusqu'ici tous les médicaments *internes* se sont montrés impuissants : vainement on a essayé l'*iodure de potassium* à faibles et à hautes doses, le *bromure de potassium*, les *préparations mercurielles*, les *alcalins*, l'*acide phénique*, etc. Seul, l'*arsenic*, en injections hypodermiques, aurait donné à Köbner et à Kaposi des résultats satisfaisants (?). Il convient donc de soigner uniquement l'état général le plus souvent très déprimé du sujet, ainsi que les troubles digestifs, la diarrhée, etc. (Préparations toniques, quinquina, kola, fer, colombo, antisepsie intestinale, salicylate de bismuth, huile de foie de morue, sirop d'iodure de fer, hygiène alimentaire, exercice, hydrothérapie tiède, etc.)

TRAITEMENT EXTERNE. — Le prurit, généralement intense, de la première période, sera activement combattu (voir *Prurit, Prurigo*). — Malheureusement, la plupart des agents dits antiprurigineux demeurent inefficaces. On pourrait avoir recours aux fomentations avec une solution de *cyanure de potassium* à 1 p. 200; mais il faut le faire avec la plus extrême prudence, en raison de la grande faculté d'absorption des efflorescences pour les substances toxiques, ainsi que le fait observer E. Besnier. Les éruptions multiformes du début sont également des plus tenaces : le traitement sera approprié à la variété de manifestation cutanée observée.

Quand la période dite de *Tumeurs* est constituée, le traitement varie suivant que les tumeurs sont ulcérées ou non, discrètes ou cohérentes.

Les tumeurs non ulcérées et discrètes pourront être enlevées chirurgicalement et antiseptiquement.

Les tumeurs ulcérées seront pansées soit avec des solutions phéniquées, en applications ou en pulvérisations, soit avec du coaltar saponiné, ou du vin aromatique, ou de l'eau de chaux, ou de la créoline, ou du phénosalyl, etc. On peut faire des lavages avec ces solutions deux fois par jour et appliquer dans l'intervalle l'une des pommades suivantes :

Acide pyrogallique à 10 ou 20 0/0. (VIDAL.)

Ichthyol, 25 à 50 0/0.

Résorcine. 20 0/0.

Iodoforme, 2 à 5 0/0.

Naphtol, 10 à 15 0/0.

Onguent styrax, calomel, 5 0/0, etc., etc.

E. Besnier recommande de faire deux fois par jour une pulvérisation phéniquée, puis d'insuffler sur les plaies la poudre suivante :

Sous-nitrate de bismuth...... 90 grammes.
Salol .... 10 —
M. S. A.

et de compléter le pansement par un enveloppement de gaze aseptique recouverte d'une couche épaisse de coton hydrophile maintenue par un bandage. Ce mode de traitement diminue le malaise et le prurit, modifie les plaies et en atténue notablement la mauvaise odeur. L. Brocq préfère le *naphtol camphré* en pansements et en injections interstitielles dans les tumeurs. Le *dermatol* surtout, l'aristol, le thiol peuvent également être essayés, ainsi que le salol liquide à l'iodoforme ou à l'aristol. (Voir *Tuberculoses cutanées, gommes, scrofulo-tuberculeuses.*)

Myomes. Dermatomyomes. — Ce sont des tumeurs constituées par des fibres musculaires lisses et souvent aussi par du tissu fibreux (fibromyomes).

Le seul traitement est l'excision.

Myxœdème. — *Œdème muqueux de Ord*. — *État crétinoïde survenant chez les femmes à l'état adulte, de W. Gull.* — *Idiotie crétinoïde, de Ingals et Fletcher Beach.* — *Crétinisme sporadique.* — *Cachexie pachydermique de Charcot, Ballet, Bourneville, etc.*

Sous ces différents noms, on décrit une affection générale qui n'est pas du domaine de la pathologie cutanée, ayant été confondue, bien à tort, par quelques auteurs, avec l'éléphantiasis, la sclérodermie, caractérisée par une altération profonde de la peau et de l'état général, et est due à la disparition pathologique chirurgicale ou expérimentale du corps thyroïde

(Voir article de Lannois dans *Archives de médecine expérimentale*, mai et juin 1889. De la cachexie pachydermique (myxœdème) et de ses rapports avec les affections de la glande thyroïde).

Le traitement rationnel consiste dans les injections de suc de corps thyroïde et la greffe thyroïdienne.

N

Nævus. — Les *nævi* sont des *taches congénitales*
pigmentaires ou vasculaires, de volume, de nombre
et de siège très variables, qui ne sont jamais étendues à la totalité du tégument ; s'ils n'apparaissent
parfois que dans les premiers mois de la vie, c'est qu'ils
étaient à la naissance si petits, si imperceptibles qu'ils
n'avaient pas été constatés. Le plus souvent en effet ils
s'accroissent pendant les premiers mois ou les premières
années de la vie, pour demeurer ensuite stationnaires,
rétrogrades, ou augmenter encore et se modifier à un
âge avancé.

Pratiquement ils comprennent deux groupes :

A. *Nævi non vasculaires ou pigmentaires ;*

B. *Nævi vasculaires. Angiomes.*

A. **Nævi non vasculaires ou pigmentaires.**

Ils comprennent :

1° Le *nævus spilus ou lisse,* caractérisé par une tache
café au lait, brun clair ou foncé, ou même noire, à
surface lisse, sans aucune altération du tégument ; il est
quelquefois unique, le plus souvent multiple ; sa dimension est des plus variables ainsi que sa forme qui, dans
quelques cas, affecte grossièrement celle d'un objet ou
d'un animal (envie !?) — quelquefois il suit le trajet
d'un nerf (nævus nerveux).

2° *Nævus pilosus lisse.* — Mêmes caractères que le précédent, mais la peau est recouverte de poils plus ou moins abondants, plus ou moins développés.

3° *Nævus verrucosus.* — Mêmes couleur, étendue, localisation que les précédents, mais la peau est épaissie, ridée, recouverte de petites saillies dures, noirâtres, verruqueuses, et de poils durs, gros, raides, plus ou moins foncés. Il siège assez fréquemment au cou et au cuir chevelu.

4° *Nævus hypertrophique, lipomatode, mollusciforme.* — Il n'est autre que le précédent, ayant acquis un développement plus ou moins considérable, formant une tumeur parfois très volumineuse, molle et élastique, pédiculée ou sessile, nécessitant une intervention chirurgicale.

Traitement. — Le traitement ne doit être employé que dans les nævi peu étendus. Les gros nævi hypertrophiques sont, avons-nous dit, du domaine de la chirurgie. Pour les trois premières variétés de nævi, on procédera à leur destruction par des cautérisations ponctuées ou linéaires au thermo ou mieux au galvanocautère, précédées ou non d'une application anesthésiante de chlorure de méthyle au pinceau, ou d'éther, ou de cocaïne. On pourra encore avoir recours au raclage avec la curette, suivi d'une cautérisation légère avec les acides caustiques, ou le thermocautère, puis d'une application d'emplâtre de Vigo. Ces différents procédés laissent une cicatrice, ce dont il conviendra de prévenir le malade (voir *Pigmentation*). Pour les nævi hypertrophiques, volumineux, il faut toujours agir lentement, prudemment, et détruire la tumeur par morceaux avec le galvanocautère, ou bien procéder à son ablation avec le bistouri, ou mieux l'anse galvanocaustique.

Signalons un médicament nouveau, le *Pyrozone* (solutions à 50 0/0 de bioxyde d'hydrogène dans l'éther sulfurique), qui, appliqué sur la peau, la décolore et rend bien moins apparentes les taches de nævus pigmentaire simple.

B. Nœvi vasculaires (*Angiomes, télangiectasies congénitales*).

Ils comprennent quatre variétés (E. Besnier et Doyon).

1º *Les nœvi lisses, plans, taches érectiles, taches de vin, taches de feu, nœvus en flamme*, etc., constitués par des taches de dimension très variable, de couleur rosée, ou rouge, violacée, noirâtre, bleuâtre, disparaissant plus ou moins complètement sous la pression, mais augmentant avec les cris, les efforts, à bords réguliers, ou, plus souvent, diffus, irréguliers. Ils sont généralement plans, lisses, mais parfois un peu surélevés, saillants, verruqueux. Ils peuvent exister sur toutes les régions du tégument, quelquefois sur le trajet d'un nerf (*N. zoniforme*) ou sur un seul côté du corps *N. hémiplégique*); mais ils sont plus fréquents au cuir chevelu, au niveau de la région occipitale, et surtout à la face où ils peuvent être étendus, occupant tout un côté de la figure, parfois symétriques; ils n'est pas rare de les observer sur les muqueuses.

2º *Nœvi télangiectasiques, ponctués, stellaires.* — Ils sont constitués par une petite ponctuation sanguine surélevée de laquelle émergent en rayonnant des télangiectasies se ramifiant plus ou moins loin.

Ils sont très fréquents (E. Besnier).

3º *Nœvi élevés* (fongus hématode, tumeur érectile de Dupuytren, nævus tuberculeux. Angiome caverneux (Virchow), etc. — Ils forment de petites tumeurs vasculaires plus ou moins volumineuses et affectant parfois la forme d'un fruit (fraise, mûre, framboise, cerise, etc.).

4° *Nœvi sous-cutanés*. — Ils sont *simples*, c'est-à-dire laissant la peau absolument intacte à la surface, où le relief est seul accusé, ou *mixtes*, c'est-à-dire à la fois hypodermiques et dermiques.

Ces quatre variétés de nævi vasculaires, d'angiomes, peuvent disparaître spontanément ou rester stationnaires, mais, très souvent, ils s'agrandissent, se gonflent, deviennent de plus en plus saillants ; ils peuvent également envahir la profondeur, comprimer et modifier les tissus, et se transformer en vastes tumeurs vasculaires décrites par Virchow sous le nom d'angioéléphantiasis, d'angiome éléphantiasique ou lipomatode qui sont du ressort de la chirurgie.

Traitement. — Il ne devra être institué que si l'angiome a une tendance à l'extension ou occupe une région découverte, et quand l'enfant aura quelques mois et sera suffisamment robuste. Les différents procédés suivants ont été préconisés (E. Besnier et A. Doyon) :

1° *Compression* prolongée et patiente à l'aide d'une bandelette de caoutchouc. Elle n'est applicable que pour les petits nævi vasculaires reposant sur un plan résistant.

2° *Destruction chimique superficielle ou interstitielle.* — Procédé incertain et parfois dangereux. Les différents médicaments en usage sont les suivants :

Acides acétique, sulfurique, nitrique, chromique, nitrate acide de mercure, potasse caustique en solution de 1/2 à 1/8.

L'éthylate de soude, la pâte de Vienne, l'emplâtre stibié dont voici la formule :

Tartre stibié...................................... 1gr,50
Emplâtre adhésif .... 10 grammes.

F. S. A.

Les injections interstitielles de perchlorure de fer, de chlorure de manganèse, de teinture d'iode, de cantharidine.

Le collodion au sublimé à 5, 10, 15 0/0 appliqué quatre à cinq jours de suite.

Tous ces procédés provoquent une inflammation plus ou moins vive, suivie de suppuration et de rétraction des tissus.

3° *Vaccination*. — Elle donne parfois de très bons résultats quand la lésion n'est pas très étendue ; il faut d'abord que le sujet n'ait pas encore été vacciné, que le vaccin soit parfaitement aseptisé par la nouvelle méthode de Saint-Yves Ménard et Chambon, que les piqûres soient multiples, rapprochées, qu'elles soient faites sur toute la tumeur en laissant l'aiguille pendant quelques secondes en place pour empêcher la vaccine de s'écouler avec le sang. La cicatrice, quand les piqûres ont été faites régulièrement, est des plus régulières.

4° *Électropuncture*. — La cautérisation interstitielle avec le galvanocautère et les fines aiguilles dont on se sert pour le lupus constitue le meilleur traitement des angiomes, et spécialement des nævi télangiectasiques ponctués, stellaires, si fréquents. Comme ces lésions sont très vasculaires, il faut avoir soin de porter l'aiguille au *rouge sombre ;* l'hémorragie est alors nulle ou insignifiante, arrêtée en tout cas par la simple compression ouatée. On peut faire de simples ponctuations caustiques, mais si le nævus est étendu on fera des scarifications galvanocaustiques avec la petite grille employée dans le lupus : quelques séances suffisent pour enrayer un nævus peu étendu.

5° *Électrolyse*. — Elle donne également de bons résultats ; elle a surtout été préconisée par Brocq et Duhring.

(Voir article *Électrolyse.*) Brocq recommande d'employer des aiguilles multiples accouplées, que l'on adapte au pôle négatif. Il convient de faire passer des courants relativement peu énergiques que l'on doit interrompre quand la tumeur change de couleur et devient d'un bleu pâle. Besnier préfère l'application des aiguilles au pôle positif, il se produirait alors une eschare plus riche, moins étendue.

6° *Scarifications linéaires, quadrillées.* — Préconisées par Balmanno Squire, elles seront employées surtout dans les taches vineuses, simples, étendues. Elles devront être renouvelées très souvent et à distance très rapprochée; faites avec l'aiguille unique, fine; pratiquées avec ou sans anesthésie par la congélation au pinceau de chlorure de méthyle. Elles seront fines, serrées, nombreuses, quadrillées; après avoir scarifié une région peu étendue, on pratiquera de suite la compression avec de la ouate hydrophile pour que l'hémorragie ne soit pas trop abondante. Dans les cas de tache vineuse à centres érectiles saillants, verruqueux, E. Besnier recommande de cautériser préalablement ces saillies au galvanocautère, puis de scarifier.

Marshall Hall introduit sous la peau une fine aiguille à cataracte, puis la glisse horizontalement de façon à sectionner tous les vaisseaux du nævus.

Naphtol. — Il existe le naphtol α et le naphtol β, — c'est de ce dernier dont on se sert le plus. Il se présente sous la forme de petites lamelles brillantes; il est inodore, fusible à 122°, très soluble dans l'alcool, l'éther, la benzine, le chloroforme, les huiles, les alcalis, le camphre (naphtol camphré), presque insoluble dans l'eau, 0,20 0/00. Pour le préparer, on fond avec la potasse des sulfonaphtolates de soude ou de plomb, on le purifie par distillation; c'est un antiseptique puissant. — A l'intérieur, à la dose de 2 grammes à 2^{gr},50, sous forme de cachets à 0^{gr},50; à l'extérieur, en solution alcoolique, en pommade, en huile, en savon, etc.

En dermatologie, on emploie avec succès, contre le psoriasis, le prurit, la séborrhée, le savon de naphtol, et le savon de naphtol soufré contre la pelade.

Névrodermites. — (Voir *Lichens.*)

Névromes. — (Voir les *Traités de chirurgie.*)

Névrose de la peau. — (Voir *Dermalgie.*)

Nil (bouton du). — (Voir *Bouton des pays chauds.*)

Noirs (points noirs du visage). — (Voir *Acné comédon.*)

Noli me tangere. — (Voir *Épithélioma.*)

Noueux (érythème). — (Voir *Érythème.*)

O

Œdèmes. — Les œdèmes sont du domaine de la pathologie médicale ou chirurgicale. Toutefois il existe trois variétés d'œdèmes dont nous devons nous occuper brièvement ici, ce sont :

1° *L'œdème aigu circonscrit de la peau ;*

2° *Le myxœdème* (voir ce mot);

3° *L'œdème des nouveau-nés.*

1° **Œdème aigu circonscrit de la peau.** — C'est une affection assez rare de la peau, décrite sous ce nom par Quincke, Riehl, Strübing (œdème aigu angioneurotique), Küssner, Rapin, Courtois-Suffit [1], etc., qui, d'après ce dernier auteur, constitue une forme un peu spéciale cliniquement de l'urticaire œdémateuse. Elle est caractérisée par l'apparition, après quelques malaises légers, d'un œdème circonscrit de la peau, aigu, formant des plaques disséminées sur différents points du corps, particulièrement sur le visage, entraînant alors une tuméfaction intense des paupières, des joues, des lèvres. Sur le corps, c'est également au niveau des orifices que l'œdème est développé (vulve, prépuce, pénis, etc.). Ces

[1]. Courtois-Suffit, *Gazette des Hôpitaur,* 30 août 1890, et *Annales de Dermatologie et de Syphiligraphie,* 1889, pages 859 et suivantes.

plaques, dont les dimensions sont variables, sont rouges ou rosées, ont des bords nettement limités, ne sont pas douloureuses ni prurigineuses ; tout au plus donnent-elles la sensation d'une tension légère. Elles sont essentiellement fugaces, disparaissent très rapidement, parfois en vingt-quatre heures ; mais le plus souvent, avant même qu'elles aient disparu, d'autres apparaissent sur d'autres points, si bien que cette affection, évoluant ainsi par poussées successives et presque sans interruption, peut avoir une durée très longue ; en outre, elle est souvent récidivante ; enfin, dans quelques cas, l'œdème peut envahir les muqueuses internes, le larynx par exemple, et y provoquer des crises d'asphyxie menaçante. Enfin, dans quelques cas, on constate en même temps que l'éruption, un état de malaise, de courbature, d'embarras gastrique plus ou moins accentué.

En résumé, malgré de légères différences symptomatiques, particulièrement l'absence de prurit, c'est à l'urticaire qu'il semble logique de rattacher l'œdème aigu circonscrit de la peau.

Le TRAITEMENT le plus efficace relativement semble donc être celui de l'*urticaire* (voir ce mot); en effet, cette affection est des plus rebelles. On a essayé sans grand succès l'arsenic, l'iodure de potassium, l'ergotine, le salicylate de soude, l'atropine, etc. On pourra essayer encore l'antipyrine, le sulfate de quinine, l'atropine, l'hamamelis virginica, etc., ainsi que les purgatifs et les diurétiques. Il nous semble préférable d'examiner avec le plus grand soin les fonctions gastro-intestinales, et de prescrire une médication et un régime appropriés. Localement, M. E. Besnier conseille les applications locales prolongées de compresses de lint imprégnées d'une solution de salicylate de soude (2 à 5 0/0) additionnée de bicarbonate de soude (1 à 3 0/0).

2° **Myxœdème.** — (Voir ce mot.)

3° **Œdème des nouveau-nés.** — Ainsi que le sclérème des nouveau-nés (voir pour plus de détail ce mot) dont elle diffère d'ailleurs, cette affection, qui ressort de la pathologie infantile bien plus que de la dermatologie, s'observe surtout chez les enfants nés avant terme, atteints de faiblesse congénitale, de lésions du cœur ou affaiblis par une affection quelconque (broncho-pneumonie, diarrhée, syphilis héréditaire); sous l'influence des contractions cardiaques, ou du développement incomplet des poumons, il survient une diminution de la chaleur et un épanchement de liquide dans les mailles du tissu cellulaire. D'après quelques auteurs, le froid est une des causes déterminantes fréquentes de l'œdème qui s'observe plus souvent dans les mois d'hiver que dans les mois chauds.

L'œdème débute le plus souvent par les membres inférieurs, les mollets surtout, ainsi que le sclérème, et envahit les cuisses, les organes génitaux. Il peut rester limité à ces régions, mais dans les cas graves il gagne les parties déclives, les mains, et peut se généraliser. La peau œdématiée est blanche, pâle, froide, et garde pendant quelques instants l'empreinte du doigt. Quand l'œdème est très considérable, la peau est lisse, tendue, dure, à peine mobile sur les parties sous-jacentes; parfois les lèvres sont rigides, boursouflées, et la succion est des plus difficiles ; d'autres fois les paupières sont gonflées au point de devenir demi-transparentes.

En même temps, ainsi que dans le sclérème, on observe le refroidissement progressif, les symptômes de l'athrepsie, de l'engourdissement, un véritable état comateux, et la mort survient soit lentement, soit à la suite d'une complication pulmonaire principalement. Dans les cas moins graves, l'œdème diminue, devient moins dur, et finit par se résorber.

Le TRAITEMENT est le même que celui du sclérème (voir ce mot). Il consiste surtout à réchauffer l'enfant (couveuse, bains chauds, frictions chaudes, enveloppement dans la ouate et les linges chauds).

Il faut en outre donner à l'enfant une alimentation aussi réconfortànte que possible, activer la circulation par tous les moyens possibles, favoriser la résorption du liquide épanché à l'aide de frictions, de massage, enfin soigner les complications.

Quant aux saignées locales ou générales préconisées par Paletta et Valleix, elles nous paraissent bien dangereuses chez les nouveau-nés, malgré les succès qu'on leur a attribués.

Œil-de-perdrix. — (Voir *Cor.*)

Ostre. — (Voir *Parasites.*)

Ongles. — Les altérations des ongles sont extrêmement nombreuses : elles proviennent *soit de causes externes* (traumatismes accidentels ou professionnels, envahissement par les parasites, onychomycoses trichophytique et favique (Voir *Favus, Trichophytie*), *soit de causes internes* : Maladies de la peau (eczéma, psoriasis, éléphantiasis, ichthyose, pityriasis rubra, érythème scarlatiniforme, etc.); maladies générales (lèpre, syphilis, tuberculose, cancer, chlorose, diabète, etc.); affections du système nerveux (troubles trophiques, pelades nerveuses, panaris nerveux de Morvan, sclérodermie, sclérodactylie, asphyxie des extrémités, maladie de Basedow, ataxie, myélites, névroses, etc.). Lésions unguéales consécutives aux pyrexies ou aux affections altérant la nutrition générale, etc., etc.

Pratiquement, on doit distinguer deux variétés de lésions des ongles.

A. — L'hypertrophie des ongles provoquant ou non une inflammation de la matrice unguéale.

B. — L'atrophie des ongles. On pourrait ajouter les dyschromies unguéales, achromie et hyperchromie; mais elles ne comportent aucune indication thérapeutique spéciale.

A. **Hypertrophie unguéale.** — Elle peut être congénitale ou acquise, occuper les doigts ou les orteils, un ou plusieurs, ou tous, dans leur totalité ou dans une de leurs parties; l'ongle atteint est tantôt allongé, mince, vitreux, cassant ou, le plus souvent, épaissi, élargi, rugueux, épais, opaque, recourbé en forme de griffe (*onychogryphose*). Quelquefois il est élargi, étalé; ses bords pénètrent dans la rainure unguéale, produisant de l'inflammation, de la douleur vive, de la suppuration, des masses granuleuses, fongueuses, hémorragiques (*ongle incarné, paronychie*); d'autres fois enfin il est épaissi, irrégulièrement déformé, soulevé, bosselé, rugueux, décollé, avec des sillons et des aspérités, ou bien recourbé au niveau de son bord libre qui est très épaissi, et semble se continuer avec le lit de l'ongle.

Ces altérations variées sont en rapport avec les causes spéciales de l'hypertrophie. Nous les avons indiquées plus haut; elles surviennent de préférence chez les sujets qui négligent de soigner leurs ongles, ou portent des chaussures mal faites. Les ongles incarnés s'observent surtout quand, aux causes précédentes, s'ajoute un état général défectueux ; ils ne sont pas rares dans les syphilis.

TRAITEMENT. — Dans l'onychogryphose simple, il faut avec un sécateur ou des ciseaux couper, rogner le plus possible les parties hypertrophiées. On peut également les limer et les gratter.

L'acide salicylique, d'après Brocq, doit être employé sous la forme d'une pommade à la lanoline renfermant 1, 2 ou 3 grammes d'acide salicylique pour 30 grammes d'excipient. Cette pommade est introduite avec soin sous l'ongle, quand à l'onychogryphose se joint un degré plus ou moins marqué d'hyperkératose du lit unguéal ; on recouvre ensuite le doigt malade de bandelettes, d'emplâtre à l'acide salicylique. Après chaque pansement, on racle avec une curette peu tranchante les parties ramollies.

Quand l'hypertrophie de l'ongle est due à une affection cutanée ou à une maladie générale, il faut, en outre du traitement local et général de la dermatose et de la maladie générale, appliquer le traitement précédent. Mais il faut savoir que le traitement est toujours fort long, l'amélioration ne pouvant être constatée que sur la partie de l'ongle qui est nouvelle et non sur la partie altérée.

On recommande également de prescrire à l'intérieur l'arsenic sous ses formes variées. — Quand l'ongle est incarné, quand il existe des ulcérations, des fongosités sur les bords de l'ongle, on peut avoir recours au traitement chirurgical. Mais on devra auparavant employer les médicaments suivants qui donnent souvent de bons résultats.

Bromure de potassium en poudre, alun, nitrate de plomb en poudre, appliqués sur les fongosités qui sont

7

ensuite recouvertes avec l'emplâtre de Vigo ou un doigtier de caoutchouc en permanence. Pansements avec une solution de perchlorure de fer, après cautérisation au nitrate d'argent. Emplâtres créosotés ou à l'acide pyrogallique.

Kaposi recommande de glisser fil par fil, avec un stylet, entre le bord de l'ongle et la rainure correspondante, un petit pinceau de charpie, puis d'appliquer quelques bandelettes d'emplâtre de savon, destinées à fixer la charpie et à détacher l'ongle de la rainure ; le pansement est répété chaque jour, le bord ulcéré guérit rapidement, ou bien on le détruit par la cautérisation à la pierre infernale.

Pour l'*onyxis* et le *périonyxis* syphilitiques, consulter les traités spéciaux.

B. **Atrophie unguéale** (*Onychatrophie*). — Parfois congénitale, elle reconnaît le plus souvent les mêmes causes que celles que nous avons signalées plus haut ; cependant elle peut dans quelques cas, très rares d'ailleurs, être idiopathique ou du moins ne dépendre d'aucune cause connue. Les ongles sont déformés, dégénérés, décolorés, ramollis, friables, effrités, amincis, cassants. Cette affection est parfois assez douloureuse et constitue alors un obstacle au travail manuel ; elle peut occuper tous les ongles des pieds et des mains, ou quelques-uns seulement, parfois symétriquement.

TRAITEMENT. — Il faut d'abord s'efforcer de connaître la cause de l'onychatrophie et la combattre.

Le traitement local donne rarement de bons résultats. On devra néanmoins prescrire l'enveloppement avec les emplâtres de Vigo, d'huile de foie de morue, d'huile de cade, les épithèmes à base d'acide salicylique, d'acide pyrogallique, de créosote, l'emplâtre rouge de Vidal, etc.

Onguents (de *unguere*, oindre). — Ils se rapprochent à la fois des pommades et des emplâtres ; ce sont des masses formées de résines et de corps gras auxquelles on a incorporé diverses substances médicamenteuses. La consistance est molle ou susceptible d'être ramollie par une douce température. Peu usités.

Onychatrophie. — (Voir *Ongle.*)

Onychogryphose. — (Voir *Ongle.*)

Onychomycose. — (Voir *Favus* et *Trichophytie.*)

Onyxis. — (Voir *Ongle.*)

Osmidrose. — (Voir *Sueur*, *Sudoripares.*)

P

Pachydermie. — (Voir *Éléphantiasis*.)

Pachydermique (cachexie). — (Voir *Myxœ-dème*.)

Paget (maladie de). — (Voir *Maladie de Paget*.)

Panaris analgésique. — (Voir *Maladie de Morvan*.)

Papillomes. — (Voir *Verrues*.)

Papulose Filarienne. — (Voir ci-dessous *Parasites*.)

Parasites. — On divise les Parasites de la peau en deux grandes classes :

1º Les Parasites animaux ;

2º Les Parasites végétaux.

A. Les **Parasites animaux** comprennent deux variétés :

1º Les uns habitent dans la peau humaine (*Dermatozoaires*), ce sont :

1. *Acarus scabiei*. Gale. (Voir *Gale*.)

2. Dermanysse des poulaillers et des pigeonniers. — *Dermanyssus gallinæ*.

3. *Demodex folliculorum*.

4. Ixodes. — Tiques. — Poux des bois. — Ixodes ricinus.

5. Œstres.

6. **Pulex penetrans.** — Chique. — Puce de sable.

7. **Lepte d'automne.** — Rouget. — Leptus irritans.

8. **Filaire de Médine.** — Ver filiforme.

9. **Cysticerque du tissu cellulaire.**

10. **Papulose filarienne.**

IIº Les autres n'habitent que temporairement la peau, et surtout les poils et les vêtements. Ce sont les parasites extra-cutanés superficiels (*Épizoaires*).

1º Les poux. — (Voir *Phthiriase.*)

2º Les puces. — (*Pulex irritans.*)

3º Les punaises. — (*Cimex lectularius.*)

4º Les cousins. — (*Culex pipiens.*)

B. **Parasites végétaux :**

1º *Trichophyton tonsurans.* — (Voir *Trichophytie.*)

2º *Achorion Schœnleinii.* — (Voir *Favus.*)

3º *Microsporon furfur.* — (Voir *Pityriasis versicolore.*)

4º *Microsporon minutissimum.* — (Voir *Erythrasma.*)

Parasites animaux. — Ils provoquent un prurit plus ou moins considérable entraînant des lésions de grattage d'autant plus marquées que le sujet a une peau plus sensible, une constitution nerveuse plus accentuée ; en outre, ils déterminent par leurs piqûres, leurs morsures, leur pénétration dans la peau des lésions essentiellement polymorphes qui, par leur intensité, leur localisation, leur évolution, présentent généralement mais non constamment, suivant la nature de chaque parasite, une physionomie spéciale.

A. *Dermatozoaires.*

Dermanysses des poulaillers, dermanyssus gallinæ. — Ce sont des petits acariens très abondants dans les poulaillers, provoquant sur les mains et les avant-bras, mais quelquefois aussi sur toutes les régions exposées,

une éruption éphémère de petites papules très prurigineuses (*prurigo dermanyssique*) ; on l'observe surtout
chez les filles ou garçons de basse-cour, ou chez les
personnes qui plument des volailles.

TRAITEMENT. — Lotions phéniquées à 1 0/0, lotions
au vinaigre, à l'eau de Cologne, à l'ammoniaque,
lotions de sublimé à 1 p. 600 ou pour 1000.

Demodex folliculorum, acare des follicules. — Petit
acarien pénétrant dans les follicules sébacés des personnes atteintes d'acné et de séborrhée (voir *Acné*). On
le trouve dans la substance des comédons extraite par
la pression.

Ixodes. — Tiques. — Poux des bois. — Ixodes ricinus.
— Ce sont des acariens dont les femelles, quand elles
sont fécondées, s'attachent au tégument, enfoncent leur
rostre dans la peau comme un trocart (MÉGNIN), sucent
le sang et gonflent au point de former une petite masse
arrondie, bulleuse, violacée, très fortement fixée à la
peau, se déchirant si on veut l'extraire avec violence ;
la tête reste alors implantée dans la plaie, provoquant
une irritation dermique des plus prurigineuses. Pour
les détacher spontanément il suffit de mouiller la peau
avec du pétrole, de la térébenthine, ou de la benzine,
ou bien de l'oindre avec de l'huile simple, éthérée, phéniquée ou salolée.

Les *argas* sont des ixodes indigènes, existant dans
certains pays (*Argas de Perse, de Tholozan, punaise des
moutons*) produisant des phénomènes locaux et même
généraux parfois assez sérieux.

Œstres. — Un certain nombre de diptères déposent
par une piqûre leurs œufs dans la peau, ou sur les
plaies ou dans les cavités naturelles (fosses nasales,
conduits auditifs et lacrymaux, sinus frontaux, pha-

rynx, etc.). Ces œufs germent, donnent naissance à une *larve* (*œstre*), sorte de ver qui, en se développant, produit des petits abcès *très douloureux*, nombreux, qui parfois sont volumineux, s'ouvrent et provoquent des hémorragies ou des plaies quelquefois profondes, phagédéniques, graves, qu'il convient de panser en pratiquant une antisepsie particulièrement rigoureuse. On peut éviter l'apparition de ces plaies en ouvrant les abcès avec une fine aiguille à scarification, et en injectant à l'intérieur quelques gouttes d'eau phéniquée, ou de térébenthine ou d'éther iodoformé, qui ont pour but de tarir la suppuration et de détruire les larves.

Pulex penetrans. — *Chique.* — *Puce de sable.* — C'est un insecte très petit, jaunâtre, ovoïde, qui vit dans le sable et les hautes herbes sèches et ne s'observe guère que dans l'Amérique méridionale et centrale (Virginie, Mexique, Vénézuela, Colombie, Équateur, Brésil, Paraguay). La femelle fécondée attaque seule la peau et la pénètre au niveau des jambes, des malléoles des pieds et sous les ongles des orteils ; la douleur de la piqûre est à peine appréciable et disparaît rapidement ; mais, du 3e au 5e jour, une petite tumeur du volume d'une lentille, d'un pois, apparaît, constituée par l'insecte qui a grossi considérablement par suite du développement des œufs dans l'ovaire. Alors la peau se tuméfie ; il survient de violentes douleurs, des phénomènes inflammatoires, des vésicules, des pustules, parfois de la lymphangite, des abcès, et même de la gangrène, de la nécrose des os, et le tétanos, ainsi qu'on l'a observé chez les nègres. Quand les œufs fécondés se répandent dans les tissus, les mêmes accidents et particulièrement la gangrène peuvent se produire.

Le *traitement* employé par les indigènes consiste à

retirer l'animal au moyen d'une aiguille chauffée en ayant soin de ne pas le crever afin d'éviter que les œufs se répandent, puis à cautériser la plaie avec du tabac. On peut également employer le thermocautère qui détruit l'insecte et les œufs et cautérise la plaie.

Les plaies produites par la puce de sable seront pansées antiseptiquement (iodoforme, aristol, sublimé, acide phénique, dermatol, etc.); l'essence de térébenthine, la benzine, l'éther, le chloroforme en lotions sont également employés.

Dans les pays où se trouve la puce de sable, on devra éviter de marcher pieds nus; comme moyen préservatif, on devra s'enduire les extrémités inférieures d'huiles essentielles (L. BROCQ).

Lepte d'automne. — *Rouget.* — *Leptus irritans.* — *Vendangeur.* — *Aoutat.* — *Aouti.* — *Bête d'août.* — *Punaise des moissons.* — *Puceron rouge.* — *Puce des faucheurs.*

Le lepte d'automne est un insecte à six pattes très petit, mais visible à l'œil nu, rouge ou rouge jaunâtre : c'est la larve du *Thrombidion soyeux* (MEGNIN). Il est très abondant en automne, dans les buissons, les champs de blé, les jardins, et surtout dans le centre et dans l'ouest de la France; il attaque de préférence, mais non constamment, les jambes et les pieds et se fixe fortement par son rostre dans les orifices des glandes sébacées et sudoripares, à la base des poils, le corps dilaté faisant en dehors une petite saillie rouge ovoïde. L'irritation produite par le rouget est très variable suivant les sujets; tantôt on observe une démangeaison vive, pénible, une sensation de brulûre, de l'urticaire, quelques papules et même quelques vésicules ou pustules; tantôt l'éruption est très étendue, érythémateuse (érythème automnal) ou vésiculeuse (eczéma aigu) avec phénomènes fébriles passagers.

TRAITEMENT. — Quelques lotions avec une solution phéniquée au centième ou à la benzine, ou avec de l'huile éthérée ou le mélange suivant (KAPOSI)

Baume du Pérou...................
Huile d'olive....................... } àà 50 grammes.

sont le plus souvent suffisantes pour détruire le parasite. L'irritation produite sera calmée par une pommade légère à l'oxyde de zinc ou au soufre et des saupoudrages à l'amidon, à l'oxyde de zinc et au sous-nitrate de bismuth.

Filaire de Médine. Ver de Médine ou de Guinée. Dragonneau. — La filaire de Médine est un helminthe nématoïde des régions tropicales d'Asie et d'Afrique (Sénégal, Guinée, Arabie, Perse, Inde, Turkestan, etc.). qui pénètre dans l'économie soit par effraction directe de la peau (piqûre d'insecte qui le transporte) soit *le plus souvent* par absorption d'eau renfermant des petits crustacés (cyclopes d'eau douce) dont la filaire de Médine serait le parasite. Ayant pénétré dans l'organisme, le ver se développe, émigre et vient se fixer de préférence dans le tissu cellulaire sous-cutané des membres où il provoque une tuméfaction douloureuse, une inflammation, un abcès à l'ouverture duquel une portion du ver devient visible. Si on l'extrait, on constate que sa longueur est de $0^m,50$ à 3 et 4 mètres. Parfois cependant la filaire n'occasionne aucune réaction inflammatoire.

TRAITEMENT. — Les nègres emploient le traitement suivant : Aussitôt que le ver est visible à l'ouverture de l'abcès, ils le tirent avec la plus grande précaution afin d'éviter qu'il se casse, parce qu'alors les jeunes filaires ou les œufs se répandraient dans le tissu environnant et provoqueraient une inflammation vive ; puis ils l'enroulent très lentement autour d'une baguette, opération qui demande douze, quinze et même dix-huit heures. Dans les pays où existent les filaires, il est indispensable de toujours filtrer et faire bouillir l'eau de boisson.

Cysticerque du tissu cellulaire. — Il a été observé plusieurs fois dans la peau de l'homme (*Ladrerie hypodermique et sous-cutanée*). Il existe alors des petites tumeurs, le plus souvent saillantes — grelons ladriques — hypodermiques ou sous-aponévrotiques, indolores, plus ou moins nombreuses, mobiles, élastiques, assez dures, arrondies, non inflammatoires, ayant le volume d'un pois ou même d'une olive, susceptibles de rester longtemps stationnaires, aboutissant assez souvent à la guérison spontanée par régression ou calcification, quand le cysticerque a cessé de vivre : le contenu est un liquide aqueux, clair transparent, non albumineux, qui renferme le cysticerque avec sa tête de tœnia, sa double couronne de crochets, etc. Le cysticerque peut envahir tous les organes internes, provoquant des troubles graves ; l'affection appartient alors à la pathologie interne.

Traitement. — On peut essayer le traitement interne destiné à provoquer la mort du parasite (arsenic à doses assez élevées, acide phénique, salol, salicylate de soude, hydrargyre, iodure de potassium, etc.). Le meilleur traitement de la ladrerie hypodermique est la ponction ou l'aspiration avec une aiguille, suivie d'une injection antiseptique iodée de préférence. On a conseillé encore l'extirpation de la poche, la galvano-puncture, l'acupuncture électrolytique (E. Besnier), etc.

Papulose filarienne, affection extrèmement rare, décrite par Da Silva Araujo, O'Neill et Nielly, caractérisée par des éruptions papuleuses, vésiculeuses, pustuleuses et croûteuses très prurigineuses confondues avec la gale, occupant de préférence les avant-bras, le dos des mains, les cuisses, les fesses, le tronc, etc., et provoquée par des nématoïdes embryonnaires, filairoïdes, anguillules ou aiguillulides qu'on retrouve dans la sérosité purulente des vésico-pustules. Cette affection très bénigne, sous-dermique, guérit très vite; il suffit de calmer l'irritation cutanée par des émollients, puis de faire quelques applications parasiticides (sublimé, acide phénique, pommades mercurielles, etc).

B. *Épizoaires*. — *Puce commune* (*Pulex irritans*). — Les puces produisent par leurs piqûres de petites lésions purpuriques bien connues (*purpura pulicosa*) de l'érythème et souvent de l'urticaire.

Traitement. — Quand le corps est couvert de piqûres de puces, on prescrira des bains d'amidon ou vinaigrés (un litre de vinaigre par bain), des lotions le soir avec une solution faible de sublimé ou d'eau de Cologne, ou de vinaigre, d'acide acétique dilué, d'ammoniaque, de borax, de créoline, etc. Le matin, on saupoudrera largement avec de la poudre d'amidon.

Pour se débarrasser de ces parasites, Brocq conseille de s'oindre le corps d'huile de laurier ou d'huile phéniquée à laquelle on mélange un peu de tabac en poudre, puis de prendre au bout de douze heures un bain savonneux.

Punaises des lits (*Cimex lectularius*). — Elles provoquent de l'urticaire plus ou moins intense, des démangeaisons vives et des lésions de grattage très accentuées aussi bien sur les parties piquées que sur le reste du corps par voie réflexe.

Traitement. — Ainsi que pour les puces, on pourra se soustraire aux piqûres des punaises en faisant des onctions avec de l'huile ou de la vaseline légèrement phéniquée, camphrée, mentholée ou salolée à 1 ou 2 0/0, ou avec la solution suivante :

Éther acétique................	5 grammes.
Eucalyptol....................	10 —
Eau de Cologne...............	40 —
Teinture de pyrèthre..........	50 —

(en lotions après dilution dans 3 à 6 parties d'eau). On devra mettre dans les lits de la poudre de staphisaigre ou de pyrèthre. Les piqûres seront traitées comme celles des puces. On traitera en outre l'urticaire provoquée.

Cousins (Culex pipiens), moustiques, mouches, abeilles, guêpes, etc. — Tous ces insectes par leurs piqûres provoquent une douleur généralement vive, de la rougeur, de la tuméfaction, du prurit, de l'urticaire. Quand les muqueuses sont atteintes, le gonflement peut être considérable et de graves accidents peuvent se produire.

Traitement. — L'irritation vive produite par la piqûre sera calmée par l'un des moyens suivants : Badigeonnage avec une boulette de coton hydrophile imbibé d'ammoniaque liquide étendue d'eau de Cologne, d'eau salicylée neutralisée, d'eau de chaux, d'éther, de chloroforme, d'eau cocaïnée (cocaïne 1 pour 10), d'une solution de permanganate de potasse (1 pour 300 ou 500), d'eau sédative commune (E. Besnier).

Eau bouillie..................	100 grammes.
Sel marin....................	6 —
Alcool camphré..............	1 gramme.
Ammoniaque liquide..........	10 grammes.

On a conseillé encore : le collodion salicylé à 1 pour 20, le collodion au sublimé à 1 pour 1000.

L'inflammation consécutive sera traitée par les lotions avec une infusion de guimauve, de camomille, de mélilot, de feuilles de noyer, ou la décoction de tète de pavot ou une solution de chloral au 250e.

L'odeur du tabac, du pétrole, de la térébenthine aurait la propriété d'éloigner ces insectes si désa-gréables ; en outre, on pourrait éviter leurs piqûres par des lotions sur les parties découvertes avèc l'Eau de Cologne, l'eau phéniquée ou des saupoudrages avec du camphre.

Parésie analgésique. — (Voir *Maladie de Morvan.*)

Pâtes. — Médicaments peu actifs, contenant une grande quantité de gomme et de sucre et d'un goût agréable. Pâtes de guimauve, de jujube, pâtes béchiques et pectorales.

On donne aussi le nom de pâtes à des préparations molles destinées à être appliquées sur la peau ou intro-duites dans les tissus.

Ce sont des caustiques mélangés à des substances inertes. Exemple : Pâtes de Canquoin, pâte de Vienne, pâte du frère Come, pâte arsenicale, ou bien des préparations plus dures que les pommades analogues à des onguents, mais ne renfermant pas de résine. (Pâtes de zinc, de plomb. Pâte salicylée, résorcinée, ichthyolée, etc.)

Peau ansérine. — Chair de poule.

Pédiculose (*Phthiriase*). — On désigne sous ce nom les lésions dues à la présence des *Poux*, dont il existe trois espèces : le pou de tète, le pou des vètements, le pou du pubis.

A. Pou de tête (*Pediculus capitis*). — Les poux de têtes sont grisâtres, allongés, ont environ deux millimètres de longueur, occupent le cuir chevelu, mais, quelquefois chez les vieillards à longue barbe et à longue chevelure, peuvent envahir la barbe et y demeurer. Leurs piqûres et leurs succions provoquent une démangeaison vive, du grattage, un léger écoulement de sang et de sérum, des petites pustules, puis des croûtes de plus en plus abondantes et épaisses dans lesquelles les parasites pullulent rapidement. Les lésions débutent généralement par la nuque, où les cheveux sont parfois collés, et recouverts de lentes; de là elles gagnent plus ou moins vite tout le cuir chevelu; elles varient d'intensité avec la constitution du sujet; elles sont à peine appréciables chez les sujets bien portants; mais il n'est pas rare chez les sujets jeunes et lymphatiques de voir survenir des croûtes très abondantes, épaisses, agglutinant les cheveux reposant sur une surface rouge, saignante, mamelonnée (*Impétigo granulé*, *teigne granulée*), ainsi que des adénopathies cervicales multiples, des abcès, etc.; chez les sujets eczémateux, on peut observer tous les signes de la dermite eczémateuse artificielle.

Les poux s'observent le plus souvent chez les enfants, les jeunes lymphatiques surtout, ou chez les femmes, en raison de leur longue chevelure qui offre aux poux survenus par hasard une sorte de refuge, particulièrement après un long séjour au lit quand elles n'ont pu se coiffer chaque jour. On peut les rencontrer à tous âges et dans toutes les classes de la société, mais on peut dire que la pédiculose de la tête et des vêtements est surtout une maladie de malpropreté, de cachexie, de misère physiologique et sociale.

TRAITEMENT DES POUX DE TÊTE. *Deux indications.* —
1° Détruire les poux et les lentes. 2° Traiter les lésions
cutanées. — Pour détruire les poux, il faut d'abord,
chez les enfants et chez les hommes, couper les cheveux,
ce qu'on devra éviter de faire chez les femmes. Puis on
savonne le cuir chevelu avec de l'eau chaude et du
savon au naphtol ou à l'acide phénique, ou au sublimé.

S'il existe une irritation vive du cuir chevelu, on la
calme par les moyens appropriés (pulvérisations,
douches chaudes, cataplasmes émollients, pommades
à l'acide borique, au calomel (1 gr. pour 30), au naphtol,
à l'oxyde de zinc, au soufre, ou même à l'huile de cade
au vingtième, au dixième ou au cinquième (BROCQ); puis
on prescrit les parasiticides les plus employés, tels que
l'onguent mercuriel parfois dangereux, le camphre
râpé, la poudre de staphisaigre projetée avec un
soufflet dans les cheveux, l'infusion de tabac, la céva-
dille (KAPOSI), le naphtol, le pyrèthre, etc., etc. Kaposi
donne la préférence au pétrole : pour prévenir le danger du feu, il le prescrit sous la forme suivante :

Pétrole	100	grammes.
Huile d'olive	50	—
Baume du Pérou	20	—

F. S. A.

On verse ce mélange abondamment sur la chevelure,
on frictionne, puis on enveloppe la tête avec de la
flanelle. Au bout de vingt-quatre heures, les poux
sont détruits, et les œufs ne se développent plus. On
lave la tête avec du savon, on démêle les cheveux. Ce
procédé, à notre avis, n'est pas exempt de danger;
nous préférons la méthode suivante :

Après avoir nettoyé la chevelure, et calmé l'irritation
quand elle existe, faire soir et matin dans tout le cuir che-

velu une pulvérisation chaude avec le mélange suivant :

Eau......................	500 grammes.
Acide acétique	5 —
Bichlorure d'hydrargyre....	0gr,50 à 0gr,75.

M. S. A.

Pendant la douche, démêler, puis coiffer au peigne fin.

Les douches peuvent être remplacées par des lotions renouvelées soir et matin avec une solution de sublimé de 1 gramme pour 400 grammes d'eau ou de vinaigre. Quand il existe un peu de dermite eczématique, nous préférons les pommades aux lotions. (Pommade avec 1 gramme de calomel pour 30 d'axonge. — Pommade au turbith, au précipité jaune.)

Au bout de deux à trois jours au maximum, tous les insectes sont détruits, mais quelques lentes persistent, adhérant aux cheveux par leur enveloppe de chitine. Pour les détacher, il faut dissoudre cette chitine, ce que l'on obtient avec l'acide acétique dilué, ou mieux le vinaigre. On doit donc imprégner les cheveux de vinaigre chaud, puis coiffer avec un peigne fin trempé dans le vinaigre. Les lentes glissent le long du cheveu et viennent dans le peigne.

Vidal prescrit le traitement suivant :

1º Friction sur tout le cuir chevelu avec l'onguent napolitain.

2º Le lendemain lotion savonneuse.

3º Le surlendemain et pendant deux jours onction avec le glycérolé cadique fort :

Huile de cade vraie	50 grammes.
Glycérolé d'amidon à la glycérine neutre..................	45 —
Extrait fluide de Panama ou savon noir.................	5 —
Essence de girofle.............	q. s.

F. S. A.

B. Pou des vêtements (*Pediculus vestimentorum, corporis, humanus*). — Il est plus long, plus gros, plus agile que le précédent. Il habite le linge, les vêtements qui recouvrent la peau, et particulièrement leurs plis dans lesquels il dépose ses œufs sous forme de chapelets. Pour le trouver, il faut déshabiller rapidement le sujet et surprendre pour ainsi dire l'insecte sur la peau se livrant à la succion et n'ayant pas eu le temps de fuir dans les vêtements. Il provoque des lésions (*Pédiculose du corps*) parfois très étendues et tenaces, particulièrement chez les sujets nerveux, irritables et *âgés*. Ces lésions sont parfois fort peu aisées à reconnaître en raison de la difficulté de saisir le corps du délit : elles consistent en lésions de grattage, traînées sanguinolentes trahissant l'action des ongles, en papules excoriées, ecthyma, dermites eczématiques, croûtes, abcès, furoncles, anthrax, lymphangites, urticaire, et surtout, dans les cas de pédiculose invétérée, chez les vieillards particulièrement, en un épaississement, en une sécheresse intense de la peau excoriée qui devient jaunâtre, brunâtre, noirâtre même. Cette mélanodermie phthiriasique occupe de préférence les lieux d'élection de la pédiculose des vêtements qui sont les épaules, la nuque, les omoplates, les reins, la ceinture, la taille, les fesses, la face externe des cuisses et des avant-bras.

Les poux du corps s'observent dans toutes les classes sociales, et dans les mêmes conditions que les poux de tête. Mais la pédiculose invétérée avec mélanodermie intense ne se rencontre guère que chez les vieillards malheureux et plus ou moins cachectiques.

Traitement. — L'indication capitale est de soustraire le malade à l'action des poux : pour cela, il faut lui recommander de changer de linge et de vêtements plusieurs fois, et de désinfecter à l'étuve *tous les vêtements, tout le linge, tous les objets de literie* pouvant renfermer des poux ou des œufs. Ces simples soins peuvent suffire. Toutefois, on pourra prescrire encore une série de bains sulfureux et savonneux, des frictions avec une solution phéniquée ou une pommade phéniquée à 1 ou 2 0/0. Quand la peau est légèrement irritée, on conseillera des applications de pommade au naphtol 5 0/0, ou à l'oxyde de zinc et à l'acide salicylique.

Pommade avec :

Axonge .... }	ââ 25 grammes.
Lanoline................... }	
Oxyde de zinc	10 —
Acide salicylique...........	0^{gr},60.
Essence de menthe.........	q. s.

F. S. A.

ainsi que des bains d'amidon. Le malade devra, en outre, mettre dans ses vêtements de la poudre de staphisaigre.

On a conseillé encore les lotions au chloral, à l'alcool camphré, à l'eau phagédénique, au pétrole, au soufre, etc. Quant aux préparations mercurielles, telles que bains de sublimé, lotions au sublimé, fumigations cinabrées, etc., il faut en général s'en abstenir, surtout quand on est en présence de sujets âgés, mélano-dermiques, cachectiques, présentant tous les signes de la phthiriase invétérée.

C. Pou du Pubis. *Pédiculose* ou *Phthirius inguinalis. Morpion.* — Il est gris, pâle, plus petit et moins allongé que les précédents, ayant environ deux milli-mètres de longueur. Il vit surtout dans les poils de la *région génitale*, mais peut gagner *toutes les parties du corps où il y a des poils, le cuir chevelu excepté.*

Contrairement au pou des vêtements, il est facile à

surprendre, la tête enfoncée dans un follicule pileux, la partie postérieure du corps dirigée en haut. Il dépose ses œufs (lentes) comme le pou de tête le long des poils : il provoque un prurit quelquefois nul, souvent modéré, parfois cependant chez les sujets nerveux assez désagréable, s'accompagnant alors de lésions de grattage plus ou moins accentuées.

On observe en outre chez beaucoup de sujets atteints de morpions, particulièrement chez ceux qui sont très velus ou bien ont la peau blanche et fine, des *taches bleues*, *ombrées*, *macules cyaniques*, pouvant occuper toutes les régions, mais surtout l'abdomen et le tronc ; elles semblent être plus abondantes, plus évidentes, quand il existe un état fébrile concomitant, lequel, au contraire, d'après Payne, serait dû à l'introduction dans la circulation générale d'une substance nocive, pyrogène, produite par le morpion.

Le morpion peut, comme les deux espèces précédentes, s'observer dans toutes les conditions ; mais, contrairement à elles, il est rare à l'hôpital, très fréquent au contraire chez les jeunes gens de la classe moyenne et élevée. Il a été observé parfois dans les cils comme dans toutes les autres régions pilaires, le cuir chevelu excepté, avons-nous dit plus haut ; mais il faut savoir que la phthiriase des cils s'observe le plus souvent chez les enfants, parfois même chez les enfants en très bas âge, l'insecte cheminant de la nourrice au nourrisson. Les cils sont alors collés, agglutinés, et ce n'est que par un examen minutieux qu'on constate que la blépharite ciliaire est due à la présence de morpions.

TRAITEMENT. — Il faut détruire les morpions, détacher toutes les lentes et désinfecter les vêtements.

Pour détruire les morpions, le remède populaire est l'*onguent gris* [1]. On commence par savonner avec de l'eau chaude et du savon blanc toutes les régions envahies, puis on frictionne avec l'onguent. Au bout de deux heures environ, pour éviter l'irritation cutanée et les phénomènes d'intoxication, on savonne de nouveau. Après trois ou quatre frictions, les morpions sont généralement détruits.

On peut remplacer l'onguent gris par les pommades suivantes :

> Axonge.................... 40 grammes.
> Calomel..................) ââ 2 —
> Menthol ....)
>   F. S. A.

> Précipité blanc................ 5 grammes.
> Onguent émollient............ 30 —
>   F. S. A.

> Axonge benzoïnée............. 40 grammes.
> Naphtol B.................... 4 à 5 —
>   F. S. A.

Mais les pommades présentent l'inconvénient de tacher les linges, les draps; en outre, il existe des sujets intolérants chez lesquels une seule application d'onguent gris a suffi pour provoquer un érythème intense ou d'autres phénomènes d'intoxication.

Aux pommades nous préférons les lotions : quand les

1. Formule de l'onguent gris :
> Pommade mercurielle double.............. 125 grammes.
> Axonge benzoïnée...................... 375 —
>   Mêlez.

Formule de la pommade mercurielle ou onguent mercuriel double :
> Mercure métallique...................... 500 grammes.
> Axonge benzoïnée...................... 460 —
> Cire blanche.......................... 40 —
>   Mêlez.

morpions occupent presque toutes les régions pilaires, il faut conseiller au sujet de prendre un bain de sublimé (10 grammes de sublimé pour une baignoire de bois), mais auparavant de bien se savonner tout le corps. Puis il se fera tous les soirs pendant trois à quatre jours une friction sur les régions envahies, avec la solution suivante :

Bichlorure d'hydrargyre.   1 gramme.
Alcool ....   100 grammes.
Eau.....................   200 à 300 —
            F. S. A. pour l'usage externe.

Besnier recommande des solutions de sublimé moins fortes, en frictions ou en pulvérisations.

Sublimé................... $0^{gr},01$ à $0^{gr},05$.
Eau de Cologne............   100 grammes.
            F. S. A.

On peut encore employer les solutions suivantes :

Sublimé................   1 gramme.
Vinaigre..............   400 à 500 grammes.
            F. S. A.

Alcool à 80°...................   75 grammes.
Acide salicylique   3   —
Vinaigre de toilette............   25   —
            F. S. A.

KAPOSI

Pétrole ....   15 grammes.
Baume du Pérou..............   15   —
Huile de laurier...............   1 gramme.
            F. S. A.

ou encore le chloroforme, l'éther, l'éther naphtolique, 1 à 5 0/0, les lotions arsenicales.

Tous ces divers moyens peuvent, chez les sujets à peau sensible, produire de l'irritation cutanée. Il importe alors de suspendre le traitement parasiticide, de calmer l'irritation produite, et de n'employer ensuite que des agents peu irritants et à doses modérées.

Les morpions détruits, il faut détacher les lentes ; pour cela on emploie le procédé que nous avons indiqué pour les œufs des poux de tête, c'est-à-dire les lotions vinaigrées chaudes suivies de l'application du peigne fin. Le vinaigre mercuriel indiqué plus haut détruit les morpions et détache les œufs.

Après ces différentes opérations, il faut conseiller aux malades de faire passer à l'étuve tous les vêtements qu'ils ont portés pendant qu'ils étaient atteints de morpions.

Quand les morpions siègent dans les cils, il faut s'efforcer de les enlever un à un, ainsi que les lentes, avec une pince à griffes ; ce procédé nécessite beaucoup de patience, mais est préférable à l'emploi des pommades mercurielles (à l'oxyde jaune d'hydrargyre, ou au calomel 1 pour 40). On a conseillé de couper les cils à ras, mais ce moyen ne met pas à l'abri des récidives. Il faut en outre chez les enfants faire disparaître la source de la contagion et surveiller avec soin les personnes de leur entourage.

Pelade (*Alopécie en aires. Porrigo decalvans*). — La *Pelade* proprement dite, la pelade vulgaire commune est une affection des plus fréquentes caractérisée par l'apparition dans le cuir chevelu ou la barbe d'une ou plusieurs plaques dénudées plus ou moins régulièrement arrondies ou ovalaires, blanches, lisses, de volume très variable, pouvant dans quelques cas prendre une extension considérable, s'étendre à tout le cuir chevelu, à la barbe, à la moustache, aux sourcils, aux cils et à tous les poils du corps. — *Pelade décalvante* qui évolue parfois avec une rapidité extrême.

Les cheveux à la périphérie des plaques peladiques constituées ou des plaques en voie d'évolution, sont

cassants, fragiles ; un certain nombre d'entre eux sont
frêles, amincis, poussiéreux, atrophiés, cadavérisés,
venant à la moindre traction ; leur extrémité radiculaire
est amincie, effilée, recourbée (cheveux en crosse)
venant ou non avec la gaine vitreuse : si le cheveu se
casse, ses fragments sont en pinceaux. — La peau des
plaques est blanche, lisse, éburnée, non cicatricielle,
parfois déprimée, plissée, non enflammée ; exceptionnellement elle est rosée, ou œdémateuse quelquefois
comme empâtée ; la sensibilité y est normale ou légèrement atténuée, la démangeaison à peu près nulle ;
quelques malades se plaignent de fourmillements précédant l'apparition d'une plaque.

Les plaques peladiques évoluent lentement, irrégulièrement, peuvent disparaître spontanément, ou bien
rester longtemps stationnaires, puis brusquement augmenter de volume ; quelquefois une seule plaque persiste, les autres disparaissent, puis, sans cause appréciable, de nouvelles apparaissent au voisinage de la
plaque primitive ou loin d'elle. De même la pelade
décalvante peut survenir d'emblée ou apparaître dans le
cours d'une pelade en plaques disséminées. La durée de
la pelade est indéterminée. Parfois une fine repousse
de follets blancs, incolores, survient, et demeure très
longtemps sans modification ; puis ces follets tombent,
des cheveux sains apparaissent, ou bien les plaques
restent de nouveau dénudées. *Les rechutes et les récidives
sont fréquentes.*

Tels sont les caractères essentiels de la pelade vulgaire relativement facile à diagnostiquer. Mais à côté
de cette forme si fréquente il existe d'autres variétés
cliniques qu'il faut connaître, telles que la *pelade à cheveux fragiles, pelade pseudo-tondante de* Lailler, caracté-

risée par l'existence à la périphérie ou au centre de la plaque de tronçons de cheveux coupés, cassés, simulant des cheveux trichophytiques : mais ces cheveux **s'arrachent** à l'aide d'une pince avec la plus extrême facilité; ils viennent avec leur bulbe, et, examinés au microscope, ne renferment pas de trichophyte, mais présentent les altérations de dystrophie pilaire caractéristiques de la pelade. — La *pelade disposée non pas en plaques, mais en bandes* allongées, irrégulières occupant de préférence la bordure du cuir chevelu, variété à évolution très lente, et à durée très longue. — La *pelade à plaques très petites*, très nombreuses, irrégulières, disséminées sur tout le cuir chevelu, simulant l'alopécie syphilitique en clairière : le diagnostic est alors d'autant plus difficile que la pelade s'observe relativement souvent chez les syphilitiques.

Toutes ces formes cliniques de la pelade commune vraie ne seront pas confondues avec les nombreuses variétés d'*alopécies peladiformes* de la trichophytie, du favus, de la syphilis, de la séborrhée [1], du lupus érythémateux, de la lèpre, de la sclérodermie, du vitiligo, etc. De même, les alopécies athrepsiques temporaires consécutives aux fièvres graves, aux cachexies, et les *alopécies innominées* de E. Besnier (*Pseudo-pelades, acné décalvante de Lailler. Alopécie peladiforme pseudo-cicatricielle com-*

---

1. La séborrhée dépilante est souvent confondue avec la pelade, surtout en raison de ce fait que la plupart des sujets atteints de pelade ont en même temps une séborrhée plus ou moins intense du cuir chevelu, ainsi que nous l'avons fréquemment observé; coïncidence, ou rapport de cause à effet, nous ne saurions encore le dire; en tout cas, il importe de **traiter** cette séborrhée en même temps que la pelade pour éviter l'apparition de nouvelles plaques de pelade. La pelade décalvante généralisée débute également quelquefois par une séborrhée dépilante intense et à marche rapide.

*mune et irritative. Folliculites et périfolliculites pela-
doïdes décalvantes de Quinquaud)* ne constituent pas la
vraie pelade décrite ici. (Voir *Alopécie et folliculites*.)

L'étiologie et la pathogénie de la pelade sont un des
chapitres les plus intéressants et les plus discutés de la
dermatologie. Tant qu'on n'aura pas découvert dans le
poil, l'épiderme, le derme, ou mieux l'appareil folliculaire, les vaisseaux, les nerfs, l'agent pathogène extrinsèque de la pelade, la question restera ouverte. Trois
théories sont en présence :

1º Théorie parasitaire, la plus répandue.

2º Théorie nerveuse ; la pelade est une trophonévrose,
ou mieux une dystrophie pilaire.

3º Théorie mixte : Il existe deux pelades : l'une contagieuse, à parasite encore inconnu, l'autre nerveuse.
Malheureusement il est absolument impossible cliniquement de distinguer ces deux pelades.

Signalons encore l'opinion assez étrange, en apparence du moins, de quelques auteurs anglais autorisés
qui disent que le pelade est la trichophytie de l'adulte.

Il est certain que les cas de contagion de la pelade
sont nombreux : contagion directe (écoles, asiles,
couvents, collèges, régiments, enfants de la même
famille, parents et enfants, médecins et malades, etc.);
contagion indirecte (ustensiles de coiffure, tondeuses,
peignes, chapeaux, oreillers, voitures, chemins de fer,
meubles, etc.), et que les conditions générales d'apparition de la pelade sont à peu près les mêmes, mais
à un degré bien moindre, que celles des dermatomycoses (épidémies, foyers, fréquence plus grande dans
les villes, etc.).

Mais il existe des cas fort nombreux où la contagion
n'a pas été observée ; on sait, il est vrai, combien il est

difficile dans la plupart des maladies contagieuses de remonter directement à la source même de la contagion.

D'autre part, la pelade survient assez souvent brusquement à la suite d'émotions violentes, de grands chagrins, de traumatismes, chez les sujets nerveux, impressionnables ou même atteints d'affection nerveuse; la pelade décalvante est particulièrement observée dans ces conditions chez l'adulte ; il n'est pas très rare également de voir la pelade apparaître chez les enfants nerveux de parents nerveux ayant eu autrefois la pelade (alopécie peladique héréditaire). Les récidives à longue échéance de la pelade ont été assez souvent observées, enfin on connaît les expériences de **Max Joseph** (Pelades expérimentales). Tous ces faits viennent à l'appui de la théorie nerveuse de la pelade. Leloir leur donne le nom de *Peladoïdes* trophonévrotiques.

Mais ne faut-il pas admettre que l'état névropathique du sujet ou le choc nerveux ne sont qu'une condition prédisposante au développement de l'agent transmissible encore inconnu de la pelade?

Il convient donc de réserver son opinion et de rechercher avec le plus grand soin dans tous les cas de pelade soumis à l'observation, toutes les sources possibles de contagion en se pénétrant bien de cette idée que la contagion de la pelade vulgaire est des plus difficiles à constater, des plus capricieuses, des plus obscures, *qu'elle n'est pas constante, fatale*, mais que les nombreux faits négatifs n'infirment nullement la valeur des faits positifs.

Cette question de la nature de la pelade est très importante pratiquement, car, la contagiosité une fois

admise avec les restrictions que nous avons indiquées,
doit entraîner des nombreuses mesures prophylactiques
indispensables que nous allons indiquer : nous les pu-
blions telles qu'elles ont été votées par l'Académie de médecine à la suite du remarquable mémoire de M. E. Besnier.

Prophylaxie publique et privée (E. Besnier. *Bulletin
de l'Académie de médecine*, 31 juillet 1888). — « Malgré
les inconnus qui obscurcissent encore la question des
alopécies peladiques, la transmissibilité de la maladie
soit aux individus, soit aux agglomérations, est basée
sur des preuves assez certaines, et elle se réalise assez
souvent pour qu'il soit impossible de ne pas chercher à
préserver les sujets sains, que les circonstances obligent
à vivre en commun avec les malades.

1° Mesures de prophylaxie générale.

I. — Dans tous les établissements publics, asiles, écoles mu-
nicipales, pensions, lycées, écoles supérieures, corps de troupe,
administrations et généralement dans toutes les agglomérations,
aucun sujet atteint de pelade ne peut réclamer son admission
ou sa conservation comme un droit. Cette admission ou cette
conservation restent subordonnées aux résultats de l'enquête
ouverte par les médecins particuliers à chacun de ces groupes.

Pour le cas où l'intéressé n'accepterait pas la décision de ces
médecins, ou si ceux-ci déclinaient la responsabilité à encourir,
la question serait portée devant une commission compétente
nommée par l'autorité supérieure.

II. — Les mesures de prophylaxie générale doivent être
dirigées de manière à protéger les sujets sains contre les
contacts médiats ou immédiats avec les régions atteintes de
pelade.

Les contacts immédiats seront évités, en maintenant la tête
des peladiques couverte, ou au moins en oblitérant exactement
la surface malade ; les bonnets, les perruques partielles ou
totales, les emplâtres agglutinatifs, les enduits de collodion ou
de traumaticine, etc., peuvent être utilisés selon les diverses
circonstances.

Sans parler de la thérapeutique à employer, qui doit être
laissée à la direction absolument indépendante du médecin
raitant, il est nécessaire de dire que l'exécution de ce traite-

ment a une importance de premier ordre dans la prophylaxie générale de la pelade. Le sujet peladique, régulièrement soigné et soumis à des mesures de propreté convenables, représente le minimum possible de danger pour les sujets sains avec lesquels il peut être mis en rapport.

Concourent au même but tous les moyens de nettoyage et de propreté qui doivent être strictement appliqués aux peladiques :

Pendant toute la durée de la maladie, ils auront les cheveux tenus courts sur toute la tête; la barbe sera rasée ou coupée rase aux ciseaux; chaque matin, les parties malades seront exactement lavées à l'eau chaude et au savon, sans préjudice des moyens thérapeutiques que le médecin traitant jugera utile d'appliquer et dont il conserve la plus libre disposition. Ces mesures ont pour seul but d'éliminer régulièrement de la surface de la tête tout élément qui y serait déposé et qui pourrait être un agent de transmission; elles sont absolument de rigueur.

Il sera prudent de les continuer longtemps après la guérison confirmée, non seulement pour assurer celle-ci, mais encore pour prémunir les sujets sains contre la contamination directe ou indirecte, au cas, très fréquent, de guérison imparfaite ou de récidive.

On s'attachera avec autant de soin à mettre les sujets sains à l'abri du contact, particulièrement sur la tête ou sur la face, avec les objets ayant été en rapport avec les parties malades; on interdira et on préviendra par les mesures appropriées, soit dans les familles, soit dans les divers établissements, l'échange des coiffures, la communauté des objets de literie, particulièrement des oreillers, traversins, lits de camp, appuis de tête divers, et l'on devra au moins les recouvrir, si l'on est obligé de s'en servir, de linge appartenant au sujet sain.

Tous les objets ayant été en contact avec la tête des peladiques seront désinfectés, sinon détruits. Cette mesure est nécessaire, même pour le peladique, qui peut être réinfecté par ses propres coiffures.

Les objets de toilette du sujet malade doivent lui être réservés exclusivement; il ne serait pas inutile d'aviser les coiffeurs que cette mesure est de rigueur pour tout client sur la tête duquel existe une plaque de pelade, maladie qu'ils connaissent très bien.

Dans les agglomérations où la tondeuse est en usage, celle-ci sera momentanément abandonnée aussitôt qu'on aura constaté l'existence d'un peladique dans le groupe auquel elle sert; en tout temps il serait bien de la désinfecter par immersion et mise en action dans l'huile ou dans la glycérine portées à l'ébullition, les ciseaux ordinaires imbibés d'alcool pourront être aisément et rapidement flambés.

Enfin, on portera quelque attention, dans la recherche de l'origine des pelades, sur l'état des animaux domestiques.

2° *Mesures de prophylaxie spéciale.*

III. — Chaque sujet atteint de pelade fera l'objet d'une en·quête médicale qui aura surtout pour but de rechercher, par une analyse attentive du cas particulier, les conditions dans lesquelles la maladie s'est développée, ses origines probables ou certaines, et de déterminer la période à laquelle est arrivée l'affection. Son ancienneté, son état stationnaire, le bon état du cuir chevelu en dehors de la portion dénudée, sa réparation manifestement en voie d'exécution, sont au nombre des conditions qui permettront l'admission ou la conservation sous certaines réserves qui seront formulées; les circonstances opposées, le début récent, l'augment manifeste, la multiplicité des plaques alopéciques et le peu d'adhérence des cheveux alentour motiveront, au contraire, la non-admission, le renvoi ou l'isolement temporaires. Dans l'application, dont le détail va être indiqué, les règles pourront être modifiées par le médecin selon les différentes conditions et les cas particuliers et toutes les fois où il le jugera utile.

IV. — Pour les asiles et les écoles de la première enfance, la non-admission, l'exclusion ou l'isolement effectif seront la règle parce que la rigueur de ces mesures n'a pas pour les enfants de cet âge la même gravité que pour ceux qui sont plus avancés, et parce qu'il est impossible de compter en rien sur leur concours.

V. — Dans les écoles primaires, il sera possible d'admettre les peladiques, à la condition qu'ils demeurent séparés pendant les classes, isolés pendant les récréations, soumis à un traitement approprié et aux mesures de propreté ci-dessus indiqués, enfin qu'ils auront la tête couverte toutes les fois que l'étendue et le nombre des plaques alopéciées ne permettront pas d'en faire l'occlusion effective.

VI. — Pour tous les externats, les peladeux peuvent être admis aux classes et aux cours à des conditions analogues: la récréation et l'étude en commun sont soumises à une surveillance particulière sous la direction du médecin de l'établissement. Les élèves auront la tête couverte par une perruque, si les plaques peladiques sont nombreuses et étendues, ou un bonnet dans les cas moins intenses.

VII. — Pour les internats, écoles supérieures, écoles spéciales. etc., etc., la surveillance pouvant être exercée encore plus utilement que dans les conditions de l'article précédent par le médecin attaché, et l'âge des sujets pouvant permettre de compter sur leur concours, on ne prononcera la non-admission ou l'exclusion temporaire que rarement et pour des cas particulièrement intenses.

Presque toujours, les jeunes peladiques pourront être conservés, à la condition que leurs parents acceptent les mesures auxquelles ils devront être soumis, la surveillance et les soins du médecin de l'établissement, qu'il soit pris, aux récréations ou au dortoir, des mesures de précautions appropriées, et qu'ils aient la tête couverte d'une perruque ou d'un bonnet.

Si ces mesures, dont le degré sera réglé par l'intensité de la maladie, ne sont pas applicables dans un établissement, on aura toujours la ressource de conserver les peladiques comme externes.

VIII. — Dans les agglomérations militaires, l'exécution des règlements en vigueur permet de donner satisfaction à toutes les exigences du service et de préserver les sujets sains, ainsi que cela se pratique dans l'armée de mer et dans l'armée de terre.

Les hommes reconnus peladiques sont envoyés à l'hôpital; les suspects sont momentanément isolés et mis en observation en même temps que l'on prend toutes les mesures de désinfection et de prophylaxie appropriées : nettoyage de la tête, suspension de l'usage de la tondeuse, flambage des ciseaux du perruquier après chaque opération, interdiction des échanges de coiffures, objets de toilette particuliers à chaque homme, surveillance des lits de camps, etc.

IX. — Dans tous les cas où des sujets peladiques conservés par tolérance seront devenus le point de départ manifeste de cas nouveaux, cette tolérance cessera aussitôt la constatation d'un foyer, laquelle entraîne de plein droit l'élimination immédiate de tous les malades.

1° TRAITEMENT GÉNÉRAL. — Quelle que soit la théorie adoptée relativement à la nature de la pelade, il faut toujours examiner avec le plus grand soin l'état général du malade et instituer un traitement interne approprié. Ce traitement ne doit pas être systématique; il s'adresse seulement à la constitution du sujet généralement nerveuse ou anémique; il a pour but également de prévenir les rechutes et les récidives, et doit être associé à une

hygiène bien entendue : séjour à la campagne, si c'est
possible au bord de la mer ; gymnastique, massage.
Repos physique et intellectuel. Éviter le surmenage, les
émotions, les excès de toutes sortes. Alimentation régulière et tonique. Aliments phosphatés et phosphorés.
Lait, beurre, graisses, poissons. Strychnine et acide
phosphorique. (L. D. BULKLEY.)

Quand le sujet sera manifestement nerveux, on
prescrira la série des moyens destinés à produire une
sédation du système nerveux. (Valérianates, hydrothérapie, grandes douches révulsives à 40 et 42° centigrades
(FERRAS). Douches pulvérisées à 40° à une pression de
une à deux atmosphères sur la colonne vertébrale.
Douches écossaises, douches sulfureuses chaudes (surtout dans la pelade décalvante). Eaux minérales de Néris,
Luchon, Uriage, Cauterets, etc.) Les peladeux anémiques ou lymphatiques tireront grand profit également
des douches chaudes, des bains sulfureux artificiels,
des eaux de La Bourboule, Spa, Salins, enfin des médicaments toniques, huile de foie de morue, quinquina,
kola, iodure de fer, arsenic, etc., etc.

2° TRAITEMENT LOCAL. — Puisque le parasite de la
pelade est actuellement inconnu, on ne peut espérer,
par des lotions *parasiticides,* le détruire ; il faut donc se
borner à produire une excitation directe de la plaque
alopécique, ranimer en un mot la fonction pilaire en
état de torpeur sans que l'irritation provoquée soit trop
vive, aboutisse à des vésicules, à des pustules, à des
croûtes, à des cicatrices, enfin, capables d'entraîner une
alopécie définitive. Ce sont donc les topiques excitants
qui sont pour ainsi dire exclusivement employés aujour-
d'hui dans le traitement local de la pelade ; leur nombre
est considérable, chaque auteur manifestant une pré-

dilection pour l'un d'entre eux. Nous ne signalerons que les plus employés, en ayant soin d'indiquer les variétés cliniques de.pelade auxquelles ils s'adressent de préférence. Le traitement, en effet, variera suivant qu'on se trouvera en présence d'une pelade à plaque unique ou à plaques multiples, ou bien généralisée (pelade décalvante), ou enfin occupant la barbe, ou la moustache, ou les sourcils.

1º *Pelade à plaque unique du cuir chevelu.* — C'est le cas le plus simple ; nous nous étendrons particulièrement sur son traitement qui doit être appliqué également aux cas de pelade à plaques multiples avec les quelques modifications que nous indiquerons plus loin.

Faut-il couper les cheveux ? — Il est certain qu'une tête dont les cheveux sont coupés ras sera beaucoup mieux surveillée qu'une tête dont les cheveux auront été conservés. Aussi conseillons-nous chez les enfants de couper les cheveux courts aux ciseaux, ce qui ne sera pas pratiqué chez les adultes et chez les femmes. Mais quand la chevelure est conservée, il est bon de faire raser ou couper ras aux ciseaux, autour de la plaque, une zone de 1 à 2 centimètres environ, zone dite de *protection* ou de *surveillance*, destinée à empêcher l'extension excentrique de la plaque. E. Besnier recommande l'épilation de cette zone de surveillance quand elle renferme des cheveux peladiques cassants, cassés, venant à la plus légère traction, épilation qui doit être continuée jusqu'à ce que la pince de l'épileur ne rencontre plus que des cheveux sains et renouvelée, mais avec plus de modération, les jours suivants, l'épileur se contentant d'exercer une faible traction sur les poils et ne devant avulser que ceux qui viennent avec facilité. Pendant tout ce traitement, la

plaque peladique est surveillée activement; les cheveux
et les follets repoussés sont coupés ras une, deux ou trois
fois, suivant la rapidité de l'évolution de la maladie. En
outre, tout le cuir chevelu est fréquemment examiné ;
il faut avoir bien soin de traiter activement la séborrhée
concomitante si fréquente ; tant qu'elle persiste, en effet,
le sujet est menacé de l'apparition de nouvelles plaques,
ainsi que lorsqu'on constatera dans le cuir chevelu des
cheveux disséminés atteints des lésions caractéristiques
de la pelade signalées plus haut. Nous indiquerons
plus loin les soins à donner au cuir chevelu dans sa
totalité.

On peut dissimuler la plaque alopécique avec de
l'encre, du noir de fumée, des cosmétiques noirs ou
châtains, du nitrate d'argent, de l'emplâtre de Vigo ou
des emplâtres médicamenteux garnis de cheveux semblables à ceux du malade.

Les différents modes de traitement de la plaque de
pelade ainsi préparée consistent, avons-nous dit, dans
l'excitation, l'irritation, la rubéfaction, la vésication
légère de la surface alopécique. Le choix de l'agent
médicamenteux est subordonné à l'étendue, au siège
de la plaque, à l'âge, à la susceptibilité nerveuse du
sujet, à la façon dont il sera employé. D'une façon
générale, il faut se garder de laisser entre les mains
des malades un médicament trop irritant, et en réserver
l'application au médecin seul. De plus, on ne saurait
attribuer toujours au médicament employé la guérison,
la pelade étant susceptible de guérir spontanément ;
enfin la durée du traitement ne pourra jamais être
indiquée d'une façon précise quel que soit l'agent dont
on fera usage ; la pelade est toujours longue à guérir,
et on ne doit accepter qu'avec réserve les médicaments

qui guérissent la pelade en quelques jours ou même quelques semaines ! On pourra d'ailleurs consoler le malade, navré de se voir atteint d'une affection aussi longue, en lui déclarant avec une entière sincérité, quand il s'agit d'une *vraie* pelade à plaques disséminées, qu'il guérira et que ses cheveux repousseront s'il ne fait pas usage de médicaments violents provoquant une vive irritation aboutissant à des cicatrices avec alopécie définitive.

Les agents médicamenteux les plus employés dans la pelade sont les suivants :

Acide acétique. — Cet agent médicamenteux est excellent. Il a été surtout préconisé par E. Besnier :

« Quand le malade fait lui-même son traitement, nous prescrivons habituellement de faire chaque matin sur les plaques chauves et sur la zone tonsurée alentour une friction légère avec une boulette de coton imprégnée de quelques gouttes du liniment suivant :

Hydrate de chloral..........	5 grammes.
Ether officinal..............	25 —
Acide acétique cristallisant, de	1 à 3 grammes.

« On obtient par ce moyen une rubéfaction légère qui ne risque jamais d'être trop énergique, et que l'on peut exercer tous les jours ou tous les deux, trois ou quatre jours.

« Si la dose est insuffisante, on élève suivant les cas, pour la même formule, la dose d'acide acétique cristallisant à deux ou trois grammes et l'on a alors atteint la limite d'énergie du liniment à confier au malade.

« Quand il faut agir énergiquement et au début du traitement, nous préconisons particulièrement les badigeonnages des parties alopéciques avec l'acide *acétique pur;* il constitue un moyen d'action *douloureux* mais *très énergique. Jamais nous ne mettons cet agent entre les mains des malades;* nous réservons son emploi pour les cas rebelles, nous l'appliquons alors *pur* à l'aide d'une boulette de coton en évitant le coulage sur les parties voisines. La surface badigeonnée prend rapidement une teinte blanc d'argent en même temps que la périphérie se congestionne vivement; la douleur, très variable selon les sujets, est toujours vive et se prolonge quelquefois dans la journée. Les jours suivants, il se produit une épidermite exfoliante, quelquefois exsudative, dont la durée dépasse celle qui suit la vésication simple et dont l'action peut être considérée comme se prolongeant en moyenne pendant deux semaines pendant lesquelles le malade peut rester sans avoir à s'occuper du traitement local. C'est donc un excellent moyen d'irritation superficielle à employer aux périodes initiales surtout dans les policliniques où le malade n'a à revenir qu'une ou deux fois par mois. Si le sujet est très jeune, très pusillanime, si la surface à irriter est grande, s'il y a une grande irritabilité tégumentaire, l'acide acétique peut être étendu au moment de l'application du chloroforme, d'éther ou de teinture d'iode. Avec un peu d'habitude on réalise facilement des agents irritatifs gradués selon chaque sujet particulier.

« Mais dans tous les cas, à dose faible ou forte, en applications quotidiennes ou éloignées, c'est à l'acide acétique que nous donnons la préférence parce que c'est l'agent dont l'action sur le follicule pileux et sur la fonction pigmentaire est la plus certaine. (Besnier, Doyon. Traduction Kaposi, 2e édition, tome II, pages 199 et suivantes.)

En outre de ce traitement de la plaque alopécique,

E. Besnier indique le traitement suivant qui s'applique à tout le reste du cuir chevelu (*loc. citat.*) :

« Quand les cheveux ont pu être coupés *ras, chaque matin* nous faisons laver la tête à l'eau chaude à l'aide d'un savon de goudron, d'ichthyol, de naphtol, etc., et faire ensuite une friction rapide avec une petite quantité d'un liniment alcoolique faible, tel que :

Alcoolat de lavande.......... 125 grammes.
Salol ou acide salicylique.... 0gr,05 à 0gr,50.

« Cette friction, chez les sujets qui ont, à la suite des applications précédentes, le cuir chevelu squamulaire et les cheveux secs, est suivie d'une friction huileuse légère, selon le type des formules de Lassar :

Huile de ricin, de pied de
    bœuf, etc................. 100 grammes.
Salol ou acide salicylique..... 0gr,25 à 1 gramme.
Teinture de benjoin, baume du
    Pérou, etc................ q. s. p. aromatiser.

« Dans les cas les plus ordinaires nous faisons frictionner la peau de la tête *tous les soirs* avec une petite quantité de la pommade suivante :

Baume du Pérou .... }
Acide salicylique............. } ãã 1 gramme.
Résorcine .... }
Soufre précipité.............. 10 grammes.
Lanoline .... }
Vaseline..................... } ãã 50 grammes.

M. S. A.

« Chez les sujets hyperidrosiques, hypersteatosiques, pendant la saison chaude, au lieu de l'onction précédente, nous prescrivons une friction avec la poudre d'amidon simple, ou additionnée de 1 à 5 0/0 de soufre précipité, de salol, d'aristol, de salicylate de bismuth, etc.

« Pour les malades qui n'ont pas pu ou qui n'ont pas voulu couper leurs cheveux, ces moyens ne peuvent être que rarement appliqués tous les jours; on les met alors en usage le plus souvent possible selon les cas ou selon la saison, mais toujours au moins une ou deux fois par semaine. »

Tel est dans tous ses détails le traitement appliqué par M. le docteur Besnier dans les cas de pelade du cuir chevelu à plaques uniques ou multiples. Nous allons exposer les autres modes de traitement les plus en usage.

Le Dr E. Vidal emploie surtout les *résicatoires* et particulièrement le *vésicatoire liquide de Bidet* (teinture *acétique* de cantharides). — La façon de procéder est la suivante :

On applique sur la plaque alopécique rasée, à l'aide d'un pinceau, une couche unique du liquide vésicant qui, dans la majorité des cas, suffit à provoquer une irritation suffisante: si celle-ci est trop grande, on ajoute du chloroforme au liquide de Bidet; si elle est insuffisante, on passe deux ou même trois fois le pinceau imbibé sur les plaques. Quand il existe des plaques nombreuses, on ne doit procéder que lentement, et n'appliquer le liquide chaque jour que sur une ou deux plaques. Quand le vésicatoire a produit son effet (disparition de la phlyctène, de la desquamation et de la rougeur), c'est-à-dire au bout de huit à dix jours en général, on rase de nouveau la plaque et on fait une nouvelle application. En outre, matin et soir il faut faire des frictions énergiques sur tout le cuir chevelu avec le mélange suivant :

VIDAL

Ammoniaque liquide.. 1 à 3 cuillerées à café.
Rhum............... 1 à 3 — à soupe.
Eau de feuilles de noyer 1 verre.

M. S. A.

Hallopeau et Brocq emploient également au début du traitement le vésicatoire liquide de Bidet. Mais nous croyons qu'il faut préférer l'acide acétique. Le vésicatoire est très douloureux ; son action irritante est extrêmement irrégulière et variable suivant les sujets. Dans des cas relativement assez nombreux nous avons vu se produire des accidents vésicaux, de la dermite assez intense, des adénopathies, et surtout des cicatrices d'alopécie définitive.

Lailler faisait raser deux fois par semaine les plaques de la tête, et appliquer *vigoureusement* soir et matin l'un des mélanges suivants :

Alcool camphré............)
Baume de Fioravanti...... } ãã 100 grammes.
Teinture de cantharides ... 25 à 30 grammes.

M. S. A.

Ou bien :

Baume de Fioravanti......)
Alcool camphré.......... } ãã 100 grammes.
Teinture de pyrèthre.......)
Ammoniaque liquide........... 6 —

F. S. A.

Ou encore :

Alcool à 20°................ 100 grammes.
Sulfate de quinine........... 1 gramme.
Essence de bergamote....... 10 grammes.
Essence de Wintergreen...... 2 —

M. S. A.

L. Brocq, avons-nous dit, emploie au début le vésicatoire liquide, en prescrivant en outre l'application tous les soirs d'une pommade soit au soufre au dixième, à l'acide salicylique, au naphtol et à la résorcine au quarantième, soit au turbith minéral ; on peut remplacer cette pommade par des emplâtres médicamenteux, en particulier par de l'emplâtre de Vigo. Puis, au bout d'un mois et demi ou deux mois, il a recours au traitement du docteur E. Besnier.

Hardy prescrivait des lavages du cuir chevelu soir et matin avec une solution de sublimé à 1 pour 500, suivis de l'application de la pommade suivante :

Camphre...................... 1 gramme.
Turbith minéral............... 2 grammes.
Axonge....................... 30   —
M. S. A.

Au bout de quelques jours il conseillait de n'appliquer cette pommade que le soir et le matin, de frictionner avec le mélange suivant :

Alcool camphré............... 100 grammes.
Essence de térébenthine...... 15   —
Ammoniaque................ 5   —

Beaucoup d'autres procédés thérapeutiques ont encore été indiqués, tant en France qu'à l'étranger. Nous signalerons les suivants :

Préparations diverses à base de cantharides ; vératrine en teinture ou en pommade ; teintures d'aconit, de piment ; huile de macis, huile de croton (mauvais moyen) ; sinapismes, thapsia, chrysarobine (R. CROCKER) (assez bon moyen, mais dont l'emploi doit être surveillé avec soin) ; acides salicylique, chlorhydrique, lactique ; pilocarpine intra et extra (injections sous-cutanées, et frictions avec pommade à l'extrait de jaborandi au cinquième) ; teinture d'iode et collodion iodé (BUTTE) ; collodion salicylé; phénol sulforiciné; courants continus, etc., etc.

L. D. Bulkley recommande l'acide phénique pur ou en solution à 95 0/0. Il emploie un cure-dent en bois à l'extrémité duquel il enroule un peu de coton. Celui-ci est trempé dans l'acide et passé légèrement sur la plaque alopécique qui est ensuite frictionnée fortement pendant quelques secondes.

L'application doit déborder un peu sur la plaque dénudée; elle est généralement douloureuse au début, mais la douleur ne persiste pas. Il faut éviter de faire cette application sur une trop large surface à la fois, et ne soigner les grandes plaques que par portions successives à quelques jours d'intervalle; l'action de l'acide est de faire blanchir et ratatiner la peau qui, au bout d'un jour ou deux, s'enflamme superficiellement; puis, l'épiderme s'exfolie, laissant au-dessous une surface rouge; jamais il n'y a d'eschares, le cuir chevelu atteint de pelade présentant, au dire de l'auteur, une réaction à l'acide phénique différant de celle de la peau normale. Il suffit généralement de deux ou trois applications pour voir apparaître des cheveux. Ce traitement ne peut s'appliquer qu'au cuir chevelu.

L. Busquet ayant constaté que les essences ont une action d'arrêt énergique sur le développement des cultures, préconise des badigeonnages renouvelés quotidiennement avec le mélange suivant:

Essence de cannelle de Chine... 10 grammes.
Ether sulfurique faiblement al-
  coolisé 30   —
M. S. A.

pour l'usage externe.

Grâce à ce traitement, la repousse serait marquée au bout de trois à cinq semaines. Nous avons expérimenté ce remède, qui ne nous a pas donné d'aussi brillants résultats. On peut également essayer toute la série des essences aromatiques. Celle de Wintergreen semble devoir être préférée aux autres (HALLOPEAU).

M. Moty, espérant poursuivre les parasites dans l'épaisseur même du derme, a proposé de traiter la pelade par les injections intradermiques de sublimé. Il emploie une solution renfermant 4 0/0 de sublimé et 2 0/0 de cocaïne; il pratique des injections à la périphérie des plaques. Il injecte d'abord deux, puis trois et quatre gouttes de la solution, à chacune des piqûres, qui doivent être assez rapprochées les unes des autres, cinq ou six piqûres environ pour une plaque de l'étendue d'une pièce de cinq francs. Il laisse reposer le malade quatre jours et, après quatre séries de ce genre, la pelade est en pleine voie de guérison, et il n'y a pas de récidive.

M. Moty conseille de ne pas trop distendre le derme, de crainte d'eschare. Ce traitement assez douloureux et applicable au cuir chevelu seul est encore à l'étude ; il ne semble pas d'ailleurs agir comme antiseptique, mais bien plutôt par la forte révulsion qu'il produit, ainsi que les autres médicaments que nous avons indiqués.

Le docteur P. Raymond[1] a obtenu des résultats identiques avec des injections intradermiques d'eau phéniquée à 1/100 et à 1/80, et même d'eau simple! Il préfère le traitement suivant, qui guérirait la pelade en quarante ou cinquante jours et remplirait les deux indications principales du traitement de la pelade, à savoir : « 1º S'opposer à l'extension des plaques et à l'apparition de nouvelles plaques; 2º exercer sur les plaques existantes une action parasiticide, mais surtout

P. RAYMOND, Communication à la Société française de dermatologie (*Annales de dermat. et de syphil.*, 1892, Paris, p. 794).

une forte révulsion, une excitation cutanée continue qui réveille la vitalité du bulbe pileux. »

1° Raser le pourtour de la plaque dans une étendue de un à deux centimètres et tenir les cheveux courts.

2° Savonner la tête deux fois par semaine avec un savon antiseptique (savon phéniqué).

3° Faire tous les matins une friction sur tout le cuir chevelu, mais beaucoup plus active et énergique sur les plaques alopéciques, avec une brosse imprégnée de la solution suivante :

Bichlorure d'hydrargyre	0gr,50
Teinture de cantharides........	25 grammes.
Baume de Fioravanti.	50 —
Eau de Cologne...............	150 —

M. S. A.

4° Le soir, frotter les plaques de la même façon avec le mélange suivant :

Acide salicylique..............	2 grammes.
Naphtol β....................	10 —
Acide acétique cristallisable...	15 —
Huile de ricin................	100 —

M. S. A.

5° Recouvrir les plaques dans la journée avec l'emplâtre rouge de Vidal, ou, ajouterons-nous, les différents épithèmes antiseptiques dont la composition peut être variée à l'infini qui permettent au médicament actif d'agir en permanence sur la plaque, et dissimulent assez bien l'alopécie. On a même proposé, dans ce but, de recouvrir ces emplâtres de cheveux de la même nuance que ceux du malade.

Signalons enfin le procédé suivant employé par le Dr Morel Lavallée [1] : Lavage antiseptique des régions

---

1. MOREL LAVALLÉE, communication à la Société française de dermatologie, séance du 2 juin 1892. (In *Annales de dermatologie et de syphiligraphie*, 1892, page 713.)

dénudées, puis scarification très légère et superficielle,
puis application d'une couche de pommade antiseptique
ou irritante qui doit rester au moins deux heures et
mieux vingt-quatre heures. Cette opération est renouvelée tous les huit jours au moins, tous les cinq jours
au plus. Au bout de quinze à vingt jours apparaîtraient
quelques cheveux colorés, réguliers, adhérents, trans-
formant l'alopécie éburnée en aire, en une alopécie à
clairière (?).

En résumé, ce qui caractérise le traitement de cette
singulière affection qui, malgré sa *fréquence de plus en
plus grande*, semble défier jusqu'à nouvel ordre la saga-
cité des pathologistes, c'est le nombre et l'inconstance
même des agents thérapeutiques mis en œuvre. Ce qu'il
faut savoir absolument, c'est qu'il est des pelades qui
guérissent spontanément et d'autres, cliniquement
semblables en tous points, qui ne guérissent qu'après
des mois et même des années de traitement. Aussi doit-on
se demander, quand la guérison est survenue, si c'est
au mode de traitement suivi qu'en revient le mérite ou
si la pelade a guéri parce que l'heure de la guérison
avait sonné. Est-ce à dire qu'il faut désarmer et laisser
la maladie suivre son cours ? Évidemment non, et si
nous sommes entrés dans des détails si minutieux pour
exposer les nombreux modes de traitement, c'est que
nous pensons qu'ils ont pour la plupart une action assez
mal définie, il est vrai, mais certaine. Le médecin serait
coupable s'il s'en remettait aux seuls soins de la nature
médicatrice : pratiquer l'antisepsie du cuir chevelu,
faire disparaître les cheveux malades, produire une irritation légère, passagère mais fréquemment renouvelée
de la plaque peladique, modifier souvent et suivant les
circonstances le traitement, éviter les méthodes systé-

matiques, traiter la séborrhée, ainsi que l'état général et particulièrement la constitution nerveuse, ou lymphatique, ou anémique du sujet, pratiquer la prophylaxie ainsi que nous l'avons exposée, tel est le rôle du médecin soucieux de son art.

Nous avons longuement insisté sur le traitement de la pelade à plaques disséminées du cuir chevelu. Il nous reste à indiquer celui de la pelade à grandes plaques très abondantes, de la pelade totale ou décalvante, enfin de la pelade de la barbe et des autres régions velues du corps. Ce traitement diffère peu de celui qui vient d'être décrit : nous exposerons seulement les quelques variantes. *Quand il existe des plaques alopéciques très étendues, nombreuses, dépilant presque complètement le cuir chevelu, ou quand celui-ci est absolument dénudé,* il faut avoir recours aux mêmes médicaments que dans les cas de pelade à plaques disséminées, mais en ayant bien soin de n'appliquer les irritants forts que sur des surfaces très restreintes et les irritants faibles sur tout le cuir chevelu. On devra en outre, chaque fois qu'on appliquera la solution ou la pommade choisie, pratiquer une friction active, une sorte de massage du cuir chevelu. Quand les cheveux pousseront blancs et fins, on les coupera aux ciseaux. Le malade pourra porter le jour une perruque légère, tenue très aseptiquement, isolée du cuir chevelu par une petite coiffe de linge. On pourra essayer les courants continus *faibles*, afin d'éviter les eschares. Le traitement général sera suivi d'une façon particulièrement rigoureuse. La durée de la pelade décalvante est souvent très longue; il faudra en aviser le malade.

Pelade de la barbe, des sourcils, des cils. — La pelade de la barbe est très fréquente et généralement plus tenace que celle du cuir chevelu. Cela tient à ce qu'il est difficile de produire sur la figure une irritation épidermique aussi intense que sur le cuir chevelu. On emploiera les mêmes agents irritants, mais avec de grandes précautions. L'acide acétique sera beaucoup plus dilué. Les pommades renfermeront des doses inférieures de moitié à celles prescrites pour le cuir chevelu. La barbe sera rasée fréquemment, sauf quand il n'existe qu'une ou deux plaques. Dans ce cas on la limitera par une bordure d'épilation ou de rasure. M. E. Besnier indique le traitement suivant :

« Le visage entier est lavé matin et soir à l'eau chaude additionnée, pour une demi-cuvette, d'une cuillerée à café d'un alcoolat renfermant une substance légèrement excitante et aromatique, par exemple :

         Salicylate de mercure.......   0gr,05 à 0gr,25.
         Salol.....................   1 à 5 grammes.
         Alcoolat de lavande........   250   —

« Les plaques alopéciques sont frictionnées tous les matins avec une boulette de coton imprégnée légèrement d'un liniment faible tel que le suivant :

         Hydrate de chloral........ ..   1 à 4 grammes.
         Éther officinal.............   25   —
         Acide acétique cristallisant.   0gr,50 à 2.

« Les appplications sont réitérées ou interrompues selon l'état de la peau, de façon à la maintenir légèrement hyperhémiée et à peine excoriée. »

La pelade est généralisée aux membres et au tronc. — Même traitement, mais à doses faibles en raison de l'étendue des lésions. Frictions excitantes faites avec un gant de crin arrosé du liquide suivant (E. BESNIER) :

         Alcoolat de Fioravanti..... }
         Alcoolat de lavande........ } ââ 250 grammes.
         Salol.....................   5   —

Bains sulfureux, bains sulfosalins, douches révulsives chaudes, douches sulfureuses, bains électriques, etc.

Péliose rhumatismale. — (Voir *Purpura*.)

Pellagre. — S'il existe réellement une entité morbide de ce nom, elle doit être décrite dans les traités de médecine. Il n'y a pas-lieu en effet de décrire dans les traités de dermatologie toutes les maladies générales qui peuvent s'accompagner d'érythème. Voir article Pellagre dans *Dictionnaire encyclopédique des sciences médicales* par J. Arnould.

Pellicules. — (Voir *Séborrhée*.)

Pellicules. — La pellicule adhésive est un collodion riciné à l'acétone (formule F. Vigier) qui remplace le collodion à l'éther et qui laisse une couche très adhérente insoluble dans l'eau. On l'emploie toutes les fois qu'on veut préserver la peau du contact de l'air. On fait également une pellicule antiseptique soluble dans l'eau en se servant d'une espèce de colle composée d'amidon, de gomme, de glucose, sucre, benjoin, d'acide salicylique, de glycérine et d'eau.

Pemphigus. — On a attribué autrefois à tort le terme de *Pemphigus* à des affections très nombreuses et très diverses présentant un caractère objectif commun, à savoir l'apparition simultanée ou successive de bulles discrètes ou confluentes. C'est ainsi que *toutes les affections bulleuses* sont décrites sous le nom de pemphigus par les anciens auteurs, qui distinguaient plus de trente variétés de pemphigus. Comme pour les eczémas, les pityriasis, les lichens, etc., un travail de revision s'impose pour dissiper la confusion extrême qui règne actuellement en France comme à l'étranger. Nous n'avons pas l'intention de décrire et même d'énumérer ici toutes les affections dites *pemphigoïdes* ou *bulleuses*,

qui pour la plupart rentrent dans un cadre bien déterminé et sont décrites dans le cours de ce livre. Les
érythèmes polymorphes vésiculeux et bulleux, les dermatites polymorphes douloureuses aiguës ou subaiguës
de Brocq, la dermatite herpétiforme de Duhring, la
lèpre, la syphilis, certaines variétés d'urticaire, de
pityriasis rubra, de dermatites exfoliatrices, d'eczémas,
diverses dermatites artificielles, etc., etc., présentent
parmi leurs caractères objectifs l'apparition de bulles
plus ou moins abondantes, plus ou moins volumineuses ;
et cependant il faut bien se garder d'en faire des
variétés de pemphigus.

Actuellement et jusqu'à nouvel ordre, il convient de
réserver le terme de *Pemphigus* à un certain groupe
de dermatoses bulleuses qu'il n'est pas possible de
classer dans un autre cadre nosologique précis. Mais
ce groupe est essentiellement artificiel ; il est à désirer
que, grâce aux études nouvelles, les dermatologistes
finiront par le démembrer complètement et classeront
méthodiquement sous un nom nouveau les affections
suivantes d'ailleurs très rares, encore décrites actuellement sous le nom de pemphigus, à savoir :

A. — Le pemphigus aigu fébrile vrai (?).

B. — Le pemphigus épidémique des nouveau-nés.

C. — Le pemphigus chronique :

1º Pemphigus foliacé primitif ;

2º Pemphigus végétant de Neumann.

A. **Pemphigus aigu fébrile. Pemphigus bulleux vrai (?).**
Fièvre bulleuse. — Si l'on se rapporte aux observations
des auteurs qui décrivent cette variété de pemphigus
caractérisée par des phénomèmes généraux le plus
souvent intenses, une éruption érythémato-vésiculo-
bulleuse, des complications ou mieux peut-être des

localisations viscérales, une marche rapide et une terminaison généralement fatale, on sera porté à conclure qu'elles se rattachent aux formes les plus graves de ce que nous avons décrit sous le nom d'Érythèmes polymorphes vésiculo-bulleux toxiques ou infectieux (Voir ce mot).

B. **Pemphigus épidémique des nouveau-nés**. — Cette affection bulleuse, qu'il faut bien distinguer de celle appelée improprement pemphigus syphilitique des nouveau-nés (syphilide enfantile papulo-bulleuse localisée fréquemment mais non exclusivement à la paume des mains et à la plante des pieds), est une dermatose *bénigne épidémique, contagieuse, inoculable* et *autoinoculable* apparaissant généralement du deuxième au quinzième jour après la naissance, quelquefois plus tard, et s'observant surtout dans les maternités sur des nouveau-nés aussi bien vigoureux que délicats et athrepsiques, parfois à l'occasion de la vaccine quand les enfants sont exposés à la contagion. L'éruption, qui est dans la majorité des cas précédée de fièvre très légère et d'agitation, est caractérisée par des taches rouges arrondies, au centre desquelles apparaît un soulèvement épidermique d'abord à peine visible, miliaire, qui bientôt se développe, devient manifestement vésiculeux, puis bulleux ; la bulle atteint rapidement le volume d'une lentille, d'un gros pois et même d'une noisette ; le contenu, d'abord clair et transparent, se trouble et devient opaque ; les bulles, entourées d'une aréole rouge, se flétrissent et se dessèchent sans se rompre, ou bien se déchirent et laissent échapper le liquide qu'elles renferment et le corps muqueux reste à nu. Les croûtes qui succèdent aux bulles sont elles-mêmes remplacées par des taches rouges qui s'effacent peu à peu (E. GAUCHER). L'éruption procède par poussées successives de courte durée. Elle peut occuper tout le tégument, y compris le cuir chevelu, mais jamais, ou très exceptionnellement, la paume des mains et la plante des pieds. Tantôt très abondante, elle peut dans quelques cas se borner à une douzaine d'éléments bulleux. Elle est légèrement prurigineuse; sa durée totale varie entre dix et trente jours; elle se termine le plus souvent par la guérison; parfois les enfants très délicats ou athrepsiques succombent, mais la mort est due à une autre affection qu'au pemphigus.

TRAITEMENT. — Il sera dans la grande majorité des cas purement expectatif et subordonné à l'état général des enfants atteints : les enfants qui se trouveront dans un foyer épidémique devront être surveillés avec le plus grand soin, tenus dans un état de propreté et d'antisepsie absolues.

Quand l'éruption apparaîtra, il faudra isoler les éléments éruptifs pour empêcher les auto-inoculations par grattage ou par l'intermédiaire des linges ou des nourrices, et panser les bulles. Pour cela on devra les percer avec une fine aiguille bien aseptisée, en évacuer soigneusement le contenu, puis les laver avec des solutions émollientes (racine de guimauve, camomille, fleurs de sureau) très légèrement boriquées, ou avec une solution faible d'alun, et les recouvrir soit de poudres absorbantes (lycopode, amidon, oxyde de zinc, talc et même sous-carbonate de fer), soit d'un corps gras aussi peu irritant que possible, en raison de l'âge du sujet, liniment oléo-calcaire, axonge fraîche benzoïnée, vaseline très légèrement boriquée. On peut, quand les enfants sont robustes, faire l'occlusion et le pansement à l'aide d'éphithèmes à l'oxyde de zinc pur ou boriqué, ou à l'ichthyol qu'on renouvellera fréquemment.

C. **Pemphigus chronique.** — (*Pemphigus vulgaire. Pompholix diutinus de Willan et Bateman. Pemphigus diutinus. Pemphigus bulleux s'exfoliant et devenant foliacé, végétant. Pemphigus foliacé primitif*, etc.)

Nous avons dit plus haut que ce qui avait été autrefois décrit sous ces différents noms avait trait le plus souvent aux érythèmes polymorphes bulleux, à la dermatite de Duhring, à l'urticaire bulleuse, à l'impétigo herpétiforme, tantôt à des cas d'éruption bulleuse survenant dans le cours d'une dermatose quelconque bien définie. En outre, ces éruptions bulleuses, quand elles surviennent dans certaines conditions encore mal connues, particulièrement chez des sujets débilités, albuminuriques, cachectiques, peuvent aboutir à une exfoliation plus ou moins intense, foliacée, constituant ce que l'on a désigné à tort sous le nom de pemphigus foliacé secondaire, ou mieux d'herpétide exfoliatrice maligne secondaire. (Voir *Pityriasis rubra*.)

Mais à côté de ces faits très nombreux il semble exister une dermatose bulleuse peu fréquente, à évolution lente, mais à pronostic le plus souvent fatal, pour laquelle doit être réservée provisoirement l'appellation de *Pemphigus bulleux, pemphigus chronique pouvant devenir végétant ou foliacé.* — Cette affection présente les caractères suivants (E. BESNIER) : Des bulles plus ou moins grosses, susceptibles de devenir très volumineuses soit en s'élargissant, soit en fusionnant, naissent de la peau saine ; elles sont médiocrement tendues, parfois flasques, contenant un liquide rapidement louche, parfois hémorragique (*P. hémorragique*). — Les bulles rompues, la surface dénudée ne s'élargit pas et reste nettement distincte de la peau saine ; elle se

recouvre de croûtes lamelleuses, plates, fines, foliacées
dans les premiers stades, mais qui, au cours de la
maladie, deviennent plus épaisses, plus humides, recouvrant des surfaces plus vivement irritées. D'abord
isolées, les bulles se groupent, se réunissent et forment
de grandes plaques croûteuses à bords multicerclés
séparés de la peau saine, puis tantôt les bulles séchées
et vidées laissent à leur place une macule rougeâtre
avec réparation *ad integrum*, tantôt il y a eu une véritable ulcération, et il se produit une cicatrice analogue
à celles des brûlures au 2e degré ; tantôt enfin le fond
de l'ulcération bourgeonne, s'élève, *végète*, dans les
points de contact, dans les plis de flexion (*Pemphigus
végétant*), ainsi que cela s'observe parfois également
dans certains érythèmes bulleux, et dans l'impétigo
herpétiforme.

Le pemphigus bulleux peut envahi tout le corps ;
les éléments peuvent être très abondants ou, au contraire, très disséminés ; on a signalé des cas où il
n'existe à la fois qu'une ou deux grosses bulles
(*Pemphigus solitarius*). Les muqueuses buccale, linguale, labiale, vaginale, et même, mais très rarement,
(E. BESNIER), oculaire et conjonctivale, sont envahies par
l'éruption, d'où résultent des troubles variés parfois
des plus graves.

Les troubles de la sensibilité de la peau (prurit,
fourmillements, sensations douloureuses parfois violentes), sont généralement peu marqués au début de
l'affection, mais deviennent le plus souvent intenses à
une période avancée de la maladie quand le derme mis
à nu est le siège d'une vive irritation.

L'évolution du pemphigus bulleux est des plus variables : l'éruption qui survient le plus souvent sur des

sujets débilités, débute fréquemment par les muqueuses ou par la région thoracique antérieure particulièrement. Progressivement les membres sont atteints rarement en entier, mais par placards prédominant dans les grands plis ; parfois on observe une certaine symétrie relative. Au début, l'évolution de la bulle est rapide : en un septenaire la bulle est remplacée par une macule plus ou moins exfoliée ; les poussées de bulles se succèdent rapidement, mais plus tard les bulles deviennent moins nombreuses, parfois même très rares, la résolution et la cicatrisation ne se font plus, de grandes surfaces restent couvertes de croûtes eczématiformes, ou de larges lamelles, et il se produit une véritable érythrodermie exfoliante par le fait même de la généralisation de la lésion, de l'exfoliation et de la rougeur du tégument.

Mais dans quelques cas l'éruption bulleuse se transforme et présente les caractères suivants qui constituent le *Pemphigus foliacé*, lequel peut d'ailleurs, très rarement, il est vrai, survenir d'emblée : la bulle proprement dite pleine de liquide n'apparaît plus ou ne paraît que temporairement ; il faut pour ainsi dire la saisir dès qu'elle se montre : l'épiderme corné soulevé semble macéré, il se double ensuite par sa face profonde de nouvelles exfoliations, et constitue à la surface de la peau une plaque *nummulaire* plate plus ou moins squameuse ou croûteuse au-dessous de laquelle existent un suintement eczématique et une exulcération : aussi longtemps que les éléments éruptifs restent isolés, ils conservent leur forme nummulaire, de disques croûteux ou squameux plus ou moins étendus. Mais bientôt avec ou sans accalmies l'éruption dont le processus est progressif se généralise, la peau et le cuir chevelu sont envahis, les poils tombent, les ongles se déforment et peuvent également tomber ; le visage envahi prend un aspect spécial ; les lèvres, les paupières, l'orifice buccal se rétractent. En même temps on observe un prurit plus ou moins intense, extrèmement pénible quand l'affection se généralise : dans ce cas, la sécrétion présente souvent une fétidité extrème, et le pemphigus foliacé peut demeurer ainsi stationnaire pendant un certain temp sou bien aboutir, comme le pemphigus bulleux simple, à l'érythrodermie exfoliante (herpétide maligne exfoliatrice généralisée, pityriasis rubra).

Le pemphigus bulleux, et le pemphigus foliacé d'emblée ou consécutif au pemphigus bulleux, peuvent dans quelques cas très rares rétrocéder : il se fait des accalmies ; les poussées deviennent moins multipliées en même temps que la guérison des éléments, la réparation s'exécutent plus rapidement (E. BESNIER). Mais le plus souvent l'état général, qui était resté satisfaisant parfois pendant des années, s'altère ; le malade perd l'appétit, il maigrit et s'affaiblit progressivement ; il survient de l'entérite, de la cystite, de la bronchite, de la congestion pulmonaire ; enfin, une diarrhée colliquative, des vomissements, une fièvre hectique entraînent le marasme, la cachexie, et l'affection se termine par la mort : celle-ci peut encore être hâtée par l'apparition de complications étrangères à l'éruption, dépendant de l'état cachectique (phthisie pulmonaire, anasarque, albuminurie, etc.).

L'étiologie du pemphigus chronique bulleux ou foliacé est des plus obscures. On a invoqué toutes les causes débilitantes et susceptibles de provoquer un état cachectique. Mais il est quelques cas, rares il est vrai, où le pemphigus est survenu chez des individus paraissant vivre dans les meilleures conditions d'hygiène et ne présentant aucune affection grave.

Cette affection, qui peut se rencontrer à tous les âges, puisque E. Besnier rapporte un cas de pemphigus foliacé congénital, bien distinct de la dermatite exfoliatrice des nouveau-nés (Voir ce mot), semble plus fréquente cependant chez les vieillards ; on l'observe dans tous les pays, dans tous les climats, dans toutes les saisons et, indifféremment, dans les deux sexes. On a invoqué encore l'arthritisme, l'état nerveux, l'hystérie (pemphigus hystérique qui semble se rattacher aux trophonévroses), etc. En résumé, les facteurs étiologiques sont, jusqu'à ce jour, à peu près inconnus ; nous ne retiendrons guère que l'hérédité, qui semble, dans certains cas, devoir être prise en considération.

TRAITEMENT. — Le traitement interne du pemphigus bulleux n'a, jusqu'ici, donné aucun résultat réellement satisfaisant ; cela tient à ce que nous ignorons les causes de cette grave dermatose : il est bien entendu, cependant, qu'il faudra faire une enquête sévère sur l'état général du sujet, et prescrire un traitement interne en rapport avec les résultats de cette enquête (Traitement de l'état cachectique par les toniques, de l'albuminurie par le régime lacté, de l'arthritisme par les alcalins, les sulfureux, etc.).

Un certain nombre d'auteurs anglais et américains, surtout, prétendent avoir retiré de l'*arsenic* à haute dose des résultats très remarquables : ils recommandent particulièrement l'arséniate de soude et l'arséniate de fer ; Lailler conseillait le sulfate de strychnine (sirop de sulfate de strychnine du Codex) ; on a préconisé également la teinture de noix vomique, les gouttes de

Baumé, l'opium, les acides sulfurique, citrique, acétique en limonade (RAYER). La médication tonique, le fer, le quinquina, le perchlorure de fer, la quinine, la caféine, l'ergotine, la kola, une alimentation réparatrice, une bonne hygiène, le séjour à la campagne semblent indiqués dans la pluralité des cas. On évitera de prescrire des purgatifs en raison de l'entérite et de la diarrhée qui surviennent souvent dans le cours du pemphigus.

Le traitement externe variera selon la période de la maladie, l'étendue et le siège des lésions ; d'une façon générale, il devra être aussi peu irritant que possible. Au début et quand il n'existe que quelques bulles disséminées, on devra les ponctionner avec une aiguille aseptique et les vider, puis, saupoudrer avec des poudres absorbantes ou bien recouvrir les éléments bulleux affaissés avec un fragment d'emplâtre à l'oxyde de zinc ou à l'ichthyol ou bien avec l'emplâtre rouge de Vidal. Quand les éléments bulleux sont plus nombreux, plus volumineux, on les pansera comme des brûlures, c'est-à-dire qu'on fera des applications de liniment oléo-calcaire, légèrement additionné d'acide phénique, suivies d'un enveloppement ouaté.

Quand il existe des croûtes ou des surfaces rouges dépouillées de leur épiderme, on pourra les panser avec des pommades anodines, par exemple, la pâte à l'oxyde de zinc, la vaseline boriquée, ou bien avec du liniment oléo-calcaire légèrement phéniqué.

Quand il existera de véritables exulcérations, parfois bourgeonnantes, *végétantes*, le pansement devra être plus actif : on lavera les parties malades avec une solution antiseptique faible (solution à l'acide borique ou au salicylate de soude, de préférence), puis on les pansera soit avec des poudres (amidon renfermant 5 0/0 d'acide borique ou de salicylate de bismuth, ou de sous-carbonate de fer ou de quinquina, — dermatol, aristol, etc.), soit avec les corps gras sus-indiqués.

Le traitement externe du pemphigus foliacé est à peu près le même que celui de la dermatite herpétiforme et du pityriasis rubra (Voir ces mots). En raison de l'extension des lésions, il devra se borner le plus souvent à l'application aussi généreuse que possible de poudres inertes. Si les lésions ne sont pas très étendues, on pratiquera des pansements avec les corps gras et, surtout avec le liniment oléo-calcaire ainsi que l'enveloppement ouaté. C'est dans ces cas que le bain continu, tel qu'il est organisé à Vienne, trouve réellement son indication; il diminue les douleurs, calme la fièvre et procure le sommeil et l'appétit. Kaposi a maintenu pendant plus de quatre ans de cette façon un malade qui, sans compter des périodes plus courtes, a passé une fois huit mois, jour et nuit, dans le bain, à son plus grand avantage. Mais ce bain permanent n'est applicable qu'aux sujets qui ne sont pas encore trop affaiblis; en général, les bains prolongés, mais non continus, peuvent, il est vrai, dans quelques cas, modifier favorablement les lésions cutanées, mais souvent ils sont mal supportés, le malade à la sortie du bain pouvant prendre froid, et souffrant beaucoup plus de ses lésions mises à nu et saignantes.

Pour les lésions de la bouche et de la gorge, on prescrira des collutoires ou des gargarismes émollients et antiseptiques. De même dans les cas de pemphigus de la conjonctive, fort rares du reste, on conseillera des collyres légèrement astringents et antiseptiques (acide

borique, ou mieux borax 0^{gr},20 pour 30 grammes d'eau
(**E. Gaucher**).

Les manifestations prurigineuses du pemphiqus
seront passibles du traitement local et général, indiqué
plus loin à l'article Prurit.

Pendulum. — (Voir *Molluscum*.)

Périfolliculites. — (Voir *Folliculites*.)

Périonyxis. — (Voir *Ongles*.)

Perlèche. — La *Perlèche* ou *Bridou* est une affection des commissures des lèvres qui sont épaissies légèrement et recouvertes d'un épithélium blanchâtre, bridé,
plissé, comme macéré, se détachant aisément ; au-dessous le derme est rouge, enflammé, et, si la maladie
date de quelques jours, il existe une ou plusieurs petites
fissures, peu profondes, saignant légèrement. Les
lésions qui, presque toujours, occupent les deux commissures, peuvent être peu développées, mais souvent
elles s'étendent vers la face cutanée, ou parfois même
vers la face muqueuse des lèvres, dans une étendue de
quelques millimètres ; elles peuvent, dans certains cas,
être prises pour des plaques muqueuses commissurales.

La perlèche est une affection peu grave et peu douloureuse, si ce n'est quand il existe des fissures assez
profondes ou saignantes ; sa durée varie entre deux et
cinq à six semaines ; elle récidive très fréquemment : elle
est des plus contagieuses, et s'observe surtout chez les
enfants de tout âge, dans les écoles, les asiles, etc. Les
causes de contagion les plus fréquentes sont les embrassades, la communauté des verres ou gobelets, et des
essuie-mains. Il ne semble pas exister de microorganisme vraiment spécifique de la perlèche, qui peut être
produite par les nombreux microbes habitant la cavité

buccale; cependant le staphylocoque cereus albus (Raymond), et le streptocoque plicatilis (Lemaistre) existent presque toujours dans les couches sous-épidermiques.

Traitement. — Il convient tout d'abord de rechercher les sources de la contagion, et de prescrire les mesures prophylactiques appropriées. L'antisepsie rigoureuse de la cavité buccale à l'aide de lavages, de gargarismes, de collutoires antiseptiques est particulièrement indiquée.

Localement, on cautérisera les commissures, soit avec de l'alun ou du sulfate de cuivre (Lemaistre), soit avec de l'acide acétique à 1/8 ou 1/4, de l'acide lactique, de la teinture d'iode, ou, dans les cas plus intenses, avec le crayon de nitrate d'argent à 1/3 ou pur; on choisira un caustique d'autant plus actif que le sujet sera plus âgé et que les lésions seront plus accentuées. La cautérisation faite, on appliquera, soir et matin, de la vaseline boriquée ou de la pommade à l'acide salicylique 1 0/0 ou à la résorcine 5 0/0, de préférence à base de lanoline, et on fera des lavages avec de l'eau bouillie ou très légèrement antiseptique.

Pernion. — (Voir *Engelures.*)

Pétéchies. — (Voir *Purpura.*)

Phlyctènes. — (Voir *Pemphigus, Hydroa, Érythème polymorphe, Dermatites, Urticaire,* etc., etc.)

Phthiriase. — (Voir *Pédiculose.*)

Pian. — (Yaws (fraise) *frambœsia, Verruga, Verrues du Pérou, Mycosis frambœsioïdes, Pian rupioïde, Bouton d'amboine.*)

Sous ces noms différents, on décrit une maladie endémique et contagieuse observée dans les zones tropicales d'Asie, d'Afrique, d'Amérique du Sud, d'Océanie, à agent pathogène encore inconnu, ayant une incubation, des prodromes fébriles, une période d'éruption et une durée moyenne de quelques mois à un an.

L'éruption est caractérisée par des papules, des pustules, des tubercules, des tumeurs enfin simulant des mûres, des fraises ou framboises, plus ou moins volumineuses, pouvant atteindre dans quelques cas le volume d'un œuf de pigeon (Verruga du Pérou), croûteuses, parfois très hémorragiques, ayant souvent l'apparence du rupia, fongueuses, occupant au début le pourtour des orifices naturels, puis se généralisant et pouvant envahir les muqueuses, persistant pendant des mois, se terminant généralement par résolution avec ou sans cicatrices, suivant que les tumeurs se sont ou non ulcérées, mais d'autres fois par hémorragies graves et répétées, pouvant entraîner une anémie intense, un état cachectique grave et la mort.

Cette maladie, que nous n'avons jamais observée dans nos climats, diffère absolument de la lèpre, de la syphilis, du mycosis fongoïde et du bouton d'Orient. (Pour plus de détails, consulter le Traité pratique des maladies des pays chauds par Roux, tome III, pages 309 et suivantes.)

Le TRAITEMENT est celui de toutes les affections endémiques et contagieuses, à savoir : bonne hygiène, soins minutieux de propreté, habitation dans un endroit bien aéré, sobriété, alimentation saine, etc. Comme traitement interne, on a conseillé l'iodure de potassium, le soufre, le *sulfate de quinine*, l'iodoforme (1 gramme par jour en pilules), et les nombreux sudorifiques employés dans les pays tropicaux et juxta-tropicaux.

Localement on devra panser les tumeurs ulcérées avec les antiseptiques variés (acide phénique, iodoforme,

iodol, aristol, dermatol, bichlorure d'hydrargyre, etc.),
et recouvrir les éléments non ulcérés d'emplâtre de
Vigo, ou à l'acide phénique, au calomel, à l'acide
salicylique, à l'ichthyol, à la résorcine, etc.

Piédra. — (Voir *Trichomychose noueuse ou nodulaire*.)

Pigmentation (anomalies de la). — Elles
sont des plus nombreuses, des plus variées, des plus
complexes. Il existe en effet tantôt une diminution ou
même une disparition du pigment, *Achromie* (voir ce
mot), tantôt une distribution irrégulière du pigment,
Dyschromie, qui comprend des états pathologiques très
variés, tel que le vitiligo (voir ce mot), la syphilide
pigmentaire, etc., tantôt enfin un excès de production
du pigment, *Hyperchromie* ou *hypertrophie pigmentaire*
que seule nous devons traiter ici. Les *hypertrophies
pigmentaires* sont *congénitales* (*Nævi pigmentaires*, voir
ce mot) ou *acquises*. Ces dernières sont extrêmement
nombreuses et comprennent une foule de lésions des
plus disparates parmi lesquelles nous retiendrons les
éphélides, le lentigo, le chloasma qui constituent les hy-
perchromies acquises dites *idiopathiques* ou spontanées
et les *Mélanodermies*, les *taches pigmentaires* qu'on
observe tantôt dans un certain nombre de maladies
générales (maladie d'Addison, chlorose, affections du
foie, tuberculose, syphilis, lèpre, diabète, cachexie, etc.),
tantôt à la suite de certaines affections chroniques de la
peau (eczéma, pemphigus, lèpre, dermatite, lichens
et surtout affections prurigineuses, gale, *Phthiriase*,
prurigo, urticaire), tantôt à la suite des applications
irritantes ou des compressions prolongées de la peau
(thapsia, vésicatoires, sinapismes, teinture d'iode,
huile de cade, acide pyrogallique, acide chrysopha-

nique, nitrate d'argent, traumatismes, pression prolongée produite par ceintures, jarretières, corsets,
bandages herniaires, action prolongée du froid et de la
chaleur et particulièrement de la chaleur solaire), tantôt
enfin après l'absorption de certaines substances (mélanodermie arsenicale) qu'il ne faut pas confondre avec
les dyschromatoses cutanées provenant du dépôt dans
le derme de substances colorantes formées dans
l'économie ou venant du dehors (ictère, argent, absorption prolongée de nitrate d'argent ou bien argyrie
locale professionnelle, tatouages, colorations tinctoriales, etc.).

Signalons en dernier lieu les taches pigmentaires de
la *Xérodermie pigmentaire* (voir ce mot) qui constituent
l'un des premiers symptômes de la maladie de Kaposi.

Ephélides. Lentigo. Chloasma. — Le *lentigo*, les *lentigines*, les *éphélides* sont caractérisés par des taches
pigmentaires (*taches de rousseur*) dont la coloration
varie du jaune clair au brun foncé, arrondies, nettement
limitées ou plus rarement irrégulières, de la dimension
d'une tête d'épingle, d'une lentille ou quelquefois, mais
exceptionnellement, d'une pièce de 20 centimes, tantôt
peu nombreuses et isolées, d'autres fois abondantes et
mêmes confluentes, occupant généralement le front,
les joues, le nez, les paupières, le dos des mains, mais
pouvant chez les individus à peau fine et blanche,
les roux surtout, envahir le visage en entier, le cou, la
poitrine, les avant-bras et même les membres inférieurs, ce qui prouve bien qu'elles peuvent se produire
indépendamment de l'action solaire. Mais il est certain
également qu'elles sont le plus souvent bien plus
étendues, bien plus colorées, bien plus nombreuses sur
les parties découvertes et exposées à l'action solaire,

ainsi que pendant l'été, qu'elles pâlissent et disparaissent presque complètement pendant l'hiver. Il n'est pas
nécessaire cependant de distinguer d'une part le lentigo
ou éphélides lentigineuses, et d'autre part les éphélides
solaires proprement dites ne survenant que sous l'action
du soleil; toutes deux en effet sont des hypertrophies
pigmentaires simples survenant de préférence chez les
sujets jeunes, dans l'adolescence et jusqu'à l'âge de 25
à 30 ans même, à peau délicate, fine, blanche, plus
fréquemment chez les jeunes femmes, et surtout chez
les sujets roux, souvent chez les lymphatiques, les
anémiques et les dyspeptiques; mais, dans la grande
majorité des cas, le soleil ne fait qu'accentuer, souvent
il est vrai d'une façon très notable sans la créer, la
pigmentation éphélidienne.

Quant au *chloasma*, il est constitué par des taches
analogues comme coloration à celle du lentigo, c'est-
à-dire tantôt à peine jaunâtre, tantôt jaune foncé,
brunâtre même suivant les régions et suivant la cause.

Les taches sont plus ou moins étendues, à bords
tantôt nettement délimités, tantôt au contraire diffus,
irréguliers. La variété la plus connue est le chloasma
utérin ou *masque de la grossesse* qui survient assez
souvent pendant la grossesse, occupant parfois certains
points du visage, le front surtout, ainsi que le pourtour
du nez, les joues, le menton, d'autres fois envahissant
presque tout le visage. Mais le chloasma dit utérin
peut survenir en dehors de la grossesse dans tous les
cas d'affections de l'utérus ou de ses annexes (aménorrhée, dysménorrhée, déviation utérine, métrites, salpin-
gite, affections ovariennes, tumeurs, etc.). On observe
également du chloasma chez les sujets anémiques,
chlorotiques, cachectiques, etc.

Le *hâle*, ou *chloasma calorique*, est caractérisé par une coloration brune que prennent la face, le cou, la nuque, la poitrine, les mains, les bras, les pieds, les jambes, en un mot toutes les parties du corps qui sont exposées à l'action prolongée du grand air, de la mer, du vent, du soleil, et même de l'air vif et froid. Il disparaît le plus souvent quand les sujets sont soustraits pendant un certain temps à ces diverses influences.

Traitement. — Le traitement des nombreuses variétés de mélanodermies, que nous avons signalées, consiste dans la suppression de la cause par tous les moyens appropriés. Toutefois, quand des plaques pigmentées peu étendues persistent, il convient de les traiter soit par fractions, soit totalement comme des éphélides ou comme le chloasma. Malheureusement, le traitement de ces taches pigmentaires est toujours assez délicat et donne lieu parfois à des mécomptes. Il existe en effet des sujets à peau particulièrement sensible, chez qui survient une hypertrophie pigmentaire à la suite de la moindre application irritante ou même après l'absorption de certains médicaments (nitrate d'argent, arsenic, iodure, etc.). Aussi doit-on agir toujours avec précaution, débuter par les agents irritatifs légers et procéder progressivement.

La première indication est de recommander aux sujets prédisposés de ne pas s'exposer longtemps à l'action du soleil et du grand air, de porter des chapeaux de paille à larges bords, des voilettes, des gants. Quand il existera une affection de l'utérus et de ses annexes ou du tube gastro-intestinal, on les traitera avec soin ainsi que l'état général quand il sera défectueux.

Pour guérir les taches éphélidiennes et chloasmiques, pour détruire les couches profondes où se trouve déposé le pigment en excès, de très nombreux procédés ont été indiqués. Innombrables en effet sont les cosmétiques, les fards, les pâtes, lotions, pommades dites *antéphéliques*.

Indiquons d'abord les différents modes de traitement du *chloasma* ou taches pigmentaires un peu étendues ; ce traitement s'appliquera également aux lentigines, aux éphélides très abondantes.

Le *sublimé* en solution, en frictions, en pommade, est recommandé par beaucoup d'auteurs. Voici le procédé du Pr *Kaposi*, très répandu en Allemagne : La partie qui est le siège de pigmentation anormale est recouverte de compresses de tarlatane ; puis, le patient étant placé dans le décubitus horizontal, on imbibe ces compresses de la solution de sublimé suivante :

Sublimé.................... 1 gramme.
Alcool..................... } ãã 50 grammes.
Eau distillée.............. /

F. S. A. pour l'usage externe.

Pendant quatre heures, les compresses sont laissées en place et maintenues constamment humides ; au bout de ce temps on les retire et on constate l'existence d'une phlyctène que l'on perce avec une aiguille à sa partie inférieure ; la dermatite aiguë ainsi provoquée est ensuite traitée d'après les règles habituelles par l'application de poudres indifférentes. Elle guérit au bout de huit jours environ ; on trouve alors un épiderme de nouvelle formation, absolument blanc et dépourvu de pigment.

On peut également prescrire des badigeonnages quotidiens ou bi-quotidiens, faits avec l'une des solutions suivantes :

1° Émulsion d'amandes .... 100 grammes.
Teinture de benjoin........... 5   —
Sublimé...................... 0gr,05.

F. S. A.

D. BULKLEY

2º Sublimé	1 gramme.
Borax	4 grammes.
Acide acétique dilué	14 —
Eau de rose	240 —

M. S. A.

MAURIAC

3º Sublimé	0gr,20.
Eau distillée	100 grammes.
Eau de Cologne	40 —
Teinture d'eucalyptus	6 —
Chlorhydrate d'ammoniaque	0gr,60.

F. S. A.

4º *Lotion antéphélique* (HARDY) :

Sublimé	1 gramme.
Sulfate de zinc	
Acétate de plomb	̄āā 2 grammes.
Eau distillée	260 —

Lotionner matin et soir avec cette lotion qu'on coupe d'abord d'eau chaude pour tâter la susceptibilité cutanée.

5º *Traitement du Dr L. Brocq :*

Frictions soir et matin avec une solution de *sublimé* au cinq centième ou au trois centième, puis application pendant la nuit de l'emplâtre de Vigo qu'on enlève le matin. Si la rougeur des téguments est trop forte, on applique pendant le jour un peu de pommade à l'oxyde de zinc ou bien un fard à base de kaolin, par exemple :

Kaolin	4 grammes.
Vaseline ou mieux lanoline	10 —
Glycérine	4 —
Carbonate de magnésie	2 —
Oxyde de zinc	2 —

F. S. A.

11

La desquamation de l'épiderme pigmenté peut s'obtenir encore par l'application de bien d'autres médicaments ; nous signalerons les plus employés.

Le savon noir appliqué pendant huit à dix heures étendu sur un morceau de flanelle, la teinture d'iode, les acides acétique, phénique, chlorhydrique, lactique, plus ou moins dilués, l'eau oxygénée, les pommades et pâtes, emplâtres et collodions à l'acide salicylique, à la vératrine, au naphtol, au soufre, au sulfophénate de zinc (à 2 0/0), à l'acide chrysophanique, les solutions de potasse ou de soude caustique (de 1/2 à 1 0/0), les préparations mercurielles, les frictions avec le jus de citron, les applications de rondelles de citron, le *pyrozone* (voir ce mot), etc., etc.

Voici quelques formules :

Pommade avec :

SAALFELD

Précipité blanc..............	)
Sous-nitrate de bismuth......	) ââ 2gr,50
Huile d'olive................	1 gramme.
Glycérolé d'amidon.........	4 grammes.

M. S. A.

KAPOSI

Précipité blanc.............	)
Borax de Venise............	) ââ 50 grammes.
Onguent émollient.......	50 —
Huile de romarin..........	)
Huile de naphte...........	) ââ V gouttes.

M. S. A.

Enduire un linge de toile d'une de ces pommades et appliquer la nuit.

Pommade avec :

SAALFELD

Naphtol β..............	5 à 10 grammes.
Oxyde de zinc.........	)
Poudre d'amidon.......	) ââ 12gr,50
Vaseline jaune.........	30 à 35 grammes.

M. S. A.

Appliquer cette pâte plusieurs jours de suite pendant une demi-heure à une heure.

Pommade avec :

Lanoline....................	25 grammes.
Vaseline....................	15 —
Calomel	} àà 1gr,50.
Acide salicylique...........	
Oxyde de zinc..............	15 grammes.
Huile d'amandes douces	5 —

M. S. A.

Pommade avec :

Axonge fraîche	50 grammes.
Vératrine....................	1 gramme.
Teinture de benjoin...........	X gouttes.

M. S. A.

Collodions au sublimé au trentième, au vingtième, au quinzième.

Solutions avec :

KAPOSI

Esprit de savon de potasse....	50 grammes.
Naphtol......................	2 —
Glycérine....................	1 gramme.

F. S. A.

KAPOSI

Vératrine....................	0gr,10
Eau de naphte...............	50 grammes.

M. S. A.

Application matin et soir à l'aide d'un pinceau du mélange suivant (MONIN) :

Lait virginal..................	100 grammes.
Glycérine pure...............	60 —
Acide chlorhydrique médic....	10 —
Chlorhydrate d'ammoniaque...	8 —

Voici la formule du lait virginal :

Teinture de benjoin	50 grammes.
Eau de roses.................	500 —
Eau de mélilot...............	450 —

M. S. A.

Toutes ces préparations provoquent une irritation vive de la peau qu'il importe ensuite de calmer à l'aide de toute la série des préparations émollientes, adoucissantes, poudres inertes, pâte à l'oxyde
de zinc, vaseline boriquée, fards et cosmétiques variés,
tels que :

SAALFELD

Lanoline anhydre	12 grammes.
Vaseline jaune	4 . —
Huile de rose	V gouttes.
Teinture de vanille	V —
Esprit de réséda	X —

M. S. A.

Pommade cosmétique de Kaposi :

Chlorure de bismuth précipité.	5 grammes.
Sulfate de baryte précipité	10 —
Cire blanche	3 —
Huile d'amandes	7 —

M. S. A.

E. BESNIER

Vaseline	20 grammes.
Carbonate de bismuth	5 —
Kaolin	5 —

M. S. A.

Mixture avec :

UNNA

Amidon de riz	2 grammes.
Oxyde de bismuth	2 —
Craie préparée	4 —
Onguent de glycérine	10 —
Eau de roses	90 —

M. S. A.

En résumé, il faut : 1° provoquer une irritation des
taches hyperchromiques par l'un des moyens indiqués

et si la pusillanimité ou la peau délicate du malade empêchent l'emploi des agents caustiques énergiques, avoir recours de préférence aux emplâtres de Vigo ou d'acide salicylique ou mercuriel appliqués la nuit; 2° calmer le matin l'irritation vive ainsi provoquée. Voici le traitement indiqué par le Dr E. Besnier :

1° Frictionner avec du savon noir ;

2° Appliquer pendant la nuit parties égales d'emplâtre de Vigo et de vaseline ;

3° Le matin laver à l'eau chaude et appliquer pendant le jour la pommade indiquée plus haut (vaseline 20 grammes, kaolin et carbonate de bismuth *ââ* 5 grammes). Malheureusement les taches pigmentaires sont parfois très résistantes et des plus récidivantes. On pourra recourir alors aux procédés chirurgicaux, quand les taches seront très peu étendues en ayant soin toutefois de prévenir le patient qu'ils sont susceptibles de laisser une petite cicatrice. Scarifications avec les aiguilles ou mieux à l'électro-cautère. Cautérisations électriques ponctuées (Voir *Nævi*). Il sera possible à l'aide des applications de chlorure de méthyle, suivant le procédé du Dr Bailly, de rendre ces petites opérations peu douloureuses.

Pilaire. — (Voir *Kératose pilaire* et *Pityriasis rubra pilaire*.)

Pityriasis. — La dénomination de *Pityriasis* (πιτυρον, *son*) s'applique à un certain nombre d'affections très différentes, ayant comme caractère commun une desquamation plus ou moins fine, furfuracée, ressemblant à du son. Pityriasis sans qualificatif ne signifie rien, et même la plupart des affections décrites sous le nom de Pityriasis avec un qualificatif quelconque ne constituent que des manifestations cliniques d'une dermatose classée. Pityriasis du cuir chevelu (Voir *Séborrhée*). Pityriasis simple (Voir *Eczéma séborrhéique*, *Séborrhée*). Pityriasis alba parasitaire (Voir *Trichophytie*). Pityriasis circiné et marginé (Voir plus loin *Pityriasis rosé de Gibert*). Pityriasis nigra (Voir *Pigment*), etc. En raison des confusions nombreuses auxquelles donne lieu cette dénomination de Pityriasis attribuée à des dermatoses squameuses si distinctes, il conviendrait sans doute d'éliminer ce mot d'une classification dermatologique parfaite. Mais il n'a pas été sacrifié, en raison de son ancienneté même : actuellement, et en attendant mieux, nous conserverons ce terme de Pityriasis et l'attribuerons à quatre *dermatoses importantes* :

1º Pityriasis rosé de Gibert ;

2ᶜ Pityriasis versicolore ;

3º Pityriasis rubra pilaire ou folliculaire de Devergie, Besnier, Richaud ;

4º Pityriasis rubra de Hébra, qui comprend lui-même à côté du Pityriasis rubra, type de Hébra, d'autres affections plus ou moins distinctes.

1º **Pityrasis rosé de Gibert.** — *Herpès tonsurant maculeux et squameux* (HÉBRA-KAPOSI). — *Arthritide pseudoexanthématique squameuse* (BAZIN). — *Pityriasis rubra aigu maculeux disséminé* (BAZIN). — *Pityriasis maculata et circinata* (DUHRING). — *Erythematous eczema, variétés orbiculaire et circinée* (E. WILSON). — *Érythème papuleux desquamatif* (E. BESNIER et VIDAL). — *Pityriasis circiné* (HORAND). — *Pityriasis disséminé* (HARDY). — *Roséole squameuse* (FOURNIER), etc., etc.

Le Pityriasis rosé de Gibert débute par une tache *unique, rouge* ou *rosée*, disparaissant sous la pression du doigt, légèrement surélevée, ovalaire ou circulaire, occupant de préférence le tronc, le cou, et quelquefois mais très rarement les bras. Bientôt le centre de cette plaque desquame très finement, semble affaissé, plissé, jaunâtre, café au lait moins coloré que la périphérie qui est légèrement surélevée, plus rouge et recouverte de squames plus adhérentes, formant à cette plaque (*Plaque primitive* de Brocq) une collerette généralement caractéristique.

Cette plaque primitive apparaît le plus souvent sans aucun phénomène précurseur : elle persiste seule pendant quelques jours, huit à dix jours environ, puis surviennent soudainement et simultanément d'autres éléments plus petits, soit à l'entour, soit très loin de la plaque constituant *l'éruption secondaire* (L. Brocq).

Celle-ci est caractérisée par l'existence de nombreuses petites plaques rosées qui s'étalent plus ou moins, deviennent squameuses et présentent tous les caractères de la plaque primitive : elles évoluent généralement et dans les cas typiques de *haut en bas* (E. Besnier), du cou et de la région presternale vers les régions latérales du thorax, vers les membres supérieurs, puis inférieurs, pouvant quelquefois mais très rarement gagner la face, les mains, les jambes et les pieds ; généralement l'éruption ne dépasse pas l'extrémité inférieure des cuisses en bas, les poignets aux membres supérieurs, le menton en haut. Mais, dans les cas atypiques, elle peut n'occuper que les membres, ou rester localisée à une région du corps. Le Pityriasis rosé de Gibert en effet, aussi bien dans ses localisations que dans son évolution, ses caractères objectifs, sa durée, présente de très fréquentes anomalies qui en rendent parfois le diagnostic difficile. Tantôt il existe une plaque primitive et quelques éléments ayant les mêmes caractères disséminés aux lieux d'élection très discrets, et à peine squameux ; tantôt il existe des plaques très nettement circinées à centre à peine coloré et plissé à périphérie saillante rosée, occupant le voisinage des plis. (*Pityriasis circiné et marginé de Vidal dû au microsporon anomœon ?*) Tantôt l'éruption est très abondante, rouge, enflammée, simulant l'eczéma aigu ; on observe des cas de ce genre à la suite d'un traitement irritant, intempestif, après une sudation excessive, un bain sulfureux, une violente émotion, *une indigestion*, l'absorption d'un médicament susceptible de provoquer un érythème ; tantôt elle simule la rougeole, ou la roséole syphilitique, ou le psoriasis et, surtout, l'eczéma séborrhéique.

La recherche de la plaque primitive est indispensable pour faciliter le diagnostic ; malheureusement celle-ci peut avoir disparu.

Le Pityriasis rosé évolue généralement par poussées successives, qui peuvent se reproduire pendant plusieurs semaines ; il dure quelquefois cinq, six semaines, d'autres fois cinq, six mois et même davantage. Il ne s'accompagne pas de prurit, sauf quand il survient sur des sujets très nerveux ou atteints de prurit diathésique. Il ne modifie en rien l'état général.

La pathogénie et l'étiologie sont très obscures. Il est possible, probable même, que cette affection est due à la présence d'un élément parasitaire encore inconnu ; il coïncide fréquemment avec des troubles gastro-intestinaux (FEULARD, JACQUET, DE MOLÈNES et COSTILHES) qui favoriseraient la germination de ce parasite (?). Cette affection pseudo-exanthématique ne récidive jamais (THIBIERGE).

TRAITEMENT. — L'affection étant susceptible de guérir spontanément, ne présentant aucune gravité et *étant très facilement irritable*, il convient de la traiter aussi modérément que possible. Il faut d'abord examiner avec soin l'état des voies digestives et traiter les troubles gastro-intestinaux quand ils existent. (Régime, traitement de la constipation, antisepsie gastro-intestinale, etc.) Si le sujet est nerveux, et s'il existe du prurit, on le traitera en conséquence. (Voir *Traitement du prurit en général*.)

On a conseillé les bains sulfureux, savonneux, les pommades au soufre, à l'ichthyol, à l'acide phénique, à l'huile de cade, au naphtol, au menthol, les lotions ou pommades aux préparations mercurielles, etc.

Nous préférons les traitements moins actifs et surveillés avec soin : Bains d'amidon ou alcalins faibles ; bains de son ; lotions chaudes faiblement antiseptiques ; pommades à l'oxyde de zinc, à l'acide borique ; pommade avec :

Axonge fraîche................	50 grammes.
Calomel à la vapeur............	2 —
Essence de menthe............	X gouttes.

F. S. A.

Les saupoudrages avec des poudres inertes. Amidon, oxyde de zinc, talc, etc.

E. Besnier conseille le traitement suivant :

« Bains amidonnés, ou alcalinisés, ou au borate de soude, 25 à 50 grammes pour 200 litres d'eau, un ou deux bains par semaines, onctions à l'onguent de zinc salicylé, résorciné, boraté ou soufré, mais en débutant par des doses légères, de 1 à 2 0/0 en moyenne. Si l'éruption persiste et si la peau est tolérante, on emploie des préparations plus actives, telles que :

Résorcine. Acide salicylique.
       Baume du Pérou...... ââ 1 à 2 grammes.
       Soufre précipité......... 1 à 10 —
       Lanoline et vaseline..... ââ 50 —

« Ou bien :

       Naphtol β............... 1 à 10 grammes.
       Lanoline ∤ ââ........... 50 —
       Vaseline ∤

« Les onctions se font le soir au coucher; le matin, lotion savonneuse tiède, puis saupoudrage à l'amidon. La peau doit être couverte de linge fin et mise absolument à l'abri des vêtements de tricot, de laine ou de flanelle. »

L. Brocq recommande en outre le glycérolé d'amidon pur ou additionné d'un peu d'acide salicylique ou d'acide tartrique, la pommade à l'oxyde de zinc pure ou additionnée d'un centième ou d'un soixantième d'essence de menthe, toute la série des préparations calmantes si les téguments s'enflamment et s'il y a des démangeaisons.

En résumé, les traitements les moins irritants sont les meilleurs.

2° **Pityriasis versicolore**. — Le *Pityriasis versicolore* est une dermatomycose produite par le microsporon furfur d'Eichstedt et de Robin. Il est caractérisé par des taches plus ou moins étendues et très variables de coloration, d'où le nom de la maladie; tantôt lisses, brillantes, de niveau, tantôt plissées, mates, elles sont le plus souvent couleur café au lait, peau de chamois; mais on peut rencontrer tous les degrés dans cette teinte soit en excès, soit en défaut; c'est ainsi que dans quelques cas ces taches sont brunes, dans d'autres à peine teintées, quelquefois même rosées, simulant le Pityriasis rosé de Gibert. Ces taches peuvent être petites, régulières, formant un pointillé élégant (Pityriasis ponctué), ou bien constituées par des petits éléments arrondis (Pityriasis en gouttes ou lenticulaire) ; le plus souvent elles sont irrégulières, à contours géographiques, et ont des dimensions qui varient depuis celle d'une pièce de 20 centimes jusqu'à celle de la main, parfois même elles sont plus étendues, occupant sur le tronc de larges surfaces avec quelques intervalles restreints de peau saine. Dans quelques cas très rares, le Pityriasis est circiné ou annulaire, à anneaux pâles au centre, bruns à la périphérie (UNNA).

Quelques sujets n'ont que deux, trois ou quatre taches pityriasiques disséminées sur le thorax, d'autres en ont un nombre considérable, répandues sur tout le corps, *les mains et les pieds exceptés*. Le cou dans sa partie découverte, et la face dans sa moitié inférieure sont quelquefois mais très exceptionnellement atteints ; en résumé, les régions les plus atteintes sont, par ordre de fréquence, les suivantes : régions sternale, interscapulaire, cervicale, axillaire, l'épaule, le ventre, l'aine, le membre supérieur du côté de la flexion surtout, le membre inférieur enfin et très rarement la face.

Particularité très importante au point de vue du diagnostic : quand on donne avec l'ongle un coup sec, rapide au niveau de la plaque, on détache une lamelle épidermique très nette qui, examinée au microscope, renferme en extrême abondance le microsporon ; au dessous de cette lamelle ainsi enlevée, la peau est à peine irritée, quelquefois cependant rouge et légèrement saignante (*signe du coup d'ongle* ou du *copeau*).

Les troubles subjectifs sont peu accentués ; le prurit, phénomène toujours très variable, est très modéré, quelquefois même nul. Dans d'autres cas, il est assez actif, et même chez les malades très nerveux il peut être vif, intolérable, et provoquer des lésions de grattage très développées.

Le P. versicolore a une marche et une durée variables; il évolue très lentement et, s'il n'est pas reconnu, peut durer indéfiniment, quinze, vingt ans et plus, bien que Kaposi déclare sa régression constante à un certain âge (?). Diagnostiqué, il est détruit très aisément mais récidive avec une facilité extrême, même après une guérison complète.

Le pityriasis versicolore, affection parasitaire, est contagieux, mais sa contagiosité est beaucoup moins marquée que celle de toutes les autres dermatomycoses; les cas de contagion avérée, les relations d'épidémie sont très rares. Dans tous les cas de P. versicolore, nous avons observé des troubles manifestes de la digestion gastro-intestinale et de la séborrhée qui, sans aucun doute, rendent le tégument beaucoup plus accessible à l'invasion du microsporon furfur, parasite *presque banal* et très répandu : s'il est plus fréquent chez les tuberculeux, c'est que ceux-ci ont en même temps des troubles gastro-intestinaux. Enfin on l'observe de préférence chez les sujets qui portent un gilet de flanelle ou ne prennent pas des soins de propreté suffisants.

TRAITEMENT. — Il n'est pas difficile de faire rapidement disparaître les taches de P. versicolore, mais elles récidivent très fréquemment : pour éviter ces récidives, il faut non seulement instituer un traitement externe actif et ordonner les mesures prophylactiques propres à toutes les dermatoses parasitaires (désinfection, passage à l'étuve, savonnage du linge de corps), mais encore prescrire un *traitement interne*

destiné à combattre la dyspepsie gastro-intestinale.
Nous ne nous étendrons pas ici sur les nombreux traitements des différentes variétés de dyspepsies. La
constipation, qui est habituelle chez les sujets atteints
de **P.** versicolore, devra être énergiquement traitée
(purgatifs huileux fréquemment répétés et précédés de
lavements simples ou huileux, podophylle, cascara
sagrada, strychnine, belladone (TROUSSEAU), hydrothérapie, massage de l'intestin, lavage de l'estomac, etc.).
La constipation ayant disparu, on pratiquera pendant
quelque temps l'antisepsie intestinale à l'aide du naphtol, du salol, du benzonaphtol, du bétol, etc.

TRAITEMENT EXTERNE. — Il consiste à produire une
desquamation active des couches épidermiques superficielles qui sont le siège du parasite, ainsi que des cellules des infundibula pilaires, qui, ainsi que le font
observer MM. Besnier et Doyon, sont également le
refuge du microsporon furfur. Tous les agents de desquamation peuvent donc être utilisés et donnent de
bons résultats si leur emploi est soigneusement surveillé et suffisamment prolongé.

Avant d'employer l'agent de desquamation épidermique, il faut savonner à l'eau chaude toutes les
régions envahies. Puis, quand les plaques ne sont pas
trop étendues, on pratique des badigeonnages de *teinture d'iode* renouvelés tous les deux jours jusqu'à ce
que la desquamation des couches superficielles de
l'épiderme ait eu lieu. Généralement, huit à dix jours
de traitement suffisent. Toutefois, il convient de n'employer la teinture d'iode qu'avec prudence chez les
femmes susceptibles de se décolleter, car la teinture
d'iode, dont la composition est assez variable, provoque
parfois sur les peaux sensibles tantôt une irritation

vive, tantôt une coloration jaunâtre persistante, tantôt enfin une tuméfaction œdémateuse de la peau avec dilatation des orifices glandulaires, altération cutanée des plus disgracieuses et des plus tenaces rappelant tout à fait l'aspect de la peau d'orange. Quand les plaques sont très étendues, ou quand la teinture d'iode ne peut être employée, on prescrira les divers traitements suivants (E. BESNIER) :

1° Savonner très exactement à l'eau chaude toutes les parties malades, le matin au lever;

2° Le soir, au coucher, faire une friction de quelques minutes sur les surfaces malades avec la pommade suivante :

> Résorcine et acide salicylique... ââ 1 à 3 grammes.
> Soufre précipité................ 5 à 15 —
> Lanoline, vaseline, axonge ...... ââ 25 —

(L. BROCQ.) « Tous les soirs, avant de se coucher, ou tous les matins en se levant, on frictionne les points malades avec de l'eau chaude et du savon noir de cuisine; on laisse la mousse sécher sur les téguments, puis on lave à grande eau. On prend de plus tous les jours ou tous les deux jours un bain sulfureux, et, dans le bain, on frictionne les parties malades avec du savon noir ou du savon au goudron, au naphtol, au soufre, à l'acide salicylique, du savon ponce ou un mélange de 250 grammes de pierre ponce pulvérisée pour 500 grammes de savon noir. Lorsque la peau est très irritée, on suspend le traitement pendant quelques jours, puis on le reprend si la guérison n'est pas parfaite. »

Les autres agents médicamenteux employés par les différents auteurs sont les suivants : les *pommades* mercurielles, au calomel, au précipité jaune, au turbith minéral au 1/20, à la résorcine, au naphtol, au soufre précipité, à l'anthrarobine, etc., etc.

Aux frictions faites avec ces pommades, il convient d'ajouter des lotions quotidiennes avec les médicaments suivants : acide acétique dilué, hyposulfite de soude au huitième, acide sulfureux, acide lactique, thymol, sublimé à 1/200 (DUHRING), teinture de veratrum vert (DUHRING), ou blanc (LILIENFELD), résorcine, etc.

L'oléate de cuivre a été particulièrement conseillé par les dermatologistes américains (J. SHOEMAKER, LE SIEUR WEIR). Nous l'avons également essayé dans plusieurs cas, et il nous a donné de bons résultats. Il n'irrite pas la peau, et il a suffi en moyenne de six applications d'oléate de cuivre dissous dans l'éther pour guérir des P. versicolores étendus; mais ce mode de traitement présente un double inconvénient : l'oléate de cuivre a une odeur désagréable et colore la peau en vert d'une façon très intense et assez tenace : enfin il est assez difficile de s'en procurer de bonne qualité.

Plus récemment encore, on a conseillé la *losophane* (voir ce mot) (E. SAALFELD) soit en solution, soit en pommade,

Solution avec :

Losophane...............	1 à 5 grammes.
Alcool	75 —
Eau distillée..............	25 —

F. S. A.

Pommade avec :

Losophane...............	1 à 2 grammes.
Lanoline..................	40 —
Vaseline	10 —

M. S. A.

3º **Pityriasis rubra pilaire ou folliculaire** (E. BESNIER). — *Pityriasis pilaris* (DEVERGIE et RICHAUD). — *Lichen* *ruber de la plupart des dermatologistes américains.* — C'est une affection très distincte du pityriasis rubra vrai, voisine du psoriasis, mais parfaitement *individualisée.* Elle est généralement mal connue des médecins praticiens en raison de sa rareté, et aussi et surtout des aspects très variés que prennent les caractères objectifs suivant la période d'évolution ou la localisation de l'affection qui peut simuler le psoriasis d'abord, ainsi que l'eczéma, l'ichthyose ansérine, le lichen pilaire, la xérodermie ou kératose pilaire simple, le lichen ruber, etc., etc. [1].

Le pityriasis rubra pilaire ou folliculaire, dans ses cas typiques, présente des caractères cliniques nettement tranchés, dont les trois plus importants sont les suivants :

1° Des petites saillies papuleuses, desquamatives coniques, acuminées (*cônes cornés, cônes épidermiques circumpilaires, papules cornées,* etc.), blanc grisâtre, plâtreuses, mates, ternes au début, quelquefois, plus tard, rouge pâle, rouge brun, brillantes, et redevenant opaques par le grattage, tantôt très petites et visibles à la loupe seule, tantôt saillantes et ayant la grosseur d'une tête d'épingle ou d'un grain de millet; leur sommet est parfois plein, le plus souvent conique, tronqué, donnant issue à un *poil* atrophié cassé à une très faible distance de la surface, donnant à la région malade l'aspect d'une barbe mal rasée (comédon pilaire), engaîné ou non de lamelles cornées, enrou-

1. Consulter les divers travaux de M. le Dr E. Besnier sur le pityriasis rubra pilaire, dans *Annales de dermatologie et de syphiligraphie,* 2e série, 1889, et dans la deuxième édition de la traduction des *Leçons de Kaposi,* 1891, t. Ier, pages 585 et suivantes.

lées, sébacées, qui pénètrent plus ou moins dans le
follicule jusqu'à l'abouchement des orifices sébacés et
forment une bague autour de la tige. Ces éléments
caractéristiques, discrets au début, deviennent cohérents, confluents ; la peau des régions envahies est alors
sèche, dure, rugueuse, râpeuse, xérodermique (peau
de volaille fraîchement plumée, peau d'ichthyose
pilaire, etc.).

Leur disposition sur la surface cutanée est variable.
Généralement symétriques, ils peuvent être disposés
sans ordre, ou bien former des lignes régulières qui
suivent la direction anatomique des follicules ; ils sont
tantôt discrets, tantôt confluents par développement
excentrique de la base de chacun d'eux ; ils forment
parfois des îlots réguliers sur le dos de phalanges, par
exemple ; d'autres fois, ils sont confluents et recouverts
de substance cornée en excès formant des masses plâtreuses, squameuses, psoriasiformes ou eczématiformes (coudes, genoux, hanches) avec exagération
des plis de la peau ; souvent, on constate sur les
régions atteintes une mosaïque plus ou moins régulière formée de quadrilles, de losanges, de rectangles, et
disposée selon les petits plis de la peau.

Les éléments caractéristiques du P. rubra pilaire
peuvent occuper toute la surface cutanée, à l'exception
du cuir chevelu. Ils sont très rares au niveau des
régions palmaires et plantaires. Leurs principaux lieux
d'élection sont les suivants : face antéro-externe des
membres, sommets et plis des grandes articulations,
partie supérieure du tronc, des phalanges ; quand ils
sont réunis et forment de vastes plaques, ils peuvent
être limités par des bords d'érythème lisse ; à la périphérie de ces plaques on observe généralement des

éléments typiques permettant de faire plus aisément le diagnostic ;

2° Le second caractère clinique, le plus important du P. rubra pilaire, est la *desquamation*. Elle précède parfois l'apparition des cônes cornés typiques, occupant le visage, particulièrement ses régions velues, le cuir chevelu, où elle peut être des plus abondantes.

Elle est alors au début très finement *pityriasique*, puis apparaît au sommet des éléments cornés circumpilaires, puis sur les placards constitués, couvrant de larges surfaces qui semblent revêtues d'un enduit épais, sec, plâtreux, desquamant ; mais, à un examen attentif, on constate que les lamelles épidermiques abondantes et exfoliantes ne forment pas une masse compacte, mais bien un granité très net qui recouvre chaque petite papule cornée, et reproduit tous les plis de la surface. Cette desquamation cesse d'être fine, pityriasique au niveau des faces palmaires et plantaires des extrémités, et devient plus épaisse, *lamellaire*, c'est-à-dire en lambeaux plus ou moins étalés, disjoints aux plis de flexion, adhérents au centre ; en même temps, les ongles présentent des altérations profondes caractéristiques, survenant soit dès le début de la maladie, et avant les autres manifestations cutanées, soit en même temps que celles-ci, soit enfin quand l'affection est déjà ancienne.

Ces *altérations unguéales*, qui sont tantôt très peu marquées, tantôt considérables, et qui tantôt enfin, mais très rarement, font défaut, sont les suivantes :

Les ongles, particulièrement dans leur moitié et leur tiers inférieurs, sont épaissis, ramollis, jaunâtres, prennent l'aspect du tissu *moelle de jonc*, bombés, saillants, *hyperesthésiques*, mais la matrice reste indemne, il n'y a ni décollement, ni chute.

3° *Rougeur. Hyperhémie cutanée.* — Ce troisième caractère clinique du P. rubra pilaire survient généralement quand les deux précédents sont déjà développés. La rougeur est d'abord limitée au pourtour des éléments cornés, puis envahit leurs intervalles, disparaissant à la pression, formant alors un fond rouge sur lequel sont disséminés les placards éruptifs et les débordant légèrement ; mais bientôt à la rougeur se joint de l'hyperhémie cutanée, de l'infiltration du derme, de la tuméfaction rouge qui comblent les espaces qui séparent les petites papules cornées ; on constate alors une rougeur uniforme envahissant de grandes surfaces du tégument qui est rouge pâle, ou rouge jaunâtre, chamois, bistré ; la rougeur ne disparaît plus complètement sous la pression du doigt ; elle peut envahir des régions entières, le visage, par exemple, qui prend un aspect spécial ; la peau, couverte de squames fines ou lamellaires et d'enduit séborrhéique, est tendue, ce qui provoque parfois un ectropion léger.

« Le pityriasis rubra pilaire est alors réellement constitué ; en même temps, sur les régions érythémateuses et légèrement tuméfiées, on constate l'exagération des plis que nous avons signalée, le plissement fin et régulier, dessinant en lignes élégantes toutes les séries papillo-sudorales et sébacés pilaires, à un niveau sensiblement égal et sans rugosité appréciable au toucher, ailleurs que dans les plis articulaires, sur tous les points où la peau est convenablement tendue. » (E. Besnier.)

Tels sont les principaux caractères objectifs du pityriasis rubra pilaire, sur lesquels nous avons cru devoir insister en raison de la difficulté de dignostic de cette affection. Examinons maintenant rapidement la marche, l'évolution, la terminaison et l'étiologie du pityriasis rubra pilaire.

Le plus souvent il débute par la desquamation, puis les cônes cornés apparaissent, puis la rougeur. Mais il peut y avoir interversion dans cet ordre ; en tout cas, il survient sans trouble de la santé générale, sans prodrome, si ce n'est parfois un peu de malaise, de picotements, et surtout de prurit et d'hyperesthésie, particulièrement aux extrémités, au niveau des ongles ; il évolue ensuite fort lentement et d'une façon irrégulière, le plus souvent de haut en bas et par poussées successives entremêlées de périodes d'accalmie plus ou moins prolongées, simulant la guérison. Dans quelques cas rares, l'affection peut s'arrêter définitivement ou provisoirement, demeurer fruste ou être abortive, ne se généraliser qu'après des intervalles extrêmement prolongés. Quoi qu'il en soit, même dans les cas les plus intenses et les plus prolongés, l'état général ne s'altère jamais sérieusement ; on constate seulement quelquefois, quand les lésions sont très étendues, une sensibilité particulière au froid, quelques frissonnements, de l'irritabilité nerveuse, des démangeaisons modérées généralement limitées, etc. La durée de la maladie est indéfinie, celle des crises généralement longues, plusieurs mois, un, deux, trois ans et plus : les récidives sont des plus fréquentes, mais la période de pseudo-guérison qui les précède peut être très prolongée.

Le pityriasis rubra pilaire peut s'observer à tout âge, mais débute généralement dans l'enfance ou l'adolescence ; il est un peu plus fréquent chez les hommes. Son étiologie est des plus obscures. On a invoqué le nervosisme, le lymphatisme, le rhumatisme des sujets ou de leurs ascendants ? Comme causes occasionnelles, signalons l'action bien incertaine et banale du froid, des excès, d'une émotion, des irritants externes, d'une affection aigüe, etc., etc. Sa nature intime, sa pathogénie sont également inconnues à l'heure actuelle.

TRAITEMENT. — On ne connaît aucune *médication interne* efficace dans le traitement du pityriasis rubra pilaire : il suffit de prescrire une hygiène et un régime appropriés à l'état général du sujet. On a essayé vainement l'huile de foie de morue à haute dose, l'acide phénique et les différentes préparations arsenicales; ces dernières ont été accusées par quelques auteurs de provoquer des poussées érythémateuses. Les différents *sudorifiques* semblent être indiqués pour combattre la sécheresse du tégument (jaborandi, *pilocarpine en injections hypodermiques*, exercices violents, bains de vapeur, bains chauds et prolongés, etc.).

Le *traitement local* donne des résultats très inégaux, et ne met pas à l'abri des récidives. Il est subordonné à l'âge, l'étendue, la localisation des lésions. Ses indications générales sont à peu près les mêmes que celles du psoriasis. On essayera les onctions huileuses simples ou médicamenteuses (huile de foie de morue, huile faiblement salolée, huile de cade faible ou forte), le glycérolé tartrique, l'acide *pyrogallique* et l'acide chrysophanique, qui agissent généralement assez bien, aux mêmes doses que dans le psoriasis (Voir *Psoriasis*). Quand les lésions seront assez limitées, on préférera les emplâtres caoutchoutés perforés à l'huile de cade, à l'huile de foie de morue, à l'acide pyrogallique, à la résorcine, à l'acide salicylique, au naphtol, à l'ichthyol, etc., à dose en rapport avec la tolérance du sujet; on peut encore prescrire l'emplâtre de Vigo, ou l'emplâtre rouge de Vidal.

Quand les lésions sont très étendues et irritées, on

aura recours aux topiques émollients ou modérément actifs (glycérolé d'amidon légèrement phéniqué ; pâte à l'oxyde de zinc, vaseline boriquée, cataplasmes de fécule, bains émollients, enveloppements humides, etc.).

L'enduit séborrhéique souvent très épais du cuir chevelu sera détaché à l'aide de douches de vapeur ou de pulvérisations, de savonnages à l'eau très chaude et au savon de goudron ou naphtolé, de pommades au calomel à 1/20, ou à l'acide pyrogallique à 5 0/0 qui a l'inconvénient de colorer fortement les cheveux, ou à l'acide salicylique.

Les lésions de la face demandent à être traitées rapidement et énergiquement, d'abord à cause même de leur localisation, ensuite pour éviter les difformités nasales, l'ectropion, la destruction des poils, etc. On conseillera les douches de vapeur fréquemment renouvelées, les applications de pommade à base de lanoline et de vaseline renfermant du calomel, 1/20, du naphtol, 5 0/0 de l'acide salicylique, de l'ichthyol, de l'huile de cade mitigée, du glycérolé faiblement tartrique, pommade avec :

Vaseline	15 grammes.
Lanoline	25 —
Huile d'amandes douces	5 —
Oxyde de zinc	15 —
Acide salicylique	$0^{gr},60$ à $1^{gr},20$
Essence de menthe	XII gouttes.

F. S. A.

On peut également essayer, mais avec beaucoup de précaution, l'application du masque de caoutchouc. Enfin, quand les lésions occuperont le tronc et les membres, on appliquera les différents agents que nous venons d'indiquer en donnant la préférence à l'acide pyrogallique et à l'huile de cade, et en incorporant à la préparation choisie un peu de menthol si le prurit est marqué. On pourra, quand les lésions seront limitées, prescrire les vernis médicamenteux formulés suivant le mode indiqué par Unna (voir *Vernis*), qui ont l'avantage d'agir doublement, par le médicament qu'ils renferment et par l'occlusion qu'ils produisent. Pour le pansement des lésions unguéales, on donnera la préférence aux emplâtres qui s'appliquent très exactement, et peuvent demeurer très longtemps en place.

Pityriasis rubra. — Sous ce nom on a décrit autrefois toutes les affections généralisées rouges et desquamatives que M. E. Besnier a réunies sous le nom d'*Erythrodermies exfoliantes* pour en faciliter l'étude; ce groupe artificiel au point de vue nosologique renferme une série de dermatoses absolument distinctes, parmi lesquelles nous signalerons simplement le *Pityriasis rubra pilaire généralisé* (voir ci-dessus). — La *Lymphodermie pernicieuse* de Kaposi (voir ce mot et *Mycosis* fongoïde). — *Les érythèmes généralisés desquamatifs artificiels* (médicamenteux ou produits par l'application de topiques irritants). (Voir *Éruptions médicamenteuses et Érythèmes.*) — *Les poussées aiguës qui se produisent assez souvent dans le cours d'un eczéma, d'un psoriasis, d'un pemphigus, d'un lichen planus, etc.* (Voir ces affections.) — *Les Herpétides exfoliatives de Bazin, survenant chez des sujets débilités, avancés en âge, cachectiques arrivés à une période avancée d'un eczéma, d'un psoriasis, d'un lichen, d'un pemphigus.* — Mais, à côté de ces faits, il existe, ainsi que le fait observer Brocq [1] dans les remarquables revues critiques qu'il a

1. L. Brocq, *Archives générales de médecine*, 1884 : Communication au Congrès international de dermatologie, 1889 ; *Traitement des maladies de la peau*, 2° édition 1892, p. 632 : Communication à la Société française de dermatologie, etc., etc.

publiées sur ces questions encore si discutées, d'autres érythrodermies exfoliantes dont l'étude est encore incomplète auxquelles on pourrait, avec une certaine apparence de raison, conserver le nom générique de *Pityriasis rubra*. « Il est probable, dit-il, qu'on les « classera peu à peu en un certain nombre de variétés « distinctes : quoi qu'il en soit, voici les formes morbides « que nous croyons dès maintenant pouvoir admettre :

« 1° *Érythème scarlatiniforme desquamatif ou dermatite* « *exfoliative aiguë bénigne de L.Brocq. — (Dermatite scar-* « *latiniforme généralisée récidivante de Vidal et Leloir.)* « (Voir *Érythème scarlatiniforme.)*

« 2° *Dermatite exfoliative généralisée proprement dite* « *subaiguë.* »

L. Brocq donne de cette affection la description suivante :

La dermatite exfoliative généralisée est une maladie géné- rale qui ne paraît pas être contagieuse et qui a une évolution cyclique (périodes d'augment, d'état et de déclin). Elle est fébrile dans ses deux premières périodes avec maximum vespéral, et la fièvre y offre le type continu rémittent. Le début est parfois soudain, rapide, plus souvent insidieux ; on voit apparaître une ou plusieurs taches rouges prurigineuses, qui s'étendent et se généralisent à tout le corps en deux ou dix jours. A la période d'état, les téguments dans leur totalité ou leur presque totalité sont envahis par une rougeur intense ; ils sont un peu épaissis, quelquefois même lardacés et comme tendus ; quelques jours après l'apparition de la rougeur, l'épiderme s'exfolie, et dès lors commence une desquamation en fines lamelles nacrées, sèches, de dimensions très variables, mais qui ont en moyenne de 2 à 3 centimètres de long sur 1 centimètre à 1 centimètre 1/2 de large : elles se recouvrent parfois comme des tuiles de toit et reposent sur un fond rouge vif.

Les poils tombent presque toujours en totalité ou en partie : il en est souvent de même des ongles qui sont tout au moins altérés et présentent de profonds sillons transversaux. A certaines périodes de la maladie et en certains points du corps, surtout vers les plis articulaires, il peut se produire un suintement plus ou moins abondant d'une extrême fétidité, et, dès lors, l'éruption simule l'eczéma. Quelquefois on voit survenir des bulles pemphigoïdes, des pustules, des furoncles, de la séborrhée, des cônes circumpilaires. Les démangeaisons sont un phénomène presque constant; il en résulte des excoriations et du suintement. Les malades éprouvent aussi assez souvent une sensation pénible et fort intense de cuisson ou de chaleur: ils ont froid dès qu'on les découvre.

Les muqueuses peuvent être prises. Nous avons noté des conjonctivites, des coryzas, des stomatites, des phénomènes de glossite superficielle. Les ganglions sont souvent tuméfiés.

Comme complications, nous signalerons des anthrax, des abcès tubériformes ou profonds, de véritables phlegmons, des eschares, de la surdité, de l'iritis, des manifestations articulaires, des complications cardiaques, des paralysies partielles, des paraplégies, de l'obnubilation intellectuelle. Quand elle est bénigne, la maladie évolue en trois ou quatre mois; quand elle est intense en cinq ou six mois; quand elle est prolongée par des complications graves ou par des poussées successives, elle met six à dix mois et même un an pour arriver à la guérison complète. Il persiste souvent pendant longtemps après la disparition de la rougeur et de la desquamation, de la pigmentation marquée des téguments.

La dermatite exfoliative généralisée *peut aussi se terminer par la mort, vers le troisième ou le quatrième mois avec diarrhée, épuisement graduel ou complication grave surtout du côté des poumons.*

Les rechutes et les récidives sont possibles.

Traitement. — *La dermatite exfoliative généralisée est pour nous une maladie générale à cycle défini, une sorte de pseudo-exanthème prolongé; aussi pensons-nous qu'il ne faut pas s'attendre à pouvoir la juguler. On doit seulement s'efforcer de prévenir les complications, d'écarter les causes qui pourraient augmenter l'intensité de l'éruption ou aggraver les phénomènes généraux, mettre enfin le malade dans d'excellentes conditions pour que la dermatose dure le moins de temps possible. Comme* traitement général, *les diurétiques semblent indiqués, mais je conseille surtout d'essayer de soutenir les forces du malade: on prescrira les toniques, les amers, les ferrugineux (vin de quinquina, vin de gentiane, potions cordiales, potions à l'extrait de quinquina, préparations de perchlorure de fer, huile de foie de morue, etc...). J'ai cru retirer parfois de bons effets de la quinine et de l'ergotine. L'acide phénique à la dose de 20 à 50 centigrammes par jour a calmé le prurit dans un cas. Par contre, la belladone, le salicylate de soude, l'eau de laurier-cerise, le bromure de potassium, ne m'ont donné que peu au point de résultats.*

On a essayé sans succès l'iodure de potassium, le sublimé, la strychnine, les divers acides minéraux, l'arsenic, l'atropine, le chloral, les diurétiques forts, tels que la digitale, le nitrate et l'acétate de potasse, etc. Allan Jamieson a employé avec succès le tartrate d'antimoine et de potasse.

Au point de vue de l'alimentation, je recommande tout spécialement le régime lacté (2 à 3 litres de lait par jour coupé d'eau de chaux, s'il y a de la diarrhée). On peut faire prendre en même temps du bouillon et des œufs. Quand l'appétit existe, ce qui est fréquent (car l'une des particularités les plus curieuses de cette dermatose est la conservation de l'appétit malgré la réaction fébrile) et quand la fièvre s'est un peu calmée, on donne une alimentation choisie et fortifiante, en ayant soin d'en écarter tout mets irritant.

Traitement externe. — Ce qui semble le mieux réussir, ce sont des onctions avec du liniment oléocalcaire pur ou légèrement phéniqué suivies de l'enveloppement ouaté. Aux points où l'inflammation est trop intense, on fait des lavages avec de la décoction de racine d'aunée, ou bien on applique quelques cataplasmes d'amidon.

On a retiré d'excellents résultats des pommades à l'oxyde de zinc et à la calamine, des liniments au lactate de plomb, et du glycérolé au sous-acétate de plomb.

Pour modérer le prurit, on peut se servir de glycérolé tartrique au vingtième, de vaseline citrique, de vaseline menthée, de pommades à l'acide salicylique au trentième ou au cinquantième, à l'acide phénique au quarantième ou au soixantième, à la cocaïne, de lotions à la décoction de feuilles de coca, à l'acide cyanhydrique, à l'acide phénique, d'huile de foie de morue, naphtolée ou phéniquée, etc... Les bains permanents nous semblent devoir donner dans ces cas d'excellents résultats.

(L. Brocq, *Traitement des maladies de la peau*, 2ᵉ édition, 1892, page 638 et suiv.)

3º *Dermatite exfoliative généralisée chronique* (L. Brocq).

Elle est caractérisée : 1º par une période de début fort longue pendant laquelle l'affection simule l'eczéma et s'étend progressivement : 2º une période également très longue d'état, pendant laquelle elle présente les principaux caractères objectifs de la dermatite exfoliative typique susindiqués ; 3º une période de déclin pendant laquelle la desquamation et la rougeur disparaissent peu à peu en laissant une pigmentation brunâtre qui ne s'efface que fort lentement. La durée est de plusieurs années. Le traitement est le même que celui de la dermatite exfoliative généralisée subaiguë.

4º *Pityriasis rubra de Hébra. Pityriasis rubra chronique grave, type Hébra*, de L. Brocq. — Sous ce nom, Hébra et Kaposi décrivent une affection très rare, caractérisée uniquement, depuis son début et pendant toute sa durée, par une rougeur vive, foncée, parfois livide généralisée à la période d'état, et une desquamation *fine*, furfuracée, en même temps qu'une grande sensibilité au froid, des frissons continuels, un prurit tantôt modéré, tantôt extrèmement violent. Cette dermatose progresse lentement sans rémissions ; la peau, d'abord œdématiée, luisante, tendue, s'amincit, se rétracte, se tend ; de sorte qu'elle paraît trop étroite pour le corps, d'où l'impossibilité pour les malades de remuer, de marcher, d'ouvrir la bouche, de fermer les yeux (ectropions), de se servir de leurs mains dont les doigts sont demi-fléchis. En même temps, les cheveux et les poils s'atrophient et tombent, les ongles s'amincissent, deviennent vitreux, fragiles, friables, quelquefois, au contraire, épais et cassants, mais ne tombent pas ; la nutrition générale s'altère, l'amaigrissement est considérable, il survient des ulcérations, des eschares, et le malade tombe dans le marasme et meurt avec ou sans pneumonie, diarrhée ou tuberculose intercurrentes, après avoir affreusement souffert pendant plusieurs années.

Traitement. — On a essayé vainement l'arsenic, la décoction de Zittmann, les diurétiques, les sudorifiques, les toniques, les alcalins.

Kaposi dit s'être bien trouvé, dans un cas, de l'usage interne de l'acide phénique.

Contre le prurit, on pourra essayer toute la série des médicaments antiprurigineux (voir *Prurit* et *Prurigo*). Rationnellement, le traitement interne doit s'en tenir aux indications fournies par l'examen approfondi de chaque sujet.

Localement, on doit agir avec une très grande prudence, la plupart des agents médicamenteux aggravant l'affection. E. Besnier conseille les poudres anodines, les onctions huileuses, les bains prolongés, les enveloppements humides, etc. Kaposi recommande les bains continus, les bains de goudron, la pommade de Wilkinson modifiée, les applications d'onguent diachylon avec toile caoutchoutée, les onctions avec l'huile de foie de morue, avec du goudron, ou simplement de l'axonge ou de la vaseline boriquée. (Voir *Traitement de la dermatite exfoliative généralisée subaiguë.*)

5° *Pityriasis rubra subaigu bénin et Pityriasis rubra chronique bénin.* — E. Vidal et L. Brocq ont observé des cas où les caractères objectifs étaient, à de faibles variantes près, ceux du pityriasis rubra, type de Hébra, et qui se sont terminées par la guérison, tantôt au bout de six à sept mois (pityriasis rubra subaigu), tantôt au bout de plusieurs années. Dans quelques autres cas, l'éruption rouge et desquamante fort prurigineuse évolue avec une lenteur extrême, finit par se généraliser, s'accompagne d'amincissement et de plissement du tégument, mais l'état général, même au bout de nombreuses années, demeure satisfaisant.

En résumé, comme le fait observer E. Besnier, on doit distinguer, dans le pityriasis rubra type Hébra, des formes *pernicieuses* (Kaposi n'admet que celle-ci), des *formes graves moyennes* et des *formes bénignes.*

6° *Dermatite exfoliative des enfants à la mamelle.* —

L. Brocq (*loco citato*) décrit sous ce nom, d'après Ritter von Rittersheim et plusieurs autres auteurs, une dermatose non contagieuse survenant de la première à la troisième semaine de la vie, caractérisée par de la rougeur et de la desquamation, d'abord localisées, puis généralisées du tégument. L'éruption est sèche ou légèrement suintante au-dessous des squames. Aux extrémités, la desquamation se fait par larges lambeaux ; parfois apparaissent des éruptions vésiculeuses ou bulleuses. Il n'y a pas de fièvre ni de complications apparentes, mais la mort survient avec la plus grande rapidité, souvent en une semaine, et dans la moitié des cas. Quand la guérison est sur le point de se faire, la peau pâlit peu à peu, puis la desquamation cesse graduellement. La nature de cette affection est inconnue. Il y aurait lieu de rechercher si elle ne provient pas parfois de la syphilis.

Plique. (*Trichoma*). — On désigne sous ce nom un enchevêtrement des cheveux, parfois aussi des poils de la barbe et du pubis, qui a été observé très souvent dans certaines contrées de la Russie, en Pologne particulièrement (*plique polonaise*), en raison de l'état de malpropreté, de misère qui régnait en ces pays. La plique, en effet, ne se rencontre guère que chez les sujets, les femmes surtout, qui, obligés de garder le lit, ou par incurie, ou enfin atteints d'une affection douloureuse du cuir chevelu, négligent de démêler leurs cheveux ; ceux-ci s'enchevêtrent, s'agglutinent, se remplissent de poussières, de malpropretés, de poux, de lentes, de pus, de squames, de croûtes, etc.; au-dessous, le cuir chevelu rouge, suintant, exhale une odeur fétide et présente tous les caractères de la dermite eczématique. Certains auteurs ont fait, à tort, de la plique une affection parasitaire ; en réalité, ce n'est pas une maladie, mais un état spécial de la chevelure qui disparaît rapidement quand on parvient à démêler les cheveux. Le plus souvent, il est nécessaire de les couper aux ciseaux, puis de traiter la dermite du cuir chevelu comme un eczéma aigu. Quand l'enchevêtrement est trop considérable, il est bon de ramollir les croûtes et toute la masse à l'aide d'huile simple ou salolée à 1 0/0 ou de cataplasmes, puis de savonner abondamment avec de l'eau très chaude. Quand il existe des parasites, on prescrira le traitement complet de la pédiculose du cuir chevelu. (Voir ce mot.)

Poils. Cheveux (affection des). — Les affections du système pileux sont des plus intéressantes et des plus nombreuses. Tantôt parasitaires, tantôt compliquant un certain nombre de dermatoses, elles sont décrites, pour la plupart, dans ce livre, sous des noms variés. (Voir *Favus*, *Pelade*, *Trichophytie*, *Trichomycose noueuse* (PIEDRA), *Plique*, *Alopécies*, *Eczémas*, *Acnés pilaires*, *Pityriasis rubra pilaire*, *Folliculites*, *Séborrhée*, etc., etc.)

Mais il existe deux altérations particulières aux poils dont nous avons réservé la description pour ce chapitre. Ce sont :

A. — L'*Atrophie propre des poils.* qui comprend :

1° La trichoptilose ;

2° La trichorrexie noueuse (ou trichoclasie) ;

3° L'aplasie moniliforme intermittente (cheveux moniliformes, monilethrix) ;

4° L'atrophie du pigment du poil (décoloration des cheveux, calvitie, poliose).

B. — L'*Hypertrophie des poils* (hypertrichose, polytrichie).

A. — Atrophie propre des poils.

1° *Trichoptilose*. — On désigne sous ce nom le fendillement de l'extrémité ou même d'une grande partie de la tige des cheveux (scissure ou fissure des poils, poil ébarbé en forme de plume, dissociation des fibres pileuses du poil).

Cette affection, très fréquente, s'observe surtout sur les cheveux longs, qui ne sont que rarement coupés ; aussi la rencontre-t-on de préférence chez les femmes. mais quelquefois également au niveau des poils de la barbe et de la moustache quand ils sont longs, secs et rarement taillés.

Elle coexiste assez fréquemment avec la trichorrhexie noueuse et avec l'aplasie moniliforme, ainsi qu'avec les diverses affections parasitaires ou autres du système pileux, mais peut exister indépendamment de toute altération autre des cheveux ou des poils ; son étiologie est alors des plus obscures et le *traitement* des plus incertains. On doit rechercher d'abord s'il n'existe pas une affection du cuir chevelu même encore peu développée, susceptible de provoquer le fendillement des cheveux. Dans quelques cas, la trichoptilose nous a permis de découvrir une séborrhée très légère du cuir chevelu qui avait passé inaperçue. Quand l'affection est vraiment idiopathique. le traitement consiste à couper fréquemment les poils au-dessus du niveau de la fissure, ou même, si c'est possible, à les raser plusieurs fois, ou enfin à les avulser si la lésion est radiculaire et à prescrire des corps gras ayant pour but de rendre les cheveux moins secs et moins ternes. (Voir *Alopécies* et *Séborrhée.*)

2° *Trichorrexie noueuse* (trichoclasie). — Cette affection est caractérisée par un éclatement du poil avec des nodosités dans sa continuité. Les poils ou les cheveux atteints présentent d'abord des boursouflements plus ou moins espacés, puis éclatent et, ou bien se cassent, ou bien les deux tronçons restent adhérents par leurs fibres séparées, dissociés en pinceau, en balai, mais prêts à se rompre à la plus petite traction.

La trichorrexie peut passer longtemps inaperçue, le sujet constatant simplement que ses poils se cassent, que leur extrémité est en pinceau et qu'un certain nombre d'entre eux présentent les renflements, les nodosités plus ou moins nombreux, plus ou moins espacés que nous avons indiqués plus haut.

L'affection occupe de préférence la barbe ; elle n'est pas rare au niveau des plis génitaux, du pubis (chez la femme surtout), de l'aisselle, mais l'est beaucoup plus au cuir chevelu.

Les différents auteurs ne sont pas d'accord sur la nature de cette affection. Pour les uns, elle serait nettement *parasitaire* et comprendrait trois types principaux (SABOURAUD) :

1° La trichomycose nodulaire de Juhel Rénoy (voir ce mot) ;

2° La trichorrexie de Behrend ;

3° La trichorrexie noueuse pubienne de P. Raymond.

C'est à ces deux dernières que s'appliquerait la description que nous venons de donner : à côté de ces trichorrexies parasitaires, il existerait l'aplasie moniliforme intermittente (voir plus bas) ou monilethrix, maladie congénitale et héréditaire non parasitaire.

Pour d'autres, au contraire, il convient de distraire complètement des trichorrexies la piedra ou trichomycose nodulaire qui seule serait parasitaire, et de décrire seulement comme atrophies propres des poils

la trichorrexie noueuse proprement dite, et l'aplasie
moniliforme, cette dernière « ne constituant pas une
affection propre, mais étant le résultat d'une altération
fonctionnelle de la formation du poil, qui peut se rencontrer dans plusieurs états pathologiques. (Pelade,
xérodermie pilaire, etc.) » (E. BESNIER.)

TRAITEMENT. — Si l'affection est d'origine parasitaire,
le traitement parasiticide devrait la guérir rapidement
(Voir *Trichomycose nodulaire*). En tout cas, on pourra
sans inconvénient y avoir recours au moins pendant
quelques jours.

(Lotions de sublimé. Pommades au calomel, pommades au soufre. Lavages à l'eau très chaude, etc.)

Le meilleur traitement, mais auquel bien des malades
ne se soumettent que difficilement, consiste dans l'épilation réitérée des poils altérés : si celle-ci est trop
pénible en raison du nombre de poils atteints, et si
l'affection occupe surtout la barbe, on conseillera au
malade de se faire raser fréquemment pendant un certain temps. Après l'épilation, E. Besnier conseille de
faire des applications de teinture de cantharides mitigée
jusqu'à la sortie du poil nouveau.

3° *Aplasie moniliforme intermittente. — Cheveux moniliformes, Monilethrix, Nodose hair*, etc.

Les symptômes de cette affection sont à peu près les
mêmes que ceux de la trichorrexie noueuse ; ils en
diffèrent par les caractères suivants : les poils atteints
sont secs, minces, grêles, courts, cassants ; ils présentent une suite continue de renflements colorés, séparés
d'une façon régulière par autant de points étranglés
décolorés, ce qui donne au poil l'apparence d'un cha-
pelet. Dans la trichorrexie, c'est le renflement qui
constitue la partie malade ; dans l'aplasie moniliforme,

au contraire, c'est l'étranglement qui est la partie
atrophiée ; le nodule ne représente que le cheveu sain.
Le monilethrix est ordinairement localisé au cuir chevelu. Cependant le plus souvent tout le système pilo-
sébacé participe dans une certaine mesure à l'atrophie,
dont le maximum est au cuir chevelu. D'après Sabouraud, Hallopeau, Mac Call Anderson, etc., l'affection est
congénitale ; l'enfant vient au monde avec des cheveux
normaux, qui tombent vers le deuxième mois et ne
repoussent pas ; des cheveux rares, grèles, moniliformes
prennent leur place, et persistent toute la vie. En outre,
le monilethrix est héréditaire, il existe des observations
recueillies chez cinq, quatorze et même dix-sept membres de la même famille en plusieurs générations
(SABOURAUD). Nous avons vu que, d'après E. Besnier,
l'aplasie moniliforme, dans la majorité des cas, n'est
que le résultat d'une altération fonctionnelle de la formation du poil, qui peut s'observer dans plusieurs états
pathologiques (pelade, xérodermie pilaire, kératose
pilaire).

Le TRAITEMENT est celui de la *trichorrexie noueuse* et
de la xérodermie pilaire. Les résultats sont le plus souvent très peu satisfaisants, en raison de ce que cette
affection est héréditaire, constitutionnelle, et le plus
souvent dure toute la vie. Lailler a dans un cas constaté
une amélioration notable, grâce au traitement suivant :
épilation répétée suivie d'applications de glycérine et
de frictions avec une teinture composée :

Baume de Fioravanti......	
Teinture de pyrèthre......	ãã 100 grammes.
Teinture de capsicum an-nuum................	
Ammoniaque liquide.......	6 grammes.

M. S. A.

4° Atrophie du pigment du poil. — Décoloration des cheveux. — Canitie. — Poliose.

On donne le nom de canitie à la décoloration des poils qui prennent un aspect gris ou blanc, parfois même blanc d'argent.

La canitie peut être *congénitale* ou *acquise :* congénitale, elle est générale (albinisme) ou plus souvent partielle, c'est-à-dire constituée par des mèches de cheveux gris ou blancs disséminées au milieu d'une chevelure plus ou moins foncée.

La canitie *acquise* comprend la canitie sénile, physiologique, et la canitie *prématurée ;* celle-ci survient parfois de très bonne heure, par suite d'une disposition individuelle dans certains cas héréditaires, ou bien après de violentes souffrances, des maladies graves, de grands chagrins. Partielle ou généralisée, elle évolue quelquefois *très rapidement ;* cependant on ne saurait admettre la possibilité de blanchir complètement en vingt-quatre heures.

La canitie partielle peut se produire à la suite de certaines affections du cuir chevelu ou de la barbe, la pelade et la séborrhée particulièrement, et est alors persistante ou le plus souvent passagère. De même, celle qui survient après les maladies graves, la fièvre typhoïde, l'érysipèle, ou après les couches, est susceptible de rétrocéder, mais le plus souvent la canitie idiopathique prématurée acquise est persistante, comme la canitie physiologique sénile, et évolue lentement, progressivement, débutant par les tempes, puis envahissant le cuir chevelu, la barbe et tous les poils du corps. La décoloration pilaire présente au point de vue de l'intensité tous les degrés, depuis la teinte grise à peine appréciable jusqu'à la coloration très blanche, semblable à celle de la neige. Parfois, très rarement il est vrai, il existe sur la tige des cheveux une série d'anneaux noirs pigmentés et blancs décolorés (canitie annelée) sans aplasie moniliforme concomitante.

Les colorations pilaires variées professionnelles sortent du cadre de la canitie ; il suffit pour les faire disparaître de supprimer la cause.

TRAITEMENT DE LA CANITIE. *Teintures.* — La variation dans le grisonnement des poils dépend du dépôt inégal de granulations pigmentaires ; il conviendrait de chercher le moyen de régulariser ou d'activer la fonction pigmentaire ; jusqu'ici malheureusement nous ne possédons aucun médicament interne ou externe susceptible d'agir ainsi, et il faut nous borner à prescrire des teintures destinées à masquer la décoloration et à donner aux poils une couleur artificielle. Toutefois, quand la canitie prématurée acquise est localisée ou est due à une affection du cuir chevelu, à la pelade par exemple, il convient de ne pas prescrire de teinture, mais de raser plusieurs fois la plaque de cheveux décolorés, et de faire des applications d'acide acétique cristallisable pur ou mitigé ; cet agent médicamenteux, en effet, d'après M. E. Besnier et nos propres observations, favorise certainement le processus de pigmentation des poils.

Cosmétiques et teintures. — Il faut savoir que beaucoup des préparations du commerce, pour ne pas dire la plupart, qui contiennent des sels d'argent, de plomb, de cuivre, d'étain, de mercure, du cyanure de potassium, etc., sont le plus souvent nuisibles. Elles peuvent provoquer en effet des dermites parfois intenses, des altérations sérieuses du cheveu ou des poils, de l'alopécie qui peut être définitive, et même dans quelques cas rares, des phénomènes d'intoxication plus ou moins graves. Aussi le médecin doit-il déconseiller l'emploi des teintures aux personnes à peau sensible ou prédisposées aux eczémas. Nous allons indiquer les teintures les plus connues, les plus employées, mais nous passerons sous silence celles qui sont susceptibles de provoquer une irritation vive.

1° *Teintures noires et brunes. — Cosmétiques noirs.* — Un procédé très simple et inoffensif, mais peu durable, consiste à appliquer la pommade suivante (CAZENAVE) :

        Cire blanche................. 125 grammes.
        Huile d'olive.............. 300   —

Faites fondre et ajoutez :

        Charbon de liège ou de peuplier.   60 grammes.
                        M. S. A.

Les teintures les plus employées pour obtenir la coloration châtain foncé ou noire ont pour base les *sels d'argent*, dont la solution, suivant son degré de concentration et la durée de l'application, donne une nuance différente allant du brun au noir. On peut employer une solution unique renfermant un sel d'argent. La coloration s'obtient alors par le fait de la réduction du sel d'argent sous l'influence de la lumière, par exemple :

        Nitrate d'argent................. 19^{gr},36
        Sulfate de cuivre...............   0   88
        Ammoniaque ....   10 grammes.
        Eau............................. 1,000   —
                M. S. A. (Eau dite *Charbonnier*.)

Ou bien :

        Azotate d'argent cristallisé.....   5 grammes.
        Eau distillée de roses.......... 125   —
        Ammoniaque liquide........... Q. S.

Faites dissoudre l'azotate d'argent dans l'eau de roses, versez peu à peu l'ammoniaque jusqu'à dissolution complète du précipité d'abord formé. On passe sur les cheveux ou la barbe une brosse imbibée de ce liquide qui leur fait prendre une teinte brune, puis noire.

Ou bien :

Eau dite *Figaro*. — (Solution ammoniacale de nitrate d'argent.)

Eau dite du *Serpent :*

Sulfate de cuivre...................	2^{gr},85
Nitrate d'argent....................	45 grammes.
Eau...............................	1,000 —

M. S. A.

Ou bien :

Solution ammoniacale de chromate d'argent.

Ou bien (KAPOSI) :

Nitrate d'argent..............	5 grammes.
Acétate de plomb.............	1 gramme.
Eau de roses.................	100 grammes.
Eau de Cologne...............	1 gramme.

M. S. A.

Avant d'appliquer ces teintures, il faut avoir soin de savonner les cheveux pour enlever la graisse, puis de les laisser sécher pendant environ une heure. L'application faite, comme le plus souvent la peau sous-jacente est également colorée en noir, il faut la laver tout de suite avec une solution de sel marin plus ou moins concentrée.

Plus fréquemment on se sert de deux solutions, l'une renfermant un sel d'argent ou de plomb ; l'autre, appelée *mordant*, destinée à produire, par réaction chimique, la couleur. consiste tantôt en solutions de sulfure de potassium, de sodium ou d'ammonium, tantôt en solutions de tannin, d'acide gallique ou d'acide pyrogallique. En combinant d'une façon convenable la quantité et la con-

centration des liquides employés, on obtient la nuance
que l'on désire.

Exemple :

Flacon n° 1 :

    Sulfate de cuivre .... 2^{gr},10
    Nitrate d'argent .... 6^{gr},15
    Ammoniaque....................... 4^{gr},30
    Eau .... 1,000 grammes.

Flacon n° 2 :

    Alcool .... 1,000 grammes.
    Acide gallique...   8   —

                M. S. A.

Ou bien (KAPOSI) :

Flacon n° 1 :

    Nitrate d'argent cristallisé...... 8 grammes.
    Eau distillée................. 70   —

Flacon n° 2 :

    Foie de soufre................ 8 grammes.
    Eau distillée................. 70   —

Ou bien :

Flacon n° 1. — Solution d'acide pyrogallique à 6 0/0.

Flacon n° 2. — Solution de chromate jaune de potasse
dans l'eau, avec addition d'une proportion variable
d'eau oxygénée, cette proportion influençant la teinte
et permettant d'obtenir toute la gamme, depuis le brun
clair jusqu'au noir.

Ou bien :

Flacon n° 1. — Solution aqueuse de sulfate de nickel.

Flacon n° 2. — Solution aqueuse de pyrogallol.

Ou bien :

Flacon n° 1. — Solution aqueuse de pyrogallol.

Flacon n° 2. — Solution aqueuse de bichromate de potasse.

Ou bien encore (eau dite *Juvénile*) :

Flacon n° 1 :

Acétate de plomb............	25	grammes.
Eau distillée de roses........	1,000	—

Flacon n° 2 :

Monosulfure de sodium......	30	grammes.
Eau de roses	1,000	—

Ou bien encore (BROCQ) :

Flacon n° 1 :

Sulfure d'ammonium..........	30	grammes.
Solution de potasse à 1 p. 20...	12	—
Eau distillée..................	30	—

Flacon n° 2 :

Nitrate d'argent...............	4	grammes.
Eau distillée..................	60	—

Ces liquides combinés s'emploient de la façon suivante : après avoir savonné et laissé sécher les cheveux ainsi que nous l'indiquons plus haut, on applique sur les cheveux avec une brosse le liquide du flacon n° 1, puis de la même façon le liquide du flacon n° 2, mais avec une autre brosse.

Nous signalerons encore les différentes teintures noires suivantes, assez employées :

1° Solution avec :

Oxyde de plomb	2^{gr},13
Hyposulfite de soude...............	54^{gr},50
Glycérine	13^{gr},51
Ammoniaque	3^{gr},91
Eau	925^{gr},89

M. S. A. (Eau dite des Fécs.)

2º Solution avec :

Acétate de plomb............	25 grammes.
Hyposulfite de soude	100 —
Eau de roses..............	1,000 —
Glycérine.................	5 —

Faites dissoudre séparément les deux sels dans la moitié de l'eau de roses, mélangez les deux liquides, puis ajoutez la glycérine. Cette formule, qui se rapproche beaucoup de la précédente, porte le nom d'eau Renaissance.

Solution avec :

Hyposulfite de soude..............	101,60
Acétate de plomb....	16,67
Eau..........................	1,000

M. S. A. (Eau dite *de Castille*.)

Solution avec :

Vin rouge..................	360 grammes.
Sel commun................ .	4 —
Sulfate de fer..............	7 —

Faire bouillir pendant quelques minutes, ajouter :

Oxyde de cuivre..............	4 grammes.

Laisser deux minutes au feu, ajouter :

Poudre de noix de galle........	7 grammes.

M. S. A. (Lotion de Laforest.)

Frotter les cheveux avec cette liqueur, les dessécher avec un linge chaud, puis laver avec de l'eau. Ce mélange donne une coloration noire terne, fort peu agréable.

Teinture de Naquet. — 100 parties de bismuth métallique sont dissoutes dans la plus petite quantité possible d'acide azotique ordinaire (environ 280 parties).

On ajoute à la liqueur une solution de 75 parties d'acide tartrique dans l'eau, puis une quantité d'eau assez considérable pour que le liquide filtré ne soit pas précipité par une nouvelle addition d'eau. On jette le tout sur un filtre, on lave à grande eau jusqu'à ce que les eaux du lavage ne soient plus acides. Le magma est ensuite placé dans une terrine et on ajoute peu à peu de l'ammoniaque liquide jusqu'à dissolution ; puis le liquide est additionné de 75 parties d'hyposulfite de soude en poudre, et, dès que ce sel est dissous, il est filtré et mis en flacon.

Cette teinture peut être livrée ainsi : il vaut mieux cependant lui ajouter un peu de glycérine, mais surtout pas d'alcool. Les cheveux et la barbe imprégnés prennent, au bout de six heures, une teinte châtain foncé. Si on lave, cette teinte fait place au blond.

Cette solution, dont la fabrication est très compliquée, se conserve indéfiniment à la condition de la tenir dans un flacon bien bouché.

Teinture turque. — On pulvérise des noix de galle dont on fait ensuite une pâte avec un peu d'huile ; on fait cuire cette pâte dans un bassin en fer jusqu'à ce que les vapeurs d'huile cessent de se dégager. On triture alors le résidu et on fait une nouvelle pâte avec de l'eau ; on remet sur le feu pour la faire sécher. Pour compléter la préparation, on y ajoute un mélange minéral apporté d'Égypte sur les marchés d'Orient et qui s'appelle en turc *rastikopetra* ou rastik-yusi. Ce mélange, qui ressemble à l'écume, est fondu par les Arméniens et se compose de fer et de cuivre. On l'incorpore, réduit en poussière fine, à la noix de galle traitée comme nous venons de l'indiquer, de manière à former une pâte molle que l'on conserve dans un endroit humide. Quelquefois on y introduit des poudres odorantes à base d'ambre gris. Pour employer cette teinture, on en écrase un peu dans la main ou entre les doigts, et on en frotte les cheveux ou la barbe ; au bout de quelques jours, les cheveux deviennent d'un beau noir, restent souples et conservent longtemps leur coloration artificielle. (LANDERER, d'Athènes.) En réalité, les propriétés colorantes semblent dues surtout à l'acide pyrogallique qu'on retrouve en traitant tout ce mélange par l'eau.

A ces nombreuses préparations nous pourrions en ajouter beaucoup d'autres qui donnent aux poils une teinte sinon noire, du moins foncé. Nous ne signalerons que les suivantes qui sont du reste peu employées :

Huiles de cade, de macis, de cassis, brou de noix, infusion de feuilles et d'écorces de noyer, de fèves, de grenade, de sumac, le kohol (solution d'encre de Chine dans l'eau de roses), pommades et solution d'acide pyrogallique, etc., etc., enfin le *henné*. Le henné (plante de la famille des Papillonacées) est un agent végétal qui permet de donner aux cheveux toutes les teintes. On fait avec la poudre de henné et de l'eau une pâte épaisse que l'on applique sur les cheveux ; au bout d'une heure ils deviennent rouges. Alors on les frotte avec une autre pâte faite avec de la poudre d'indigo ; puis l'on soumet la chevelure à l'action de la vapeur d'eau pendant une demi-heure. Sous l'influence de la chaleur humide, les deux pâtes se combinent et donnent aux cheveux une coloration noire, ou brune, ou châtain, ou même blonde, ou jaune, suivant les proportions des mélanges employés. Mais il faut une certaine expérience dans le maniement de ces pâtes pour obtenir la teinte désirée.

Teintures blondes. — En outre du henné, la préparation actuellement la plus employée parce qu'elle est inoffensive quand on n'en abuse pas, et parce qu'elle donne une assez jolie teinte, est l'*Eau oxygénée*. Elle doit être appliquée plusieurs jours de suite, et il faut que le flacon qui la contient soit toujours bien bouché, de façon à ce que l'eau ne perde pas ses propriétés. On peut encore prescrire la teinture de curcuma, les solutions d'acide chrysophanique (éviter d'en mettre dans les sourcils et dans les yeux) et enfin le mélange suivant : faire bouillir jusqu'à réduction de moitié 150 grammes de rhubarbe dans un demi-litre de vin blanc. Passer, imbiber les cheveux et laisser sécher.

B. Hypertrophie des poils. Hypertrichose (Hirsutie, polytrichie, trichauxe, etc.). — On désigne sous le nom d'*hypertrichose* le *développement exagéré des poils*, eu égard à l'âge et au sexe de l'individu, ainsi qu'à la région atteinte; elle est congénitale ou acquise : congénitale, elle peut être localisée ou généralisée (*hirsutie généralisée*), mais alors n'atteint pas la paume des mains, la plante des pieds, les extrémités digitales, la vulve, le gland et le prépuce; elle coïncide souvent avec l'absence ou le faible développement des dents (MICHELSON).

L'hypertrichose acquise est également généralisée (rarement) ou localisée. Celle-ci est relativement fréquente : elle comprend le développement des poils sur certaines taches pigmentaires, nævi pilosi (voir *Nævi*), l'hypertrichose de la face des femmes et des jeunes filles, le développement exagéré de la barbe ou bien de la chevelure, l'hypertrichose de la face particulièrement de l'extrémité nasale, de l'espace intersourcilier des sourcils, des oreilles, des narines, l'hypertrichose intermammaire ou du mamelon, ou de l'aréole, l'hypertrichose des membres, etc.

L'*hypertrichose de la face chez la femme* est de toutes ces variétés celle qui constitue la difformité la plus désagréable, celle pour laquelle le médecin est le plus souvent consulté. Certaines femmes, en effet, voient apparaître sur la lèvre supérieure, les parties latérales des joues, le menton, le cou, etc., des poils d'abord fins, qui bientôt, à la suite d'épilation, de rasures, de dépilatoires, etc., deviennent plus gros, plus durs, plus résistants, plus nombreux et finissent par constituer une véritable barbe. Le plus souvent, cette difformité leur cause une peine extrême; elles deviennent tristes, nerveuses, impressionnables, parfois même neurasthéniques, mélancoliques et lypémaniaques. Ainsi que le déclare le Dr E. Besnier, cette hypertrichose de la face se développe à plusieurs périodes de la vie chez la femme : la plus grave, celle qui constitue parfois une véritable barbe abondante, apparaît de quatorze à seize ans, à l'âge où la barbe pousse chez l'homme; souvent en même temps il se produit de l'hypertrichose sur les bras et sur les mollets : ces jeunes filles sont quelquefois véritablement masculinisées moralement; elles présentent le plus souvent des troubles fonctionnels ou nutritifs, obésité, dysménorrhée, aménorrhée, hystérie, etc.

D'autres fois, vers la trentième année, beaucoup de femmes qui avaient un duvet plus ou moins abondant de la lèvre supérieure, ou du menton, ou des branches du maxillaire, voient ces poils follets se transformer peu à peu en poils plus volumineux, plus raides, plus nombreux, et se rapprocher de plus en plus de ceux des poils de la barbe de l'homme.

Enfin l'hypertrichose peut n'apparaître qu'à la période de la ménopause, et évolue comme la variété précédente.

L'étiologie de l'hypertrichose est peu connue. Nous signalerons seulement l'hérédité, les troubles sexuels, l'abus des dépilatoires, et tous les irritants cutanés.

Traitement. — L'hypertrichose généralisée, qui d'ailleurs est fort rare, est pour ainsi dire au-dessus des ressources de l'art. Il n'en est plus de même des hypertrichoses localisées pour lesquelles le médecin est fréquemment consulté par les femmes surtout : on peut épiler, couper, raser, flamber les poils, mais ils repoussent plus épais, plus durs ; aussi, pour empêcher la reproduction constante des poils, faut-il détruire la papille. Les très nombreux épilatoires ou dépilatoires qui existent dans le commerce attaquent la substance du poil et le font tomber. Mais non seulement ils ne détruisent pas le bulbe pileux, et par conséquent ne s'opposent pas à l'apparition de nouveaux poils, mais encore ils irritent la peau, peuvent provoquer des dermites intenses, des cicatrices vicieuses, et le plus souvent même augmentent l'hypertrichose.

Parmi ces épilatoires ou pilivores, nous signalerons les suivants, qui s'emploient surtout sous forme de pâtes :

Le *rusma des Orientaux* présente la composition suivante. On délaie dans neuf parties de chaux vive une partie d'orpiment (trisulfure d'arsenic) ; on ajoute un jaune d'œuf ou de la farine de froment, et on fait bouillir avec un peu d'eau, de façon à avoir une pâte qu'on applique en couche mince, avec une spatule en bois, sur les points où sont les poils ; au bout de cinq à dix minutes, quand la cuisson commence à être vive, on racle rapidement avec la spatule, puis on lave la peau à l'eau chaude et on saupoudre avec une poudre inerte blanche (amidon, poudre de riz, oxyde de zinc); ou bien, si l'irritation est trop vive, on fait une onction avec une pommade émolliente.

Pâte de Bœttger :

Faire passer un courant d'hydrogène sulfuré dans un lait de chaux très épais jusqu'à saturation. Puis on prend de ce :

Sulfhydrate de chaux bien égoutté	20 grammes.

et on ajoute :

Glycérolé d'amidon............	10	—
Amidon pulvérisé.............	10	—
Essence de citron.............	X gouttes.

F. S. A. Une pâte.

On applique cette pâte sur la région à épiler, on la laisse vingt ou trente minutes, puis on l'enlève avec une spatule et on lave.

Pâte de Heymann :

Gomme arabique............	6	parties.
Ichthyocolle................	14	—
Cochenille.................	4	—
Curcuma pilé........	8	—
Alun...................		
Crème de tartre............	ãã 4	—
Carbonate de potasse...		

Faire bouillir pendant une heure dans de l'eau de chaux, filtrer, mélanger le liquide avec 500 grammes de pierre ponce et du blanc d'œuf, pour en former une pâte.

Pâte de Mac Call Anderson :

Sulfure de baryum............	6	grammes.
Oxyde de zinc................	24	—
Carmin....................	0gr,6	

M. S. A.

Mélanger cette poudre à une quantité d'eau suffisante

pour en faire une pâte, qu'on ne laissera appliquée que trois à quatre minutes.

Pâte de Duhring :

<pre>
Craie préparée................. 24 grammes.
Sulfure de sodium............. 8   —
</pre>

Triturer avec de l'eau de façon à faire une pâte qui ne restera en place que dix à quinze minutes.

On peut encore arracher les poils à l'aide d'emplâtres agglutinatifs : on les chauffe légèrement, puis on les arrache brusquement et les poils sont avulsés. Ce procédé est douloureux et inefficace.

D'autres auteurs préconisent l'épilation suivie de l'introduction dans la cavité du follicule pileux, soit d'un liquide caustique (acide phénique, acétique ou chromique, potasse caustique, etc.), soit d'une très fine aiguille trempée dans l'un de ces liquides ou bien rougie au feu.

Le meilleur traitement radical de l'hypertrichose consiste dans la destruction totale du poil et de la racine par le courant électrolytique. Cette méthode, indiquée d'abord par le Dr Michel de Saint-Louis, en 1875, qui l'appliqua au traitement du trichiasis, a été depuis perfectionnée par Hardaway, G. T. Jackson, Behrend, Lustgarten, etc. En France, c'est le Dr L. Brocq [1] qui a le mieux étudié cette question, et qui a, pour ainsi dire, vulgarisé ce mode de traitement. C'est à lui que nous empruntons les détails qui suivent relativement aux instruments, au manuel opératoire toujours fort délicat, aux indications et aux résultats de cette petite opération, etc.

1. L. BROCQ, *Bulletins de la Société médicale des hôpitaux de Paris*, mai 1886, avril 1888 : Communication à la société de dermatologie, 3 avril 1891 ; *Traitement des maladies de la peau*, 2e édition, Paris, 1892, pages 656 et suivantes.

Brocq se sert d'une pile à courants continus au bichlorure de mercure à vingt-quatre éléments, munie d'un galvanomètre bien réglé. Au pôle positif est reliée une poignée cylindrique recouverte d'une peau de chamois imbibée d'eau salée, que le patient serre vigoureusement dans sa main. Au pôle négatif s'adapte l'aiguille ; celle-ci est en platine iridié et composée de trois parties : 1º d'un cylindre métallique de 1 centimètre 1/2 de long, de 3 à 4 millimètres de diamètre, taillé à facettes de façon à pouvoir être tenu solidement et légèrement à la fois, roulé entre les doigts et dirigé en tous sens ; 2º d'une tige mince et cylindrique de 2 centimètres de long ; 3º d'une partie terminale de 10 à 15 millimètres de long, *aussi fine que possible*, séparée de la tige cylindrique par un arrêt métallique formant une sorte de bourrelet circulaire. Cette partie terminale est courbée à angle obtus à environ 5 à 6 millimètres de la pointe ; cette courbure peut se faire simplement en prenant la tige entre les mors d'une pince ; elle rend l'introduction de l'aiguille beaucoup plus facile et permet de faire l'opération en certains points où, sans cet artifice, l'introduction est des plus pénibles, à la partie inférieure du menton, par exemple.

Pour éviter toute cicatrice ultérieure et n'agir uniquement que sur le bulbe pileux, on a isolé la tige des aiguilles jusqu'à 2 millimètres environ de la pointe, qu agit ainsi seule sur les tissus. Donc, en mettant cette pointe libre en contact avec le bulbe pileux, si ce bulbe est à 3, 5, 7 millimètres de profondeur, les couches superficielles du derme resteront indemnes. M. Chardin est arrivé à construire sur les indications de Brocq une aiguille isolée assez pratique. C'est une tige en platine iridié, de la grosseur et de la longueur des aiguilles

14

ordinaires, montée sur le même cylindre qu'elles. A 2 millimètres de la pointe que l'on fait aussi fine que possible, on use un peu la tige circulairement dans une étendue de 4 à 5 millimètres, de manière à obtenir une sorte de petite dépression. On enroule ensuite dans cette dépression un fil de soie très fin qui recouvre presque entièrement le métal à ce niveau et qui constitue le corps isolant. L'introduction de cette aiguille est parfois laborieuse ; il faut lui imprimer quelques mouvements d'hélice. Il est, de plus, malaisé de savoir si la partie terminale libre est bien en contact avec le bulbe du poil. Enfin, on ne peut, quand on l'emploie, saisir l'instant précis où ce bulbe est désorganisé. Aussi doit-on exercer, pendant que le courant passe, des tractions légères sur le poil avec la pince, ou se résoudre à tâtonner et à faire passer un courant de force mesurée pendant un laps de temps rigoureusement déterminé, de façon à pouvoir s'arrêter exactement dès que le poil n'est plus adhérent. Toutes ces difficultés rendent l'emploi des aiguilles isolées extrêmement délicat.

Manuel opératoire. — Le principe de l'opération consiste à faire passer dans l'organisme un courant électrique dont le pôle négatif est constitué par une fine aiguille mise en contact avec le bulbe du poil ; les tissus voisins subissent dès lors la décomposition électrolytique ; quand le bulbe est détruit, on cesse de faire passer le courant.

Pour que l'opération se fasse dans de bonnes conditions, c'est-à-dire pour que les lésions cutanées produites soient réduites à leur minimum, il faut que l'aiguille soit en contact direct avec le bulbe ; pour atteindre ce but et ne pas le dépasser, on commencera par étudier le volume des poils, leur direction et, surtout, la profondeur de leurs bulbes qui varient suivant les malades et suivant les régions chez un même malade ; puis, on introduira l'aiguille à la profondeur voulue, ce qui sera rendu facile par la présence de l'arrêt ou de la soudure sur la tige.

On doit cathétériser, pour ainsi dire, le follicule pileux et faire glisser l'aiguille le long du poil jusqu'au bulbe sans éprouver de résistance ; si l'on en ressent, c'est que la pointe est à côté du follicule ; on la retire alors et l'on tâtonne jusqu'à ce que l'on sente qu'elle s'enfonce, pour ainsi dire, toute seule.

Lorsque l'aiguille est bien placée, on fait passer le courant. Pour cela l'opérée, tient solidement à la main le cylindre mouillé d'eau salée qui constitue le pôle positif, et un aide fait tourner lentement le collecteur de l'appareil jusqu'à ce que l'aiguille du galvanomètre marque le nombre de milliampères (presque toujours de 2 à 5) avec lequel on veut agir. Il s'arrête alors ; puis on revient rapidement à zéro lorsque l'on juge que le courant a passé assez longtemps et que le poil est détruit. Quand on n'a pas d'aide, on met d'emblée le collecteur de la machine sur le nombre d'éléments qui correspond à peu près au courant dont on veut se servir. Mais, dans ce cas, il faut que l'opérée ne prenne le cylindre formant le pôle positif que lorsque l'aiguille est en place, car, autrement, les divers tâtonnements que l'on est obligé de faire pour introduire cette aiguille seraient trop douloureux. Quand l'aiguille est bien placée, on dit à l'opérée de saisir le cylindre ; elle le fait lentement, progressivement, pour ne pas éprouver de fortes secousses ; quand on juge que le poil est suffisamment détruit, on lui dit de lâcher le cylindre, puis on retire l'aiguille.

Anesthésie locale. — L'opération par elle-même est assez douloureuse en certains points, comme les lèvres, les narines, la partie inférieure du cou, etc., etc. Les badigeonnages et les frictions avec des solutions et des pommades de cocaïne n'atténuent que fort peu les souffrances.

Cependant, Brocq se sert assez volontiers d'une pommade ainsi formulée :

Chlorhydrate de cocaïne.. 0^{gr},50 à 1 gramme.
Lanoline   8   --
Vaseline pure...........   4   —
Extrait de violettes.......   q. s.

M. S. A.

On en frictionne les parties que l'on doit opérer à trois reprises, une demi-heure, un quart d'heure avant la séance, et au moment même où on la commence. Les douleurs ont paru ainsi un peu diminuées.

Les injections interstitielles de quelques gouttes d'une solution de cocaïne au vingtième ou au cinquantième donnent une anesthésie marquée dans un rayon de 1 centimètre 1/2 à 2 centimètres, mais on peut avoir par ce procédé des accidents d'intoxication générale.

Résultats de l'opération. — Dès que le courant passe, on voit se produire autour du point opéré une teinte érythémateuse assez étendue; puis, au bout d'un laps de temps variable, quelquefois presque tout de suite, il se forme de l'écume blanchâtre autour de l'aiguille; enfin, quand on laisse passer le courant pendant un temps assez long, apparaît un petit cercle d'un brun clair, au-dessus duquel, lorsque l'aiguille est retirée, il se développe une vésicule transparente qui jaunit et se trouble dès le soir même, ou tout au moins dès le lendemain. En même temps, les parties opérées se tuméfient, et, si l'on a détruit plusieurs poils profonds dans la même région, il survient presque immédiatement un empâtement général constituant une sorte de gros noyau induré.

Toutes ces lésions en apparence si considérables n'ont que fort peu de durée. Quelques heures après, la tuméfaction a disparu en grande partie, sinon en totalité; dès le lendemain, on ne voit plus que de petites vésico-pustules ou des points rouges acnéiformes d'aspect qui correspondent aux piqûres.

Force du courant à employer. — Chez les personnes pusillanimes dont la peau est très fine et qui n'ont que peu de poils à détruire, Brocq se sert de courants très faibles, d'une intensité de 1 milliampère, 1 milliampère 1/2. Ces courants sont toujours bien tolérés, même aux régions les plus douloureuses comme les lèvres et le cou.

Mais cette façon de procéder n'est plus pratique quand il s'agit de poils nombreux et volumineux. Il faut alors prendre des courants de 3 à 5 milliampères. Lorsque les poils à enlever se chiffrent par 10 à 20,000, Brocq emploie chez les personnes courageuses et intelligentes ce qu'il appelle la méthode rapide. Il met le collecteur de la machine électrique sur le nombre d'éléments qui correspond à peu près au courant dont il veut se servir; pour les régions à peau fine et délicate, douloureuses, et lorsque les poils ne sont ni trop volumineux, ni trop profonds, il prend des courants de 2 à 3 milliampères; pour les régions dont la peau a déjà été épaissie et abîmée par des opérations antérieures, par des applications fréquentes de pâtes épilatoires ou par des épilations répétées, et lorsque les poils sont volumineux et profonds, il prend des courants de 4 à

5 milliampères. Lorsque l'aiguille est introduite dans le follicule pileux sur lequel on veut agir, on dit à l'opérée de saisir le cylindre qui forme le pôle positif; pour peu qu'elle le fasse avec décision, la destruction s'opère avec la plus grande rapidité ; mais, même lorsqu'elle ne saisit pas d'emblée le cylindre à pleines mains, la destruction se fait bien plus vite que lorsqu'un aide fait tourner lentement le collecteur de l'appareil. Quand on juge que le poil est suffisamment détruit, on dit à l'opérée de lâcher le cylindre : elle le fait brusquement; on retire l'aiguille, puis on recommence. On n'enlève les poils que lorsque la séance est terminée, parce que l'on gagne ainsi du temps, et parce qu'ils se détachent bien mieux quand il y a déjà quelques minutes qu'ils ont été opérés.

Temps pendant lequel on doit faire passer le courant. — Le temps pendant lequel on doit laisser passer un courant d'intensité donnée et mesurée au galvanomètre pendant toute la durée de l'opération, varie suivant les qualités de la peau, suivant la région opérée, suivant la profondeur et le volume de chaque poil. Il est fort difficile d'apprécier le moment précis où le poil est détruit. Si l'on exerce des tractions modérées pendant le cours de l'opération jusqu'à ce que le poil cède et vienne au bout de la pince, on détruit d'ordinaire beaucoup trop les tissus : si l'on cesse de faire passer le courant dès qu'il se dégage de la mousse autour de l'aiguille, comme le conseillent beaucoup d'opérateurs, on ne détruit souvent pas assez. Tout cela est affaire d'habitude, et il est certain qu'un opérateur exercé comprend, d'après les phénomènes qui se passent autour de l'aiguille, quand un poil de grosseur donnée est radicalement détruit.

Voici quelques règles que formule L. Brocq pour ceux qui n'ont pas l'habitude de ces opérations : s'il s'agit de poils volumineux placés en des points où des petites traces blanches soient imperceptibles, comme la partie inférieure du menton, on peut faire passer le courant jusqu'à ce que le poil cède à des tractions modérées, ou tout au moins, s'il résiste trop longtemps, jusqu'à ce qu'il se forme autour de l'aiguille un petit cercle d'un brun clair et lorsqu'il y a déjà de dix à quinze secondes que la mousse s'est montrée avec un courant de 4 à 5 milliampères. Dans ce cas, on regarde au bout de dix à quinze minutes si le poil tient encore ; le plus souvent il vient sans résistance, ce qui prouve qu'il a été détruit. Sinon on remet son ablation définitive à une autre séance.

S'il s'agit de poils placés en des endroits assez visibles, tels que la partie supérieure du menton, les joues, on opère en exerçant sur eux des tractions assez fortes avec la pince. On doit avoir ainsi quelques récidives, mais on se rapproche le plus possible du moment précis où le bulbe est désorganisé.

Enfin, s'il s'agit de poils assez fins et placés en des régions fort douloureuses, délicates, où il faut à tout prix éviter d'avoir la moindre cicatrice, comme la lèvre supérieure, on exerce sur le poil des tractions assez fortes ; mais de plus on cesse de faire passer le courant dès que la mousse s'est formée autour de l'aiguille depuis trois ou quatre secondes. On attend ensuite quelques minutes. Si au bout de ce laps de temps le poil ne cède pas à des tractions modérées, ce qui arrive parfois, et si les tissus périphériques ne paraissent pas avoir été trop désorganisés, on fait passer de nouveau le courant jusqu'à ce que le poil cède à des tractions assez fortes. Si, au contraire, les tissus sont trop atteints, on remet à une prochaine séance la destruction complète du poil. Quand on a une certaine pratique, on n'a presque jamais besoin d'exercer des tractions avec la pince pour savoir à quel moment le poil est détruit.

En opérant ainsi on peut détruire de trente à soixante poils par séance de vingt à trente minutes de durée. Ce nombre varie selon la grosseur et la profondeur des poils. Au bout d'une demi-heure ou de trois quarts d'heure d'attention soutenue, l'opérateur a besoin de repos et l'opérée elle-même commence à être fatiguée. Quand on a l'habitude de l'électrolyse, et quand on emploie la méthode rapide susindiquée, on arrive en une demi-heure à détruire cinquante à quatre-vingt-dix poils. On peut faire à un même sujet plusieurs séances par jour, pourvu que la région pileuse soit assez étendue pour que l'on ne détruise pas dans une même journée deux poils trop voisins l'un de l'autre.

Ce dernier précepte est de la plus haute importance au point de vue du résultat terminal et doit être regardé comme une règle absolue. Il ne faut jamais détruire deux poils assez voisins l'un de l'autre pour que les vésicules qui se forment après l'opération se rejoignent et deviennent confluentes; car il se développera presque toujours alors des cicatrices vicieuses, des taches blanches, de fortes dépressions cupuliformes semblables à de toutes petites cicatrices de variole ou même, pour peu que la malade y soit prédisposée, de véritables chéloïdes. Toutes ces traces ultérieures peuvent persister plus ou moins longtemps, mais ont une tendance à disparaître peu à peu.

Il est fort difficile d'apprécier le nombre exact de poils qui sont détruits radicalement et le nombre de ceux qui repoussent après une première application de l'électrolyse. Il est rare, à moins que l'aiguille n'ait été mal introduite, qu'ils repoussent avec toutes leurs qualités. D'ordinaire, ils sont noirs, déformés, recroquevillés, à extrémité libre terminée en massue. Quand l'opération est faite par une main exercée, on peut estimer à un sur dix environ le nombre de poils qui repoussent. Quand on emploie la méthode rapide, il repousse généralement deux poils sur dix, mais cette proportion est bien compensée par le nombre beaucoup plus considérable de poils que l'on opère en une séance.

Lorsqu'on a enlevé tous les poils volumineux d'une région visibles au début du traitement, on est loin d'avoir terminé sa tâche, du moins dans la majorité des cas. On voit en effet les points opérés se recouvrir d'une nouvelle couche de poils réguliers plus fins que ceux que l'on a détruits, à grosse racine assez profonde : ce sont des poils nouvellement développés de seconde couche qu'il faut enlever pour obtenir la guérison définitive, et l'on doit s'estimer heureux quand d'autres poils nouveaux ne succèdent pas encore à ces poils de deuxième venue.

Il semble donc *a priori* que l'électrolyse fasse grossir le duvet des régions fréquemment opérées, en y déterminant une sorte d'excitation ou d'irritation. Mais le problème est probablement plus complexe et nécessite d'autres études. D'après L. Brocq, les applications irritantes et humides semblent faire pousser rapidement le duvet ; les poudres sèches et surtout astringentes ont au contraire de la tendance à le faire tomber : aussi faut-il conseiller aux malades de se contenter de poudrer avec un peu de poudre d'amidon, de sous-nitrate de bismuth ou d'oxyde de zinc additionnée ou non d'acide salicylique, de borate de soude, etc.

En résumé, ce traitement est *radical ;* mais il ne doit s'appliquer que dans les cas où il est impérieusement indiqué ou exigé par les malades, car il est fort long, onéreux et assez douloureux. (L. Brocq.)

Poireau. — (Voir *Verrue.*)

Pommades. — Préparation destinée à l'usage externe dont les corps gras sont la base. Pour les préparer on se sert de : axonge, beurre, suif, beurre de cacao, moelle de bœuf, vaseline, lanoline, etc... Si le médicament est soluble dans les corps gras, la pommade s'obtient par mélange ou solution à chaud. — S'il est insoluble, on prépare la pommade par simple mélange, la substance médicamenteuse étant préalablement réduite en poudre fine, ou dissoute, si c'est possible, dans un peu d'eau ou de glycérine. — On prépare encore des pommades par coction avec les plantes fraîches, ou par combinaison chimique (pommade citrine, pommade oxygénée).

Les pommades sont très usitées en dermatologie et de formules très variées. Les meilleures à notre sens sont celles à l'axonge fraîche.

Pompholix. — (Voir *Dysidrose.*)

Porrigo contagiosa. — (Voir *Impétigo.*)

Porrigo decalvans. — (Voir *Pelade.*)

Porrigo favosa. — (Voir *Favus.*)

Porrigo furfuracea. — (Voir *Trichophytie.*)

Porrigo larvalis. — (Voir *Impétigo.*)

Porrigo lupinosa. — (Voir *Favus.*)

Porrigo scutulata. — (Voir *Favus.*)

Poudres. — Les poudres se divisent en poudres simples et en poudres composées. Il existe plusieurs

procédés de pulvérisation. Généralement on les prépare par contusion dans un mortier et on passe au
tamis.

Les poudres composées résultent du mélange de plusieurs poudres simples. — Sous cette forme, le médicament, étant très divisé, cède plus facilement ses
principes actifs.

Poux. — (Voir *Pédiculose*.)

Prurigo, Prurit. — On désigne sous le nom de
Prurigo les affections cutanées caractérisées par un
symptôme commun, la démangeaison et des lésions
cutanées papuleuses le plus souvent.

Le *prurit* cutané est un symptôme banal qu'on
observe dans une foule d'affections cutanées ; mais,
s'il existe sans lésion de la peau, on le considère alors
comme une maladie essentielle de la peau, due à un
trouble de l'innervation cutanée, une dermato-neurose
que les auteurs désignaient autrefois sous le nom de
prurigo sine materia.

Prurigo et prurit (en tant qu'affection essentielle
bien entendu), signifiant tous les deux *affection prurigineuse* avec ou sans lésion, doivent être toujours
accompagnés d'un qualificatif désignant la nature, ou
le siège, ou l'étendue de l'affection (prurigo parasitaire,
sénile, ictérique, de Hébra, prurit d'hiver, sénile,
généralisé, vulvaire, anal, des narines, etc., etc.).

MM. Brocq et Vidal font rentrer le prurigo de Hébra
dans le cadre des lichens (lichen polymorphe chronique). En outre, d'après M. Jacquet, *c'est le prurit qui
serait éruptif ;* en d'autres termes, les éléments éruptifs
seraient toujours secondaires au prurit ; de sorte que le
prurigo vrai n'existerait pas. Cette question est aujour-
d'hui à l'étude, et il n'y a pas lieu de l'aborder ici. Il

est incontestable que les affections qui composent ce vaste groupe dermatologique ont toutes un lien commun, l'hyperexcitabilité cutanée : aussi Brocq propose-t-il de les ranger dans le groupe des névrodermites, dont il donne une classification très complète et très logique (voir *Lichen* et consulter *Annales de Dermatologie et de Syphilgraphie*, 1892, page 1002 et suivantes).

Nous pensons, toutefois, que les termes de *prurigo* (et particulièrement le prurigo de Hébra, affection fréquente et bien connue cliniquement) et de *prurit* doivent être provisoirement conservés, avec les significations que nous venons d'indiquer, dans un livre purement pratique.

Nous décrirons donc :

1º Prurigo de Hébra ;

2º Prurit généralisé ;

3º Prurigo des vieillards ; prurit sénile ;

4º Prurit d'hiver ou prurigo de Duhring ;

5º Prurit ano-vulvaire ;

6º Prurigo et prurit des parties génitales de l'homme ;

7º Prurit des narines ;

8º Prurit de la peau des mains et de la plante des pieds ;

9º Prurit lingual.

Quant au prurigo parasitaire et au prurigo symptomatique des affections générales, leur traitement est le même que celui du prurit en général (voir plus loin).

1º **Prurigo de Hébra.** — Le *prurigo de Hébra (névrodermite, ou lichen polymorphe chronique de Vidal-Brocq, prurigo mitis et formicans de Willan)*, est une maladie indépendante, bien individualisée, fréquente, apparaissant le plus souvent dans la première enfance,

quelquefois cependant *plus tard* (seconde enfance,
jeunesse), ayant une durée très longue, mais non
incurable, ainsi que le prétendent Hébra, Kaposi et
d'autres auteurs autorisés. D'après Hébra, il débute généralement vers le huitième, douzième ou quinzième mois
par des poussées successives de très petites papules
pâles ou rouges, ou rosées (*strophulus de Hardy*),
dures, peu saillantes, quelquefois même, perceptibles
au toucher seul et donnant la sensation d'une râpe,
s'excoriant et augmentant par le grattage, apparaissant
sur tout le corps, mais *avec une prédominance très nette
sur le côté d'extension des membres.* Ces poussées papu
leuses sont très souvent *précédées* ou accompagnées
d'*urticaire* qui disparaît généralement vers la troisième
ou la quatrième année : bien que très fréquemment
associés, urticaire et prurigo sont deux affections distinctes ; on n'est pas autorisé à dire que le prurigo de
Hébra est une transformation de l'urticaire, mais la
présence de l'urticaire chez un fort jeune enfant doit
faire redouter pour l'avenir l'apparition du prurigo de
Hébra.

A un degré plus avancé, le prurigo de Hébra se caractérise par l'existence de nombreuses papules excoriées
et de lésions de grattage caractéristiques très abondantes, l'épaississement de la peau qui est sèche,
rugueuse, tendue, pigmentée, particulièrement sur les
régions les plus atteintes (les jambes et les bras et toujours de préférence sur le côté de l'extension), et souvent recouverte de poils follets quand la lésion est
ancienne (lichénification ou lichénisation secondaire).
Sur la face, au front, aux joues, les lésions sont
souvent croûteuses, eczématiques. Dans les *différents
plis articulaires*, au contraire (jarret, aine, aisselle,

coude, poignet, etc.), *la peau est blanche, lisse, souple, intacte*. En outre, les ganglions lymphatiques sont hypertrophiés et forment même quelquefois, surtout dans l'aine, de grosses masses noueuses, saillantes, *caractéristiques* (HÉBRA).

Le prurigo peut durer toute la vie, évoluant par poussées plus ou moins fréquentes, plus ou moins intenses ou longues, généralement plus fortes l'hiver, mais pas constamment. Plusieurs fois, chez les enfants surtout, nous avons vu les poussées alterner avec des bronchites intenses, de l'oppression, une toux forte, pseudo-asthmatique, pseudo-croupale. Les récidives sont très fréquentes, mais, *bien traité, le prurigo de Hébra peut disparaître*. Aussi convient-il de distinguer deux variétés : l'une le *prurigo grave*, ou ferox (lichen agrius), extrèmement longue, incurable (HÉBRA), rendant l'existence très pénible, s'accompagnant de démangeaisons violentes, intolérables, qui rendent l'enfant très nerveux. L'autre, le *prurigo mitis*, beaucoup plus bénigne, quelquefois localisée aux membres (inférieurs surtout), très curable et bien plus fréquente en France.

Les causes du prurigo de Hébra sont peu connues. Il existe plusieurs facteurs étiologiques, mais aucun *à titre exclusif*. Signalons l'hérédité, l'arthritisme, le lymphatisme, la tuberculose, la nervosité (scrofule irritable de Bazin), la syphilis, les affections survenant pendant la grossesse, les mauvaises conditions hygiéniques, la malpropreté, *l'alimentation défectueuse*. D'après Brocq, le prurigo de Hébra est le résultat d'un métissage d'arthritisme, de lymphatisme et de nervosisme.

Le prurigo de Hébra s'observe un peu plus souvent

chez les garçons et fréquemment chez les Israélites (comme toutes les dermatoses).

TRAITEMENT. — Il dépend de l'intensité de la maladie; il est relativement assez facile de produire une amélioration notable, même dans les cas intenses, mais cette amélioration est généralement des plus instables, très passagère. Aussi, pour obtenir une guérison définitive, convient-il de continuer le traitement général et les applications locales pendant longtemps après que toutes les manifestations cutanées ont disparu : si l'on cesse trop tôt, elles reparaissent, ce qui a fait dire à Hébra et Kaposi que l'affection était au-dessus des ressources de l'art.

TRAITEMENT GÉNÉRAL. — Il n'existe actuellement pas de médicament administré à l'intérieur susceptible de guérir le prurigo de Hébra, mais une hygiène alimentaire sévère, un traitement rigoureux de l'état général du sujet basé sur la connaissance exacte de l'état pathologique du sujet ou de ses ascendants, joints au traitement externe poursuivi très longtemps, donnent de très bons résultats, surtout quand ils sont pratiqués de très bonne heure.

Comme médicaments internes, il convient de mettre en première ligne l'*huile de foie de morue*, qui doit être administrée en *quantité suffisante*, c'est-à-dire *très abondante* (2, 4 à 6 cuillerées à bouche, selon l'âge), à partir de l'âge de trois ans. On doit la faire prendre l'hiver de préférence pendant de très nombreuses années; on prescrira l'huile de foie de morue blanche pure si elle est bien supportée, ou dans la bière, un jus d'orange, de la citronade. Kaposi recommande de l'additionner d'iode (iode pur, $0^{gr},10$ centigrammes pour 100 grammes d'huile de foie de morue) ou de phosphore.

Huile de foie de morue........ 40 grammes.
Phosphore pur............... 0,01 centigr.
Gomme arabique........... }
Sucre blanc................ } àà 15 grammes.
Eau distillée.................. 40 —
Sirop simple................. 15 —

F. S. A.

Pendant l'été, on prescrira l'arsenic, le fer, le sirop iodo-tannique, les alcalins, le phosphate de chaux, l'acide phénique (1 gramme par jour en pilules (KAPOSI); $0^{gr},20$ à $0^{gr},80$ par jour (AUGAGNEUR); le sulfate de quinine ($0^{gr},20$ à $0^{gr},60$) associé à la belladone (2 à 12 gouttes par jour) contre les poussées prurigineuses; la médication sédative du système nerveux (chloral, bromures, valérianate d'ammoniaque), etc. Le séjour à la campagne, les cures de lait, les eaux thermales, qui varient suivant la constitution du sujet (*la Bourboule*, Luchon, Salies-de-Béarn, Uriage, Cauterets, toutes les eaux salines, sulfosalines, sulfureuses, alcalines, arsenicales); enfin les injections sous-cutanées de pilocarpine sont également indiquées.

TRAITEMENT EXTERNE. — Quand il existe une vive irritation cutanée, un eczéma suintant ou croûteux, ou une urticaire intense, il convient d'abord de les traiter par tous les moyens appropriés (voir *Eczéma* et *Urticaire*); puis on traitera le prurigo, la nuit par des applications grasses, copieuses, précédées de lotions calmantes; le matin par des lotions et des frictions; la journée par des poudres et l'enveloppement.

1º *Application de corps gras :* Le soufre, le goudron, le *naphtol* (KAPOSI), l'huile de *foie de morue* en pommades à la lanoline ou à l'axonge ou à la vaseline, ou à la *thilanine* (SAALFELD) (baume de soufre, huile de lin sulfurée, masse onctueuse composée de soufre et de lanoline), ou en emplâtres, sont les plus employés. Il convient, quand on applique une pommade, de faire une *friction* assez active sur les éléments papuleux. Voici quelques formules : savonner le soir les régions malades avec de l'eau *bouillie chaude* et du savon simple ou médicamenteux (au soufre, au naphtol, au goudron, à l'acide borique, à l'acide phénique), essuyer, puis frictionner avec l'un des mélanges suivants :

Huile de foie de morue purifiée blanche ou mieux blonde, pure, renfermant 2 à 5 0/0 de naphtol ou de salol, ou 1 à 2 0/0 d'acide phénique ; c'est un moyen *excellent*, mais souvent mal toléré à cause de l'odeur et de l'irritation qu'il est susceptible de provoquer.

L'huile de foie de morue séchant très rapidement, on peut, ainsi que le conseille Brocq, en imprégner de la tarlatane pliée en huit ou dix doubles avec laquelle on enveloppe les parties atteintes que l'on recouvre ensuite d'un produit imperméable.

Pommade de Wilkinson (Voir *Gale*). Pommades à l'acide borique 4 à 10 0/0, à l'acide salicylique 1 à 2 0/0, au naphtol 1 à 5 0/0, à l'ichthyol 5 à 10 0/0, à l'huile de cade 5 à 10 0/0, à l'acide chrysophanique ou pyrogallique, suivant l'âge du sujet.

Liniment oléo-calcaire phéniqué. Pommades avec :

Lanoline.................... }	ââ 25 grammes.
Axonge fraîche............ }	
Oxyde de zinc..............	20 —
Acide phénique............	1 gramme.

F. S. A. Une pâte bien homogène.

BROCQ

Acide tartrique...............	3 grammes.
Acide salicylique.............	2 —
Acide phénique...............	1 gramme.
Glycérolé d'amidon à la glycérine	
neutre de Price..............	54 grammes.

F. S. A.

15

Pommade avec essence de menthe ou menthol 1 pour 60 (ne l'appliquer que sur des surfaces limitées).

Glycérolé tartrique de Vidal :

Glycérolé d'amidon à la glycérine neutre de Price		100	grammes.
Acide tartrique	2 à	5	—
Menthol	2 à	5	—

F. S. A.

Les emplâtres les meilleurs sont les suivants : huile de foie de morue pure ou naphtolée, ou phéniquée-résorcinée 3 à 5 0/0, naphtol 1/20 ou 1/10, acide phénique 1/60 à 1/40, oxyde de zinc et acide phénique, ichthyol, emplâtre de Vigo, etc.

Ces emplâtres doivent être renouvelés chaque jour et surtout n'être employés que dans les cas de prurigo à surfaces limitées : quand ils irritent trop la peau, on les interrompt, on applique des topiques gras émollients, puis on les reprend.

2º *Lotions calmantes.* — Elles devront être faites soir et matin : le matin on pourra les faire suivre d'une friction légère avec une flanelle aspergée d'un alcoolat aromatique (Besnier). On se servira de préférence d'eau très chaude ayant bouilli, ou d'eau de camomille dans laquelle on mettra : acide phénique 1 0/0, chloral, vinaigre, eau blanche, sublimé 1 0/00, créoline (une cuillerée à café dans un verre d'eau chaude), cyanure de potassium 1 à 2 0/00.

3º *Poudres. Enveloppement.* — Le matin, après avoir fait les lotions et les frictions, on saupoudrera avec l'une des poudres suivantes : poudre d'amidon, de talc, additionnées de salicylate de bismuth 10 0/0, de camphre 1 0/0, d'oxyde de zinc 20 0/0, etc. Puis on protègera la peau en l'enveloppant avec des feuilles de caoutchouc vulcanisé, ou mieux, avec une *fine toile* de caoutchouc, qu'il faut toujours laver et bien sécher chaque fois qu'on la retire. Il faut que la toile ne soit pas flottante, mais en contact direct avec la peau ; on peut également prescrire l'usage de maillots, de caleçons doublés intérieurement de la toile caoutchoutée ; on peut remplacer cette toile de caoutchouc par le pansement ouaté, qui est très incommode, le taffetas gommé, le mackintosch, la gutta-percha laminée. L'occlusion peut être obtenue aussi à l'aide de colles médicamenteuses. Tenneson recommande la suivante :

Grénétine......................	150 grammes.
Gélatine......................	100 —
Glycérine	300 —
Eau	300 —
Oxyde de zinc................	100 —

Pour empêcher cette colle de fondre à la chaleur du lit, il faut la recouvrir d'une légère couche d'ouate quand elle est encore humide : on doit la laisser pendant huit jours environ.

Bains. — Ils ne sont pas utiles, au contraire, quand on aura fait régulièrement matin et soir les lotions chaudes indiquées. Cependant quelques auteurs préconisent les bains d'eau salée, les bains sulfureux, les bains de gélatine (250 à 500 grammes par bain), les bains de soude (1 à 2 kilos par bain), les bains de sublimé (5 à 10 grammes par grand bain), les bains d'alun, d'écorce de chêne (KAPOSI), etc.

Tel est le traitement local du prurigo de Hébra : les deux médicaments qu'on doit employer *d'abord* sont l'huile de foie de morue (*intus et extra*) et le napthtol : mais nous ne saurions trop répéter que ce traitement local et général doit être continué longtemps encore après la disparition des manifestations cutanées si l'on ne veut pas éprouver de sérieux mécomptes.

2° **Prurit généralisé**. — Il est caractérisé par des crises plus ou moins fréquentes de démangeaisons violentes apparaissant quelquefois l'hiver, disparaissant ou continuant l'été, survenant le jour ou plus souvent la *nuit*, sous l'influence du chaud ou du froid ou d'émotion, de frayeur, parfois sans cause appréciable, d'abord localisées, puis se généralisant. Au début, il n'y a pas de lésions, mais bientôt le besoin de gratter devient si impérieux que le malade produit par ce grattage une série de lésions caractéristiques (raies, rougeurs, papules, croûtes, dermite, etc.). La démangeaison cesse momentanément quand la peau est excoriée, déchirée, saignante; parfois cependant, malgré un grattage énergique, les lésions sont à peine marquées, la peau est simplement sèche, rugueuse, grenue, présentant un léger état lichenoïde.

Ce prurit général finit par entraîner un état de nervosité extrême, de l'insomnie, de l'inappétence, de l'amaigrissement, un état moral parfois des plus inquiétants (idées de suicide). Il s'observe chez l'homme comme chez la femme adultes ; il peut provenir d'un état nerveux dû à des émotions, à des chagrins, à des revers de fortune; les sujets atteints sont souvent des rhumatisants, des goutteux dont les urines renferment en grande abondance de l'urate et de l'oxalate de chaux (Prurit diathésique) (DUNCAN-BULKLEY). Mais très souvent le prurit généralisé est lié à des affections organiques (utérus, estomac, ovaires, reins (mal de Bright), foie, poumons (tuberculose), ménopause, dysménorrhée, métrite, grossesse, cancer (particulièrement du tube digestif), diabète, affections nerveuses, etc.). Assez souvent même il *précède* ces affections, il peut les déceler. Leloir fait rentrer ces prurits prémonitoires dans ses *dermatoneuroses indicatrices*.

Il est particulièrement fréquent et très marqué dans les affections du foie (*prurit* ou même *prurigo ictérique*); il existe alors des lésions assez abondantes de la peau (urticaire, papules, lésions de grattage); il n'est pas rare de le voir précéder, annoncer même l'apparition de l'ictère (prurigo préictérique), ce qui prouve bien qu'il n'est pas dû à la présence du pigment biliaire dans la peau.

3° **Prurigo des vieillards ou Prurit sénile.** — C'est une affection des plus rebelles et des plus difficiles à traiter; elle apparaît généralement vers l'âge de soixante ans; les démangeaisons sont violentes, souvent intolérables, surtout la nuit, et occupent le corps entier; les lésions de grattage sont parfois assez marquées, mais souvent alors le *prurigo* est dû à des parasites, à des lésions du rein (néphrite, rein sénile), du foie, du tube digestif, à une autointoxication quelconque, à des applications irritantes, etc., qu'il faut rechercher avec soin. *Dans le prurit sénile* vrai, les lésions cutanées sont nulles ou à peu près nulles, la peau est sèche, fanée, ridée, quelquefois cependant presque normale. La diathèse goutteuse, d'après E. Besnier, prédisposerait particulièrement au prurit sénile.

4° **Prurit d'hiver. Pruritus hiemalis. Prurit de Duhring.** — Il constitue une affection spéciale très bien décrite par Duhring, caractérisée par des démangeaisons vives survenant dès les premiers froids intermittents (octobre), quand on remplace les vêtements d'été par ceux d'hiver et quand on commence à allumer du feu dans les appartements, disparaissant généralement vers la fin de l'hiver (mars-avril). Ces démangeaisons occupent de préférence les membres inférieurs, surtout la face interne des cuisses, mais peuvent gagner tout le corps; elles sont plus intenses le soir, quand le malade se couche, dès qu'il est pénétré par la chaleur du lit; elles disparaissent presque complètement le jour, quand le malade est occupé. Au début, le prurit existe seul; mais bientôt le malade se gratte et les lésions apparaissent (urticaires, papules, croûtes, dermites, etc.), qui ne surviendront pas si le malade peut résister à la tentation du grattage.

A l'action du froid doivent s'ajouter comme facteurs étiologiques les antécédents arthritiques personnels ou héréditaires (rhumatisme, goutte, asthme, catarrhe pulmonaire, emphysème, dyspepsie, arthritisme nerveux, diabète, etc.), l'abus du tabac, de l'alcool, l'alimentation défectueuse, etc. Le prurit d'hiver est assez souvent associé à d'autres dermatoneuroses.

5° **Prurigo et prurit ano-vulvaires**. — Les démangeaisons sont localisées surtout à la vulve, quelquefois au vagin, gagnant la région génitale externe, la face interne des cuisses, le périnée et l'anus. Tantôt il existe un *prurigo* avec lésions intenses et variées dues le plus souvent à l'irritation produite par le mucus vaginal ou utérin, l'urine (diabète), la sueur, etc. (prurigo symptomatique d'une affection utérine ou de la grossesse); tantôt et fréquemment le prurit vulvaire existe seul, très pénible, sans lésions de grattage, provoquant une excitation générale et génitale très grande, pouvant aboutir à l'hystérie, à la nymphomanie, mais entraînant au bout d'un certain temps une sécheresse de toute la région avec usure des poils, un épaississement, une hypertrophie des grandes lèvres et du clitoris, une hyperpigmentation de toute la région. Ce prurit vulvaire s'observe à tous les âges, mais plus fréquemment aux approches de la ménopause ; il est dû aux causes très diverses du prurit généralisé ; les sujets qui en sont atteints sont le plus souvent très nerveux ; on l'observe en outre assez souvent comme symptôme indicateur ou prémonitoire des affections utérines. particulièrement du cancer et du fibrome de l'utérus.

6° **Prurigo et prurit des parties ano-génitales de l'homme.** — Il occupe surtout le *scrotum*, le périnée, l'*anus*, le prépuce, le gland, le méat urinaire et la muqueuse uréthrale ; il est parfois intolérable, surtout la nuit, et provoque par le grattage une irritation vive, un épaississement marqué du scrotum, un suintement rectal plus ou moins abondant (voir Eczéma du scrotum. Eczéma anal). Quand il siège à l'anus, il est souvent dû à la présence d'hémorrhoïdes, ou de vers intestinaux. ou de fissures anales, etc.

7° **Prurit des narines.** — Il est lié aux mêmes causes que le prurit en général, et s'observe surtout chez les arthritiques, ou chez les sujets atteints d'une affection nasale ; on l'a signalé aussi dans l'asthme, et chez les enfants ayant des oxyures vermiculaires.

8° **Prurit de la paume des mains et de la plante des pieds.** — Manifestation assez rare, fort pénible et très rebelle du prurit localisé, ayant la même étiologie que le prurit généralisé, lié souvent, mais non constamment, à l'hyperidrose de ces régions ; il est le plus souvent symétrique.

9° **Prurit lingual.** — Il est rare et s'observe chez les malades atteints de glossodynie, sans lésion apparente ou sans proportion avec le degré de ces lésions ; il peut être indicateur d'un état névropathique en préparation ou latent (E. BESNIER).

TRAITEMENT. — 1° *Du prurit en général; 2° des diffé-rentes variétés de prurit.*

1° Le *Traitement du prurit en général* varie selon la cause qui le produit; aussi convient-il d'abord d'inter-roger le malade avec le plus grand soin, de se rendre bien compte de sa constitution, de passer en revue tous ses organes, toutes ses fonctions, d'examiner très atten-tivement ses urines. Si la cause du prurit est révélée par cet examen, il faut la combattre par tous les moyens appropriés, le traitement externe étant relégué au second plan.

Malheureusement, cette cause est souvent des plus difficiles à trouver et le médecin est réduit à lutter contre le prurit essentiel, si tenace, si cruel parfois. Il faut savoir d'abord que, si nous ne possédons pas de médi-caments très réellement *antiprurigineux*, il existe une foule d'aliments, de médicaments, de préparations sus-ceptibles, *chez certains sujets prédisposés*, de provoquer des démangeaisons vives : ce sont tous ceux que nous avons indiqués comme susceptibles de produire l'urti-caire (voir ce mot) qu'il convient de *proscrire* chaque fois qu'on se trouve en présence d'un sujet nerveux atteint de prurit; nous indiquerons plus particulière-ment comme boissons et aliments le vin pur, le café (?), *l'alcool*, les viandes salées, le porc surtout, les poissons de mer, les coquillages, les fromages, les fraises, les tomates, les asperges, l'oseille, etc., comme médica-ments, l'opium, les bromures, le *chloral*, l'antipyrine même parfois; l'intolérance médicamenteuse est en effet particulièrement fréquente chez les prurigineux.

Aussi faut-il, dans les cas sévères, commencer par prescrire la diète lactée *absolue* précédée d'un purgatif actif (huile de ricin); le malade ne reprendra ensuite que graduellement son alimentation ordinaire, et avec la plus grande prudence. Il devra éviter les émotions vives, les préoccupations de toutes sortes, l'usage immodéré du tabac. Enfin, l'exercice, la vie au grand air, l'hydrothérapie suivant le mode indiqué plus loin, seront d'excellents adjuvants au traitement.

TRAITEMENT INTERNE. — S'il n'y a pas de médicament interne réellement efficace contre le prurit, il en existe plusieurs susceptibles dans bien des cas d'atténuer plus ou moins les démangeaisons. Nous signalerons surtout la valériane, l'acide phénique, l'arsenic, le cyanure de potassium, l'atropine, la jusquiame, le datura stramonium, la pilocarpine, la vératrine, la quinine, la brucine, la cocaïne, le salicylate de soude, l'antipyrine, le castoreum, le musc, l'asa fœtida, etc., etc.

E. Besnier et Doyon mettent au premier rang la *valériane*. Ils la prescrivent ainsi :

Extrait de valériane, bols de 0gr,50, deux à huit en vingt-quatre heures pris au moment des repas

Pilules de valérianate d'ammoniaque de 0gr,05, une à dix par vingt-quatre heures, en tout ou en partie avant les repas.

Solution de valérianate d'ammoniaque à 1 0/0, une cuillerée à café représente 0gr,05 de valérianate, deux à dix par vingt-quatre heures dans une infusion de feuilles et de fleurs d'oranger.

Suppositoires et lavements de valérianate d'ammoniaque, quand l'estomac est intolérant.

Valérianate ou sulfate d'atropine en granules d'un quart de milligramme. Commencer par un par vingt-quatre heures. Augmenter graduellement avec surveillance par doses espacées.

L'*acide phénique* (QUINQUAUD, BESNIER, BROCQ, KAposi, etc.), 0gr,50 à 1 gramme par jour en ayant soin de faire boire tout de suite après si on le donne en pilules, pour éviter les crises gastriques, ou mieux de les faire prendre à la fin des repas.

BESNIER

Pilules avec :

Acide phénique	0gr,5 à 0gr,15.
Magnésie décarbonatée....	
Extrait de valériane......	q. s. pour 1 pilule.

2 à 6 par jour.

KAPOSI

Pilules :

Acide phénique...............	2 grammes.
Poudre et extrait de racine de gentiane.....................	ââ q. s.

F. S. A.

Pour 60 pilules, 10 par jour.

L'arsenic. — Liqueur de Fowler ou mieux le bromure d'arsenic (BROCQ), 5 dix-milligrammes à 1 milligramme après chaque repas, ou l'acide arsénieux en granules (Granules de Dioscoride, 5 à 10 par jour à la fin du repas).

SCHMIMMER

L'atropine.

Sulfate d'atropine..............	0gr,02
Gomme adragante...............	1gr,50
Glycérine.....................	
Poudre de réglisse..............	ââ q. s.

Pour 20 pilules, à prendre 2 par jour.

TRAITEMENT EXTERNE. — 1° *Bains. Enveloppement. Lotions.* — Les bains peuvent produire un soulagement passager; mais en général ils sont plutôt nuisibles,

surtout les bains sulfureux, ainsi que l'hydrothérapie
froide. Cependant les bains de vapeur tiède, les bains
d'amidon additionnés d'un litre de vinaigre, les bains
de tilleul ou de camomille d'une durée de quinze à vingt
minutes, les douches en pluie ou en arrosoir *tempérées*
rendent quelquefois de bons services. Les bains prolongés, permanents, de quelques heures ou même de
plusieurs jours ou semaines, seraient très efficaces,
mais ils sont d'une application des plus difficiles.

Aussi est-il préférable généralement de remplacer
les bains par l'enveloppement, les fomentations ou les
lotions.

Pour l'enveloppement, MM. Besnier et Doyon se
servent de toiles très fines de caoutchouc, toujours
entretenues aussi aseptiquement que possible, avec lesquelles on emmaillote, on habille la totalité ou la partie
du corps plus particulièrement atteinte. Ce mode de
pansement est pratiqué pendant toute la journée :
pendant la nuit et dans les cas de prurit intense, on
doit interposer entre la toile de caoutchouc et la peau
des pièces de tarlatane ou de *lint* moites de solutions
diverses indiquées plus loin, bien étanchées, tiédies,
recouvertes de toile imperméable *aussi fine que possible*,
et maintenues avec des bandes de tarlatane souples et
fines : si ces conditions sont fidèlement remplies, les
compresses restent moites toute la nuit et le malade
couché dans un lit dont les couvertures, maintenues
par un cerceau, restent élevées, recouvert d'un peignoir
de coton ou de flanelle, ne subit aucun refroidissement.

Les liquides employés par MM. Besnier et Doyon
pour ces enveloppements sont les suivants : eau bouillie,
eau de pluie additionnée de 5 0/0 de glycérine, ou de
décoction de 1 à 3 0/00 de feuilles de coca ; infusions

ou décoctions émollientes, astringentes, narcotiques, etc.
Il convient de commencer par ces applications simples;
ce n'est qu'en cas d'insuffisance qu'il faut ajouter au
liquide des *substances actives toujours à des doses très
faibles au début et d'autant plus faibles que la surface
enveloppée est plus considérable*. Les médicaments les
plus actifs sont les suivants : pour un litre d'eau, 5 à
10 grammes de *vinaigre commun*, 0^{gr},25 à 1 gramme
d'*acide phénique* ou d'*acide salicylique*, 1 à 5 grammes
d'*acide tartrique*, *borique*, etc., 1 à 10 grammes de
bicarbonate de soude, 0^{gr},25 à 2 grammes de *borate de
soude*, 1 à 10 grammes de *salicylate de soude* avec
autant de *bicarbonate de soude*, 0^{gr},01 à 0^{gr},05 de *deuto-
chlorure de mercure*, 1 à 10 grammes d'*ichthyol*, 5 à
25 grammes de *coaltar saponiné*.

Quand on ne pourra pratiquer l'enveloppement,
on aura recours aux *lotions* avec de l'eau aussi
chaude que possible, ou bien la décoction de racine
d'aunée, ou de houblon, ou de têtes de camomille
ou de pavot renfermant l'une des substances suivantes :

Vinaigre, 1 à 3 cuillerées à soupe par verre.

Chloral, 5 à 25 grammes par litre.

Bromure de potassium, 5 à 50 grammes par
litre.

Tabac à fumer, 1 à 5 grammes en décoction par
litre.

Acide phénique, 5 à 10 grammes par litre.

Bichlorure d'hydrargyre, 0^{gr},50 à 1 gramme par litre.

Sulfate de cuivre, 1 à 5 grammes par litre.

Eau blanche, 1 à 4 cuillerées par verre.

Eau phagédénique, 1 à 4 cuillerées par verre.

Créoline, 1 cuillerée à café par verre.

Infusion de feuilles de coca, 1 à 5 grammes par litre.

Eau chloroformée.   —

Cyanure de potassium, 2 grammes par litre (assez dangereux dans les prurits étendus).

Sulfure de sodium, 20 grammes pour un verre.

Ichthyol, 10 à 20 grammes pour eau 100.

Naphtol, 1 à 3 grammes pour eau 100.

Cocaïne, 1 à 2 pour eau 100.

Menthol $\left\{\begin{array}{l}\text{Solution alcoolique 5 à 10 0/0.}\\\text{Huile mentholée 10 0/0.}\end{array}\right.$

Signalons encore les solutions suivantes :

TAYLOR

Feuilles de belladone..........	7 grammes.
— — jusquiame.........	7 —
— d'aconit.............	1gr,80.
Acide acétique...............	30 grammes.
Eau......................	350 —

F. S. A.

Solution de nitrate d'argent cristallisé, de 1 à 10 0/0 d'eau distillée, en badigeonnages dans les cas de prurit intense localisé.

Toutes ces lotions si variées sont employées deux fois par jour, le soir et le matin. Dans l'intervalle, nous recommandons de faire usage de poudres et de pommades. Les poudres sont employées le jour et les pommades la nuit de préférence.

Poudres. — D'amidon, de talc, de lycopode, *d'amidon* additionné de 5 à 25 0/0 de *sous-nitrate et de carbonate de bismuth et d'oxyde de blanc de zinc* et de 1 à 3 0/0 *d'acide salicylique* (E. Besnier et Doyon). Ces saupoudrages doivent être pratiqués très largement et doucement; ils doivent être renouvelés quand le besoin de se gratter est impérieux. On peut faire avec ces poudres des enveloppements à sec, en suivant les indications données plus haut.

Pommades. — Elles seront appliquées de préférence la nuit. Comme excipient, on emploiera soit la vaseline et la lanoline parties égales, soit de préférence l'*onguent de zinc* (parties égales d'oxyde de zinc et de vaseline), soit les glycérolés (qui salissent et poissent beaucoup et s'altèrent assez rapidement), soit les gélatines (Voir *Gélatines*). Quant aux médicaments actifs, ce sont les mêmes que ceux que nous avons indiqués pour les lotions. On prescrira de préférence les suivants :

Menthol, 0,20 à 1 0/0,

ou acide phénique, 1 à 3 ou à 5 0/0 ;

— acide salicylique, 1 à 3 ou à 5 0/0 ;

— salol, mêmes doses ;

— naphtol B, 5 à 15 0/0 ;

— chlorhydrate de cocaïne, 1 à 2 0/0 ;

— calomel. 2 à 3 0,0 ;

— naphtol camphré, 1 à 5 0/0 ;

— benzine, 20 0/0.

Vidal recommande le glycérolé tartrique.

> Glycérolé d'amidon à la glycérine
>   neutre de Price............... 60 grammes.
> Acide tartrique 3   —
> F. S. A.

Quinquaud prescrit la pommade suivante :

> Axonge...................... 60 grammes.
> Acide tartrique............... 2   —
> Acide phénique............... 1 gramme.
> Essence de menthe............ 1   —
> F. S. A.

D. BULCKLEY

Onguent de zinc............	60 grammes.
Hydrate de chloral....	åå 7 grammes.
Camphre................	
Lanoline.................	åå 20 grammes.
Vaseline	
Huile d'amandes douces.....	5 —
Oxyde de zinc.............	10 —
Calomel.................	$2^{gr},50.$
Essence de menthe.........	$1^{gr},50.$

F. S. A. Une pâte bien souple.

Toutes ces pommades, quand elles sont mal supportées, peuvent être remplacées par les différents *emplâtres, épithèmes*, pellicules, traumaticines, colles, etc. (Voir ces mots), qui présentent l'avantage de produire un occlusion, un enveloppement complet de la région, prévenant ainsi le grattage, et d'agir par les substances médicamenteuses qui y sont incorporées. On donnera la préférence aux épithèmes souples récemment fabriqués qui peuvent renfermer les différents agents médicamenteux que nous avons énumérés. Ces épithèmes sont particulièrement indiqués dans les prurits localisés.

TRAITEMENT DES DIFFÉRENTES VARIÉTÉS DE PRURIT ET DE PRURIGO.

1o *Prurigo de Hébra.* — (Voir plus haut.)

2o *Prurit généralisé.* — (Voir plus haut.)

3o *Prurit sénile. — Prurigo des vieillards.* — Quand il s'agit d'un *prurigo*, traiter les causes diverses susceptibles de le produire. Le *prurit cutané sénile essentiel* est extrêmement rebelle. *Son traitement interne et externe est celui du prurit en général que nous venons d'exposer.* On pourra essayer *en outre* l'électricité galvanique ou faradique, et prescrire la *teinture de cannabis indica* vingt à quatre-vingts gouttes par jour (D. BULKLEY), la teinture de gelsemium dix à quinze gouttes toutes les trois heures.

Les enveloppements humides, les lotions, devront être pratiquées avec une extrême prudence afin d'éviter les refroidissements si dangereux chez les vieillards.

4° *Prurit d'hiver ou prurigo de Duhring.* — Traitement du prurit en général. Hygiène alimentaire sévère, suppression du tabac; recouvrir les téguments *directement* de linge très fin et non de laine ou de soie, se couvrir très légèrement; porter des gants de chevreau, et éviter ceux de laine, de coton ou de fourrure. Coucher dans des draps de toile fine, dans un lit frais; prendre quelques bains tièdes amidonnés, ou des bains de vapeur tiède. Enveloppement de nuit avec des compresses étanches recouvertes de toile imperméable fine et légère, suivant le procédé indiqué plus haut avec détails. Saupoudrage général avec la poudre d'oxyde de zinc ou de bismuth de préférence à l'amidon. Quand les régions atteintes de prurit seront limitées, on pratiquera des pansements avec les pommades susindiquées, ou mieux, avec les emplâtres à l'oxyde de zinc, à l'huile de foie de morue pure, naphtolée ou phéniquée, etc., souples et fins, tels qu'on les prépare aujourd'hui. Duhring prescrit des onctions à la glycérine simple ou additionnée d'acide phénique ou de goudron. Enfin, on conseillera au malade de supprimer, s'il le peut, les hivers en les passant dans un climat chaud (littoral méditerranéen, Madère, etc.).

5° *Prurit ano-vulvaire.* — Quand il est symptomatique d'une affection des organes génito-urinaires on devra traiter cette affection par tous les moyens appropriés, et protéger par des tampons imprégnés de topiques variés la région génitale externe contre l'action des liquides irritants.

Le prurit vulvaire de la grossesse exige un traitement

modéré et prudent; les lotions vulvaires chaudes et l'application d'un suppositoire anal et d'un tampon vulvaire imbibé d'une solution de cocaïne au 15ᵉ sont particulièrement recommandés.

Le *prurit idiopathique* est très rebelle et nécessite un traitement interne énergique et un traitement externe continué longtemps. On prescrira des bains de siège médicamenteux, des lotions et des injections fréquentes et très chaudes à l'eau bouillie renfermant l'un des médicaments susindiqués, et particulièrement l'acide phénique, l'alun, le tannin, le vinaigre, le coaltar, l'eau de Cologne, etc., des applications de pommades (voir plus haut). Signalons encore les suivantes :

Pommades à la cocaïne, à la morphine 1 0/0.

Pommade au naphtol et à la cocaïne.

Pommade au calomel 2 à 5 0/0.

Onguent diachylon et huile d'olives parties égales (E. Besnier).

Pommade avec :

GUÉNEAU DE MUSSY

Glycérolé d'amidon............	20 grammes.
Bromure de potassium.........	1 gramme.
Sous-nitrate de bismuth.......	1 —
Calomel......................	0gr,40
Extrait de belladone..........	0gr,20

F. S. A.

Ou bien la mixture suivante :

TANSKI

Baume du Pérou.............	4 grammes.
Poudre de gomme arabique....	8 —
Huile d'amandes douces	12 —
Eau de roses.................	20 —

F. S. A.

Ces applications de pommade ou de mixture seront faites le soir, après les lotions chaudes; le matin nouvelles lotions et injections chaudes, puis large saupoudrage avec les poudres indiquées en ayant soin de glisser entre les plis des petits tampons d'ouate antiseptique.

Quand le prurit vulvaire est intense et rebelle aux traitements employés, on aura recours aux différents moyens suivants :

Badigeonnage avec la teinture de benjoin.

Cautérisation légère avec les solutions de nitrate d'argent (voir plus haut), avec ou sans anesthésie préalable.

Application du mélange suivant (Brocq) :

```
Biiodure d'hydrargyre ........      0gr,50.
Huile de ricin ...............      60 grammes.
              F. S. A.
```

Emploi des préparations à la cocaïne, à la morphine. Crayon de menthol. Injections sous-cutanées de morphine.

Enfin ignipuncture superficielle, et mieux, scarifications linéaires quadrillées suivies d'un pansement préservatif antiseptique et calmant.

Quand le grattage aura provoqué des lésions de dermite eczématique intense, ainsi que cela s'observe fréquemment, le traitement du prurit devra être associé à celui de l'*Eczéma des organes génitaux de la femme* (Voir ce mot). Le *traitement du prurit anal* est le même, bains, lotions, injections chaudes intra-anales à l'aide d'une sonde olivaire creuse. Poudres, pommades, etc.

On prescrira en outre des suppositoires renfermant les agents médicamenteux que nous avons indiqués et surtout les calmants tels que morphine, cocaïne, belladone, essence de menthe, menthol, etc.

Suppositoires avec :

```
Beurre de cacao ..............      3 grammes.
Extrait de belladone ........      0gr,02 à 0gr,05.
```

Beurre de cacao............   3 grammes.
Chlorhydrate de morphine... } àà 0gr,02 à 0gr,05.
Chlorhydrate de cocaïne..... }

Les cautérisations légères avec le thermo-cautère seront également pratiquées dans les cas intenses.

Okmann recommande de badigeonner avec de la créosote. Cette cautérisation, qui est assez douloureuse sur le moment, n'est pratiquée qu'une fois. On applique ensuite le mélange suivant :

Bichlorure d'hydrargyre.......   0gr,03.
Chlorhydrate d'ammoniaque...   0gr,13.
Acide phénique ....   4 grammes.
Glycérine................. ...   60   —
Eau de roses................   115   —

Enfin, on devra éviter autant que possible la constipation, et recommander à la malade d'enduire l'anus d'un corps gras avant d'aller à la garde-robe.

6° *Prurigo et prurit des parties génitales de l'homme.* — Mêmes indications générales relatives à la recherche de la cause, même traitement interne et externe que ceux indiqués plus haut. Le *prurit scrotal* est très pénible et difficile à guérir. Nous recommandons dans ces cas de prescrire les doses *maxima* de principes actifs en solutions, pommades, *emplâtres;* ces derniers sont particulièrement indiqués; on les emploie sous forme de bandelettes imbriquées formant comme une cuirasse, de sorte qu'à l'action du médicament se joint celle de l'enveloppement, de l'occlusion; leur composition peut être variée à l'infini. Le malade doit toujours porter un suspensoir bien fait, qui permet de maintenir en permanence le pansement choisi (enveloppement humide, corps gras, etc.); le suspensoir en caoutchouc indiqué dans les cas d'eczéma du scrotum est généralement mal supporté par les malades atteints de prurit.

Ainsi que pour le prurit vulvaire, les cautérisations ignées ou au nitrate d'argent, et mieux, les scarifications linéaires quadrillées fréquemment renouvelées ou même les courants continus sont employés avec succès, quand les divers médicaments ont échoué.

Le traitement du prurit anal de l'homme est le même que celui du prurit anal de la femme. (Voir plus haut.)

7°, 8°, 9°. *Prurit des narines, de la paume des mains, de la plante des pieds, de la langue.* — Voir *Prurit* en général.

Psoriasis. — De toutes les maladies de la peau, le psoriasis est l'une des plus fréquentes, et, dans la majorité des cas, des plus faciles à reconnaître ; il suffit en effet pour cela d'avoir vu quelques cas de psoriasis à éléments caractéristiques, mais il n'est pas très rare de se trouver en présence de psoriasis dits *atypiques* en raison de leur localisation, de leurs caractères objectifs, de leur évolution, de leurs complications, etc., qui, même pour un médecin très exercé, présentent les plus grandes difficultés de diagnostic.

Nous ne voulons pas donner ici une description complète de cette dermatose si importante à tous égards ; nous ne ferons qu'indiquer les points les plus intéressants au point de vue pratique.

Caractères principaux du psoriasis normal : Éléments squameux blancs, nacrés, plus ou moins épais, entourés ou non d'un liséré rouge, recouvrant une surface rouge luisante, vernissée, légèrement épaissie et présentant un pointillé hémorragique à peu près constant. *Début* à tout âge, mais particulièrement entre quatorze et vingt-cinq ans ; *localisation* spéciale mais non pathognomonique aux *coudes*, aux *genoux*, au tronc, aux membres, au cuir chevelu (amas de squames épaisses, crayeuses, plâtreuses; état montagneux, alopécie très peu marquée), au front (surtout à la frontière du cuir chevelu, qui est également envahi, alors que dans l'eczéma du cuir chevelu les lésions s'arrêtent à la frontière), au sternum, à la région sacro-lombaire, aux fesses, etc., etc. *Formes diverses*. Psoriasis vulgaire, ponctué, en gouttes, nummulaire, orbiculaire, gyraté, circiné, figuré, miliaire, disséminé, diffus, psoriasis rupiaforme (quand les squames superposées sont très abondantes), etc., etc. (Lèpre vulgaire de Willan). Marche chronique, par poussées successives, quelquefois disparaissant pendant des mois et des années, puis reparaissant; ne guérissant *à peu près* jamais; le plus souvent il persiste dans l'intervalle des poussées quelques éléments, particulièrement aux genoux et aux coudes, et autres lieux d'élection. Quelquefois, sans cause appréciable ou plus souvent sous l'influence d'un traumatisme, d'un choc nerveux, d'une émotion vive, ou mieux, d'un agent médicamenteux trop irritant (psoriasis irritable), il se produit une poussée aiguë, intense, qui se généralise, s'accompagne d'une desquamation extrêmement abondante, d'une rougeur très vive, parfois de la chute des poils, des cheveux et des ongles (qui repoussent), mais qui est susceptible de se calmer et de disparaître complètement (psoriasis aigu, psoriasis enflammé). Quand le psoriasis a été traité pendant longtemps par l'arsenic, il persiste souvent des taches jaunâtres, brunâtres, assez résistantes. Phénomènes objectifs peu marqués : prurit généralement très modéré, excepté chez les sujets *nerveux:* quelquefois cependant le prurit se développe sous l'action de certains médicaments internes ou d'aliments (E. Besnier).

2º Psoriasis atypiques. — Localisation aux plis de flexion aux lieux d'élection de l'eczéma séborrhéique (plis de l'aine, interfessier, de l'aisselle, du coude, sous-mammaire, jarret, ombilic) : dans ces cas, les sujets sont en même temps le plus souvent des séborrhéiques (Voir *Séborrhée*) : à la paume des mains et à la plante des pieds (localisation très rare; le plus souvent, il faut rechercher la syphilis ou les différentes variétés de kératodermies), aux ongles (*psoriasis unguéal*, ongles amincis, soulevés, décollés, jaunâtres, opaques, avec ponctuations, érosions cupuliformes, et sillons transversaux multiples plus ou moins profonds; parfois chute complète de l'ongle), aux organes génitaux (gland, prépuce). Forme humide, suintante, irritée, eczématoïde (psoriasis arthritique de Bazin, par opposition à la forme normale, sèche, qui serait le psoriasis herpétique (?), verruqueuse, papillomateuse. Psoriasis altérés par le traitement. Forme arthropathique [1] (arthralgies, myalgies, mélalgie, arthropathies partielles ou généralisées, rhumatisme osseux ou fibreux, déformations parfois considérables, origine le plus souvent nerveuse, médullaire surtout, forme généralement grave). *Complications* sérieuses : psoriasis malin, rebelle au traitement, particulièrement irritable, à poussées sucessives de plus en plus intenses, aboutissant à la *dermatite exfoliative maligne généralisée* avec cachexie, chute des ongles, des poils, et entraînant la mort par lésion organique (carcinome, urémie, ictère grave, etc.) : parfois apparition d'épithélioma sur les plaques de psoriasis, ou bien plus rarement encore, dégénérescence épithéliomateuse multiple des vieux placards psoriasiques;

1. Voir la très intéressante thèse de Ch. Bourdillon, *Psoriasis et arthropathies*, Paris, 1888.

on ne doit pas dire que le psoriasis prédispose à l'épithélioma, mais bien qu'il crée un *locus minoris resistantiæ* où l'épithélioma vient se fixer.

Telles sont les deux grandes variétés de psoriasis. Quant à l'étiologie, elle est fort peu connue. En effet, les différents facteurs étiologiques invoqués sont loin d'être constants. Les plus importants sont l'*hérédité*, les diathèses (arthritisme, herpétisme?). Les causes occasionnelles des poussées psoriasiques chez un sujet déjà atteint sont les excès de régime, les émotions, les frayeurs, les chocs nerveux, les traumatismes (vésicatoire, vaccination, tatouage, etc.), les compressions (influence du corset, des bretelles, jarretières, ceintures, sur la localisation du psoriasis); Köbner a montré que la peau des psoriasiques possède dans sa constitution un mode particulier de réaction aux diverses causes d'irritation. Quant aux causes de l'apparition du premier élément de psoriasis, elles sont très obscures; on peut incriminer les précédentes et y ajouter les différentes fièvres éruptives et la syphilis (BAZIN).

La nature du psoriasis est également inconnue; on a invoqué les diathèses signalées plus haut, la syphilis héréditaire (TAYLOR), les *lésions nerveuses* et enfin une origine parasitaire qui semble bien improbable. Il n'existe pas en effet jusqu'ici de cas probant de contagiosité du psoriasis. (*Lepocolla repens* d'EKLUND, épidermidophyton d'ED. LANG, d'Inspruck, LASSAR, WOLF, de Strasbourg, BEHREND, MATEIS, TOMMASOLI, DESTOT, etc., etc.)

TRAITEMENT. — A. INTERNE. — Le psoriasis est de toutes les maladies de la peau qui sont du domaine de l'observation courante l'une des plus désespérantes; s'il est possible en effet de faire disparaître les éléments éruptifs, de blanchir le malade, et même de modérer l'intensité des éruptions ultérieures, on ne peut guérir complètement le psoriasis, c'est-à-dire empêcher l'apparition de nouvelles poussées; en vain tous les agents médicamenteux ont-ils été prescrits empiriquement, l'ignorance actuelle de la nature vraie du psoriasis retarde indéfiniment la solution du problème thérapeutique.

C'est ainsi que les dépuratifs (?), les purgatifs répétés, les balsamiques (copahu (HARDY), baume de gurjum, térébenthine), l'acide phénique, l'iode, le *goudron* (KAPOSI), le phosphore, le tartre stibié (DEVERGIE, MALCOLM MORRIS), le fer, le mercure, l'huile de foie de morue, la pilocarpine, le manganèse, l'antimoine (AUZIAS TURENNE), le graphyte, la baryte, le soufre, la belladone, les alcalins à haute dose, le sulfure de zinc (BARDUZZI), la teinture de maïs altéré (GAMBERINI, LAILLER), la teinture de cantharides (RAYER), l'hura brasiliensis (HÉBRA, HARDY), le rhus radicans, le daphne mezereum, l'hydrocotyle, l'acide chrysophanique, le jus de citron, l'extrait de corps thyroïde (BYROM BRAMWELL), etc., etc., prescrits à l'intérieur, ont été tour à tour vantés, puis abandonnés.

Cependant il existe deux médicaments qui semblent être aujourd'hui prescrits dans le traitement du psoriasis à l'exclusion de tous les autres, à savoir *l'arsenic* et *l'iodure de potassium.*

1º *Arsenic.* — Il est aujourd'hui encore prescrit à peu près universellement et indistinctement dans tous les cas de psoriasis. Et pourtant il ne calme pas toujours les poussées et il ne guérit *jamais* le psoriasis; aussi la puissance de la médication arsenicale est-elle fortement battue en brèche de nos jours. Bien plus, l'arsenic peut dans les cas de psoriasis irritable ou

enflammé, ou chez certains sujets intolérants, produire
des accidents plus ou moins sérieux. En réalité, il n'agit
que sur l'état général du sujet (lymphatisme, anémie,
strume, etc.). Les partisans de la valeur thérapeutique
de l'arsenic dans le psoriasis prétendent que les cas où
il n'agit pas sont ceux où le médicament a été prescrit
à trop faibles doses, ou n'a pas été continué pendant
un temps suffisamment prolongé. Mais il n'en est rien,
car beaucoup d'auteurs et nous-mêmes avons dans
certains cas prescrit l'arsenic à doses considérables et
prolongées sans en retirer autre chose qu'un certain
degré de cachexie arsenicale, sans guérison du psoriasis.
En outre, le traitement arsenical prolongé laisse
souvent une pigmentation prononcée des placards
psoriasiques guéris.

Quoi qu'il en soit, on peut encore, dans les cas que
nous avons indiqués plus haut, et dans les formes
torpides, réagissant mal aux agents externes, prescrire
l'arsenic, mais en ayant soin de bien surveiller le
malade, et de voir si le médicament produit l'effet
qu'on doit espérer en tirer, c'est-à-dire la diminution
de la rougeur, de l'hypérémie quand les squames sont
tombées. En tout cas, ce traitement doit toujours être
associé au traitement externe.

L'arsenic se prescrit sous forme de solutions, de
pilules ou d'injections hypodermiques :

Solution de Fowler (arsénite de potasse).

Commencer par six gouttes par jour en deux fois,
avant chacun des deux principaux repas, dans un
verre à liqueur d'eau sucrée. Augmenter d'une goutte
tous les deux jours. A partir de quinze gouttes, augmenter d'une goutte tous les trois jours. S'il n'y a pas
de troubles sérieux, on peut aller jusqu'à trente gouttes

puis ne pas interrompre brusquement, mais redescendre de la même façon, progressivement jusqu'au point de départ. La liqueur de Fowler peut être prise ainsi pendant plusieurs mois.

Solution de Pearson (arséniate de soude). Donner des doses *doubles* de celles de la solution de Fowler.

BROCQ

Solution d'arséniate de soude.

Arséniate de soude............	0gr,10.
Sirop d'écorces d'oranges amè-	
res ou eau distillée.........	200 grammes.
Eau distillée de laurier-cerise..	50 —

M. S. A.

Chaque cuillerée à café contient environ 2 milligrammes d'arséniate de soude.

Une cuillerée *à café* avant le déjeuner ; au bout de deux jours, une avant déjeuner, et une avant dîner. Augmenter tous les cinq jours d'une cuillerée à café jusqu'à quatre cuillerées à café par jour. Continuer à cette dose.

Solution de Donovan Ferrari :

Iodure d'arsenic..............	0gr,20
Eau distillée.................	120 grammes.
Biiodure de mercure	0gr,40.
Iodure de potassium..........	4 grammes.

M. S. A.

Donner progressivement cinq, dix, quinze, etc., jusqu'à quatre-vingts et cent gouttes, en deux fois par jour, dans un peu d'eau avant le repas.

Eau de la Bourboule. — Un quart, un demi, puis un verre au commencement de chaque repas.

Pilules. — Granules de Dioscoride.

Acide arsénieux.............. ...   0^{gr},10
Mannite pure... ....   4 grammes.
Miel ....   q. s.

F. S. A. Cent granules.

En prendre progressivement quatre à douze par jour.

KAPOSI

Pilules asiatiques :

Acide arsénieux...............   0^{gr},75.
Opium.......................   0^{gr},15.
Poivre noir pulvérisé..........   6 grammes.
Gomme arabique...............   1^{gr},50.
Poudre de racine de guimauve..   2 grammes.

Eau q. s. pour faire cent pilules.

Chaque pilule contient 0^{gr},0075 d'acide arsénieux. On commence par trois pilules par jour, que l'on fait prendre immédiatement avant les repas. Tous les quatre à cinq jours, on augmente d'une pilule, et on peut arriver ainsi jusqu'à huit à dix pilules par jour. On s'arrête s'il survient des troubles gastriques, des nausées, de la diarrhée, etc. On ne peut déterminer d'avance combien on devra donner de pilules asiatiques. Si, lorsqu'on a prescrit de quatre à six cents pilules, si l'affection ne s'est pas améliorée, il faut recourir à un autre mode de traitement (KAPOSI, UNNA).

Injections sous-cutanées de liqueur de Fowler ou d'arséniate de soude. — Il convient d'y avoir recours chez les malades à tube digestif intolérant, ou dans les cas très sérieux, mais il faut avoir soin de pratiquer aussi antiseptiquement que possible ces injections, qui sont très douloureuses, et doivent être faites avec une solution très pure, et profondément.

Les deux solutions employées sont les suivantes :

KAPOSI

1° Liqueur de Fowler ....   **2 grammes.**
    Eau distillée............... }
    Glycérine neutre pure .... } **ââ 5 grammes.**

2° Arséniate de soude............. 0gr,05.
    Eau distillée .... 10 grammes.

F. S. A.

Faire une injection avec la seringue de Pravaz, chaque jour, et au bout d'un mois en faire deux.

2° *Iodure de potassium*. — Récemment Grève, Boeck, Haslund [1], Guttelini, etc., ont préconisé l'iodure de potassium *à hautes doses*, dans le traitement du psoriasis. Nous avons essayé cette méthode dans plusieurs cas de psoriasis intense, en suivant les indications données par Haslund [2]. Voici comment procède ce savant dermatologiste.

Il donne d'emblée une dose quotidienne de 3 à 4 grammes d'iodure de potassium en solution aqueuse, puis augmente tous les deux ou trois jours la dose de 2 grammes jusqu'à 20, 30, 40 et 50 grammes. Le malade doit absorber après chaque prise un grand verre d'eau, afin que le médicament, bien dilué dans l'estomac, ne produise pas de lésions. La dose utile est de 30 à 50 grammes. La durée moyenne de la cure est de cinq à six semaines, mais dans quelques cas il est bon de continuer la médication, si elle est bien supportée, quelque temps encore au delà de la guérison. Haslund avait soigné déjà en 1887 cinquante malades psoriasi-

1. Sur le traitement du psoriasis par l'iodure de potassium à hautes doses, par A. Haslund, de Copenhague; in *Vierteljahr f. Derm. und Syph.*, 1887, n° 3 ; Analyse franç., par Audry (*Annales de Dermatologie et de Syph.*, 1888, p. 401-411).

2. Action de l'iodure de potassium à très hautes doses sur l'organisme, par P. de Molènes, in *Archives générales de médecine*, juin 1889.

ques, hommes et femmes, âgés de six à cinquante-neuf ans, et obtenu quarante guérisons complètes et quatre améliorations. Un de ses malades a pris 1,520 grammes, un autre 2,246 grammes d'iodure de potassium. J'ai prescrit le même traitement à quatre malades atteints de psoriasis très étendus et rebelles à tout traitement ; l'un a pris 1,117 grammes, l'autre 1,754 grammes, le troisième 1,820 grammes, et le quatrième 1,050 grammes. Sur ces quatre malades, deux dont l'observation remonte à trois ans, n'ont pas eu jusqu'ici de récidive.

Un autre a eu dix-huit mois après une poussée très légère, le quatrième a eu depuis une énorme poussée, qui actuellement est en pleine évolution et rebelle à tout traitement.

On le voit, ces résultats ne sont pas aussi satisfaisants que ceux donnés par Haslund. Il y a toutefois lieu de continuer l'expérience ; si les doses susindiquées semblent trop élevées, on s'arrêtera à 10 ou 12 grammes qui suffisent parfois, particulièrement dans les formes arthropathiques ; mais nous devons dire qu'un grand nombre de sujets présentent une intolérance plus ou moins grande à l'iodure de potassium, qui peut même se traduire par des accidents graves, alors même que la dose d'iodure prescrite est très peu élevée ; on peut lutter contre cette intolérance en prescrivant en même temps que l'iodure des alcalins, de la belladone (AUBERT), du sulfate d'aniline (ERLICH) et surtout de la liqueur de Fowler, cinq à quinze gouttes par jour, que le malade prendra avec l'iodure, dans l'eau, ou mieux, la bière et le lait, qui masquent mieux le goût désagréable de l'iodure.

On devra toujours, chez les sujets soumis au traitement par l'iodure de potassium, examiner fréquemment l'urine, afin de bien se rendre compte de l'état des reins.

3° *Régime*. — Les sujets atteints de psoriasis doivent s'abstenir, ou tout au moins user très modérément de tous les aliments susceptibles de provoquer une excitation réflexe ou directe de la peau, tels que les poissons salés, les coquillages, la viande de porc, les condiments épicés, l'alcool, le café, le tabac en excès, etc. Ils doivent également éviter les excès de tout ordre, les émotions, les veilles, le surmenage, etc. ; en outre, les sujets arthritiques, goutteux, lymphatiques, etc., suivront un traitement général approprié à leur constitution ; les psoriasiques nerveux, dont le nombre est très grand, bénéficieront particulièrement de la médication sédative du système nerveux (médication bromurée, valérianique, hydrothérapie ; il y aurait une tentative intéressante à faire avec l'injection des liquides organiques, suivant la méthode de Brown-Sequard, qui semble donner de bons résultats dans la thérapeutique des maladies nerveuses).

B. Traitement externe. — Les substances médicamenteuses appliquées au traitement externe du psoriasis sont extrêmement nombreuses. Malheureusement, avons-nous dit, si, prescrites avec discernement et persévérance, elles peuvent enrayer les poussées et les faire disparaître, elles ne préviennent pas les récidives ; il faut savoir en outre que tel topique agira bien dans certains cas, qui sera inutile et même dangereux dans certains autres ; aussi, chaque fois qu'on prescrira un médicament actif, faudra-t-il tâter la susceptibilité du sujet, sous peine de voir survenir des accidents parfois très sérieux.

Mais avant d'employer un remède quelconque il faut avant tout enlever les squames, décaper en un mot les placards psoriasiques. Pour arriver à ce résultat, on prescrit des bains prolongés simples, savonneux, alcalins ou amidonnés, et on recommande au malade de se bien frictionner les régions malades, de façon à en détacher les amas épidermiques. Au sortir du bain, on appliquera le médicament dont on aura fait choix. Ces bains devront en outre être renouvelés tous les deux ou trois jours dans le cours du traitement.

Cependant certains auteurs ont recommandé les bains comme seul traitement du psoriasis, *bains dits prolongés* et *bains d'eaux minérales*, particulièrement dans les cas de psoriasis étendus, irrités, compliqués, etc. Le *bain prolongé* a été préconisé par Devergie et surtout par *Hébra*. Voici comment, d'après E. Besnier, il convient de faire prendre ces bains : « Le malade est mis au bain tous les jours ou tous les deux jours à six heures du matin ; aussitôt entré dans l'eau, il prend son premier déjeuner ; la température de l'eau est celle qui lui est *agréable*, le moins élevée possible ; elle est mesurée au thermomètre et maintenue sans variation jusqu'à l'issue du bain ; la baignoire est recouverte d'une planche couvercle et d'une couverture de laine. L'eau est simple, savonneuse, amidonnée, alcalinisée avec 40 à 80 grammes de borate de soude, ou bien additionnée de coaltar saponiné ou de goudron, etc., suivant les cas, les périodes, les degrés, etc. Au sortir du bain, c'est-à-dire après trois à quatre heures, le malade, enveloppé dans la flanelle, est reporté dans son lit, où il séjourne une heure ; à dix heures du matin, il peut reprendre ses occupations.

Dans les cas plus graves la durée du bain est portée à six heures, et alors un second repas est donné dans le bain quatre heures après le premier ; il convient de bien surveiller l'état général du patient, d'éviter avec grand soin tout refroidissement, et de s'assurer que le poids du malade ne diminue pas notablement. Chez les malades dont la peau est sèche à la suite du bain, et dont l'épiderme lisse se fendille aisément, une friction générale d'axonge fraîche, de vaseline, réussit parfaitement. »

La durée de ces bains peut, dans certains cas, atteindre huit et même dix heures.

Si le malade ne peut les supporter, on peut les remplacer par d'autres moyens, moins bons à notre avis, tels que l'*enveloppement* avec des toiles de caoutchouc, aussi fines que possible (bonnet de caoutchouc très pratique dans le psoriasis du cuir chevelu) ou l'*emmaillotement* général ou partiel dans des tarlatanes imprégnées d'eau de son tiède glycérinée à 25 0/00, additionnée d'acide borique, soigneusement étanchées, puis recouvertes d'un surtout de toile imperméable quelconque, pourvu qu'elle soit *fine*, souple et solide (E. Besnier), la méthode de Priessnitz, enfin l'hydrothérapie.

Les *bains d'eaux minérales* rendent de bons services, à la condition qu'ils soient prolongés et que la saison soit suffisamment longue. Ils modifient la constitution du sujet et ont une action locale qui se manifeste parfois assez rapidement. Les stations le plus recommandées sont : Loësche, dont les bains de piscine sont excellents, la Bourboule, Néris, Schinznach, Luchon, Barèges, Cauterets, etc.

Quand les placards de psoriasis sont débarrassés des squames qui les recouvrent, et si les bains n'ont pas été suffisants, on aura recours aux emplâtres, aux acides, ou enfin au raclage ; on applique les substances médicamenteuses sous forme de pommades, d'emplâtres, de collodions, de traumaticines, de solutions, etc. Il convient, quand on a prescrit un emplâtre ou un collodion, de les appliquer au sortir d'un bain, et de ne renouveler les pansements que tous les deux jours. Quand on emploie une huile ou une pommade, il est préférable de les faire appliquer le soir, en recommandant au malade de porter la nuit une longue chemise de flanelle, qu'il ne changera qu'au bout de plusieurs jours, quand elle sera par trop imprégnée par le corps gras mélangé aux squames épidermiques. Il couchera longtemps dans les mêmes draps.

Les agents médicamenteux les plus employés sont l'huile de cade et le goudron, l'acide pyrogallique, l'acide chrysophanique, l'anthrarobine, le naphtol, le mercure, et une foule d'autres que nous ne ferons que signaler.

Mais il faut bien savoir que, quand le psoriasis est irrité, enflammé, on doit éviter toute application irritante et prescrire, tant que l'irritation persiste, des bains et des applications de vaseline, d'axonge fraîche, de liniment oléo-calcaire, de glycérolé d'amidon, d'huile d'amandes douces, suivies de saupoudrage avec de la poudre d'amidon ou d'oxyde de zinc.

1º *Huile de cade. Goudron.* — Ces deux agents sont encore, à l'heure actuelle, les meilleurs de tous ceux employés dans le traitement du psoriasis ; on peut ajouter également l'huile de hêtre, l'huile de fragon, l'huile de bouleau blanc. Ils sont, en effet, très bien supportés, même quand le tégument est légèrement irrité, et ne réclament pas une surveillance active ; malheureusement, leur odeur très désagréable, leur coloration foncée, la lenteur de leur action, enfin la production de l'*acné,* dite *de goudron,* obligent le médecin à avoir recours souvent à d'autres médicaments, peut-être moins sûrs, mais qui ne présentent pas tous ces inconvénients.

En France, et particulièrement à l'hôpital Saint-Louis, on emploie de préférence l'huile de cade, et elle peut s'employer pure ou associée à l'axonge, au glycérolé d'amidon, à la vaseline, à la lanoline, etc.; on peut également l'employer en emplâtre (Voir *Épithème* et *Huile de cade*).

Les régions atteintes de psoriasis ayant été décapées par les bains, ou l'enveloppement de caoutchouc, ou des savonnages énergiques, on applique tous les soirs (deux fois par jour à l'hôpital) la préparation choisie que le patient garde toute la nuit en suivant les indications données plus haut.

Voici quelques formules. La dose d'huile de cade prescrite variera selon l'étendue, l'intensité, l'âge du psoriasis et la tolérance du sujet.

Glycérolé cadique faible, de Vidal :

Huile de cade vraie...........	10 grammes.
Extrait fluide de Panama ou savon noir..................	q.s. pour émulsionner.
Glycérolé d'amidon à la glycérine neutre................	90 grammes.
Essence de girofle............	q. s.
Ou essence de menthe.	
F. S. A.	

Glycérolé cadique fort, de Vidal :

Huile de cade vraie...........	50 grammes.
Extrait fluide de panama ou savon noir.................	5 —
Glycérolé d'amidon à la glycérine neutre...............	45 —
Essence de girofle............	q. s.
Ou essence de menthe.	
F. S. A.	

FORMULE DE BROCQ

Huile de cade vraie...........	100 grammes.
Savon noir................	q.s. pour émulsionner.
Glycérine....	84 grammes.
Amidon	7 —
Acide salicylique...........	6 —
Essence de girofle...........	10 —

M. S. A.

FORMULE DE HÉBRA

Soufre sublimé...............	15 grammes.
Huile de cade...............	15 —
Savon noir................	30 —
Axonge....................	30 —
Craie préparée.............	10 —

M. S. A.

Axonge................	20 grammes.
Lanoline....................	20 —
Carbonate de soude.........	
Huile de cade	àà 4 grammes.
Goudron................	
Essence de menthe...........	q. s.

KAPOSI

Huile de bouleau..........	50 grammes.
Éther sulfurique..........	
Esprit-de-vin rectifié.......	àà 25 —
Huile de lavande...........	2 —

M. S. A.

Pommade de Wilkinson, modifiée par Hébra :

Soufre citrin..............	
Huile de hêtre.............	àà 50 grammes.
Savon vert...............	
Axonge	àà 10 —
Craie blanche pulvérisée...	10 —

M. S. A.

Hardy emploie le savon mou et l'huile de cade ; le soir, on fait une friction avec l'huile de cade pure ou coupée, et le matin avec le savon mou.

Lailler employait un mélange à parties égales d'huile

de cade et de savon noir, mais ce mélange est souvent irritant.

Tout le temps que le traitement à l'huile de cade ou au goudron sera suivi, le malade prendra tous les deux ou trois jours un grand bain amidonné si la peau est un peu irritée, alcalin dans le cas contraire. La durée moyenne d'un traitement à l'huile de cade, à l'hôpital, est de cinq à huit semaines. On a dit, mais cela demanderait à être prouvé, que ce traitement éloignait bien plus les récidives que les autres méthodes ; il faut savoir qu'après lui il persiste souvent une coloration jaunâtre assez tenace des placards atteints.

Acide pyrogallique (pyrogallol), bioxyde de phénol. — A été préconisé par Jarish et est aujourd'hui très employé. Ses avantages sont d'agir rapidement et d'être inodore ; ses inconvénients, d'être noir, de colorer les cheveux, de tacher le linge et de rendre la peau sèche et cassante.

Il doit être employé dans le psoriasis vulgaire, typique, peu étendu. Quand on l'applique, en effet, sur de vastes surfaces ou dans des cas de psoriasis diffus scarlatiniforme, il peut survenir des accidents extrêmement graves ; aussi doit-on surveiller avec le plus grand soin l'urine du malade et cesser l'application du médicament dès que celle-ci devient vert olive ou noirâtre.

L'acide pyrogallique s'emploie en pommade, en traumaticine, en collodion ou en *épithème*, à la dose de 5 à 15 0/0. Les pommades ont pour excipient l'axonge, la vaseline, la lanoline ou la *bassorine*. (Voir ce mot.)

JARISH

Pommade avec :

Acide pyrogallique.........	5 à 10 grammes.
Vaseline...................	100 —

F. S. A.

BROCQ

Acide pyrogallique.......... 5 à 10 grammes.
Acide salicylique............ 1 à 3   —
Vaseline.................. 100   —
F. S. A.

Afin de limiter l'action aux parties malades et de rendre l'adhésion certaine, on aura recours à la *traumaticine* (voir ce mot), qui recouvrira le placard de psoriasis sur lequel on aura appliqué l'acide pyrogallique suivant la méthode de Pick, Unna, Auspitz, modifiée par Besnier.

Appliquer sur les placards psoriasiques décapés la solution suivante avec un pinceau :

Acide pyrogallique......... 5 à 15 grammes.
Éther sulfurique........... 85 à 95   —
M. S. A.

Laisser sécher, puis mettre la traumaticine.

On peut encore incorporer l'acide pyrogallique à un collodion.

Acide pyrogallique............ 10 grammes.
Collodion élastique........... 90   —
F. S. A.

Ou bien :

Acide pyrogallique........... 10 grammes.
Gutta-percha................ 10   —
Chloroforme 80   —
F. S. A.

Ou encore :

BROCQ

Fulmicoton................. 6 grammes.
Acétone 40   —
Éther alcoolisé.............. 40   —
Huile de ricin............... 8   —
Acide pyrogallique........... 10   —
F. S. A.

Ces collodions médicamenteux, ces pellicules adhésives se détachent, s'effritent au bout d'un certain temps ; on les répare en appliquant une couche nouvelle. On peut encore les détacher complètement dans un bain, au sortir duquel on fait un nouveau pansement complet. Cette méthode présente de nombreux avantages, dont le plus grand est de permettre un contact constant et permanent du médicament avec la surface atteinte seule ; les emplâtres, les épithèmes *bien préparés* (épithème à l'acide pyrogallique à 5, 10 ou 15 0/0) offrent les mêmes avantages, sont beaucoup plus faciles à enlever et à appliquer ; ils peuvent n'être renouvelés que tous les deux ou trois jours. Nous préférons généralement leur emploi à celui des collodions, traumaticines et pellicules adhésives.

Acide chrysophanique. — *Chrysarobine.* (Voir ce mot.) — Produit extrait de la poudre de Goa et appliqué au traitement du psoriasis par Balmanno Squire. Il est très employé en Allemagne ; il présente comme avantage d'agir *rapidement* sur les éléments psoriasiques, de les blanchir vite, d'être inodore et indolore, de ne pas trop sécher la peau, mais il colore en violet brun le linge, les cheveux, les poils, les ongles et les téguments sains ; il est d'un maniement difficile et peut déterminer des accidents tels que de l'érythème, de l'acné, des furoncles, de l'œdème, de la conjonctivite, de la balanite et même des dermatites phlegmoneuses graves et profondes. Aussi convient-il toujours d'en surveiller sévèrement l'emploi. Il se prescrit aux mêmes doses que l'acide pyrogallique, en pommades, traumaticines, collodions, épithèmes, etc.

Pommade avec :

Chrysarobine................ 10 grammes.
Vaseline................ .... 100 —

F. S. A.

Pommade avec :

Chrysarobine	5 à 15 grammes.
Axonge fraîche	20 —
Lanoline	80 —
Acide salicylique	2 à 3 —

F. S. A.

Anthrarobine. — Préconisée par Behrend ; elle s'emploie comme la chrysarobine, est un peu moins active et moins irritante.

BROCQ

Pommade avec :

Anthrarobine	10 à 20 grammes.
Huile d'olive	30 à 40 —
Lanoline	50 à 60 —

Solution avec :

Anthrarobine	20 grammes.
Borax	20 à 30 gr.
Glycérine	
Alcool à 90°	ăă 90 grammes.

F. S. A.

Naphtol. — Il est très employé à Vienne dans le service du Pr Kaposi. Très maniable, peu odorant, ne détruisant pas le linge, il constitue un très bon agent de traitement dans les psoriasis jeunes, superficiels, quelle que soit leur étendue. Il calme rapidement les démangeaisons, mais il faut savoir que son action est plus lente que celle des médicaments susindiqués ; aussi peut-on continuer longtemps la médication au naphtol.

On le prescrit à la dose de 5, 10 à 15 0/0, en pommade surtout, en épithèmes, en solution alcoolique (1 à 4 0/0) et en savon (2 à 6 0/0).

Pommade au naphtol :

Naphtol β	5 à 15 grammes.
Acide salicylique	1 à 2 —
Axonge fraîche	
Lanoline	ăă 50 grammes.

F. S. A. Une pommade bien souple.

Mercuriaux. — Ils sont assez souvent prescrits dans le psoriasis, mais il faut éviter de les employer dans les psoriasis étendus, dans la crainte de l'intoxication mercurielle et des éruptions hydrargyriques parfois fort graves.

Le calomel, le précipité blanc, le précipité rouge, le sulfocyanure de mercure au cinquantième et au vingt-cinquième (LAILLER), le turbith (1 à 1 p. 30), le nitrate acide (KAPOSI), l'onguent mercuriel (MAPOTHER), l'emplâtre de Vigo (excellent dans le psoriasis des ongles), etc., etc., ont été employés.

Pommade avec :

> Précipité blanc............. 2 à 5 grammes.
> Axonge benzoïnée......... 40 à 50　　—
> 　　　　　　F. S. A.

Pommade avec :

> Précipité blanc.........　⎫
> Précipité rouge.........　⎬ ää 1 à 2 grammes.
> 　　　　　　　　　　　⎭
> Vaseline ....　　　30　　—
> 　　　　　　F. S. A.

Pour le cuir chevelu, nous conseillons la pommade suivante :

> Calomel à la vapeur .... 2^{gr},50.
> Axonge benzoïnée............. 50 grammes.
> 　　　　　M. S. A.

Autres topiques employés dans le psoriasis. — Ils sont très nombreux, mais ont une action curative très irrégulière. Nous signalerons particulièrement l'acide salicylique (2 à 40/0), l'oxyde de zinc (q. s.), le sous-nitrate de bismuth, l'acide phénique (2 à 3 0/0 en pommade), l'acide thymique, le soufre, le sulfate de zinc (BARDUZZI), l'ichthyol, le thyol, le salol, *l'aristol* (WEISSBLUM, SCHIRREN), le dermatol (à la dose de 5 à 10 ou 15 0/0), le tuménol, l'hydroxylamine muriatique (même action, mêmes inconvénients que la chrysarobine, mais encore plus toxique), l'hydracétine (10 0/0 en pommade), la créoline, l'essence de térébenthine (VIDAL), la naphtaline (1 gramme pour 30 grammes d'axonge), la benzine, le pétrole (?), le gallactophenon (10 0/0 en pommade) (REKOWSKI).

Voici quelques formules :

DOUTRELEPONT

Hydroxylamine muriatique.. 0gr, 20 à 0gr,50.
Alcool....................... 100 grammes.
Chaux carbonatée.......... q. s.
Pour badigeonnages.

SCHIRREN

Pâte avec :

Lanoline...............····· ⎰
Vaseline................····· ⎱ ââ 35 grammes.
Aristol..................... ⎱
Oxyde de zinc............ ⎰ ââ 10   —
Amidon..................... ⎰
F. S. A. Une pâte bien souple.

Vernis à l'ichthyol d'Unna :

Ichthyol .... 40 parties.
Amidon 40   —
Solution d'albumine............ 1 à 1 1/2
Eau........................... 20 parties environ.

On commence par humecter l'amidon avec de l'eau ; on triture l'ichthyol avec ces substances ; enfin on ajoute la solution d'albumine. Ce vernis peut, en outre, servir de véhicule pour les autres agents médicamenteux du psoriasis, la chrysarobine (2 à 5 0/0) particulièrement ; il s'applique très exactement sur les places malades seules.

Psorospermoses. — D'après certains auteurs (DARIER, MALASSEZ, THIBAULT, L. WICKHAM, BOLLINGER, NEISSER, RETZIUS, etc., etc.), il existe chez l'homme un groupe de maladies cutanées qui méritent le nom de *psorospermoses* qui sont dues à la présence dans l'épiderme de parasites de l'ordre des sporozoaires, groupe des psorospermies ou coccidies (BALBIANI). — Ce groupe renfermerait les maladies suivantes :

1° La maladie du mamelon ou de Paget (voir ce mot);

2° La psorospermose folliculaire végétante de J. Darier (voir plus bas);

3° Le molluscum contagiosum (voir ce mot) ;

4° Certains épithéliomes superficiels.

Mais la théorie parasitaire des psorospermoses est une hypothèse qui n'est pas confirmée par tous les histo-bactériologistes. Pour Boeck de Christiania, Török, Janovsky, etc., les coccidies seraient des cellules épidermiques hypertrophiées et kératinisées renfermant des grains d'éléidine. La question est donc encore à l'étude. Toutefois, nous décrirons la psorospermose folliculaire végétante de Darier, dont la nature peut être discutée, mais dont la symptomatologie est aujourd'hui bien connue, grâce aux travaux de l'École française et particulièrement de Darier et Thibault.

Psorospermose folliculaire végétante de Darier. — Sous ce nom, Darier et Thibault [1] ont décrit une affection *rare* de la peau qui autrefois était confondue avec les acnés cornées, sébacées, les séborrhées généralisées, les kératoses folliculaires. Elle est désignée par

---

1. THIBAULT, Observations cliniques pour servir à l'histoire de la psorospermose folliculaire végétante du Darier. (*Thèse de Paris*. 8 mai 1889.)

le Dr E. Besnier sous le terme d'*Angio-folliculite cornée psorospermique, irritative, séborrhéique, proliférante, végétante.*

Elle s'étend à la plus grande partie de la surface cutanée, mais il y a des points d'élection où les lésions atteignent leur maximum de développement ou du moins de confluence : ce sont le cuir chevelu, la face, la région présternale, les flancs et surtout les régions inguinales, et en général tous les plis.

Au début, la lésion élémentaire est constituée par un petit élément papuleux arrondi ou conique, grisâtre, jaunâtre, surmonté d'une petite masse simulant une croûte noirâtre, dure, rugueuse, râpeuse, extrèmement adhérente, « constituant une véritable petite corne enchâssée par son extrémité conique dans un petit entonnoir à bords un peu saillants, correspondant manifestement à l'orifice dilaté d'un follicule pilo-sébacé ; aux foyers de confluence, la peau présente une croûte brunâtre ou terreuse plus ou moins grasse au toucher avec une série de saillies irrégulières très serrées donnant à la main la sensation d'une râpe ; si on gratte cette couche épaisse et adhérente, la peau est inégale, rugueuse et criblée de petits orifices en écumoir. Suivant les régions plus ou moins riches en follicules pilo-sébacés, l'apparence des lésions varie notablement, l'affection pouvant simuler la séborrhée sèche, le molluscum contagiosum, l'acné cornée, l'acné hyper-trophique, etc. Dans une deuxième période, les éléments se développent notablement et se transforment en végétations rougeâtres, irrégulières, molles, suintantes ; le sommet des éléments présente une dépression cra-tériforme circonscrite par un bord annulaire épais, parfois exulcéré. A la pression on fait sourdre de cette dépression de la matière sébacée pure ou mêlée de pus : quand ces lésions siègent dans les plis, elles sont particulièrement volumineuses, humides, suintantes, sanieuses, fétides, formant des masses mamelonnées, rougeâtres, sordides, douloureuses, caractéristiques; quelquefois cependant, au cuir chevelu particulièrement, les lésions restent sèches, cornées, ne suintent pas. Aux mains et aux pieds, les lésions sont constituées surtout par des plaques hyperkératosiques avec sillons plus ou moins profonds, et par des lésions très marquées des ongles. »

Cette affection a une marche continue et progressive et une durée très longue sans aucune tendance naturelle à la guérison.

D'après J. Darier et Thibault, elle serait bien réellement parasitaire. Mais les causes et les sources de la contagion sont inconnues. Les coccidies elles-mêmes de la psorospermose folliculaire sont mises en doute par plusieurs bactériologistes.

Le TRAITEMENT est des plus ingrats. Alors même que les lésions ne sont pas encore très développées, il est extrèmement difficile pour ne pas dire impossible d'en arrêter l'évolution. Les agents parasiticides qui sembleraient devoir être particulièrement actifs n'agissent pour ainsi dire pas, et sont souvent dangereux en raison de la grande absorption qui se produit au niveau des surfaces malades.

Quand les premiers éléments apparaissent, il faut tenter de les détruire à l'aide de la curette, ou de la cautérisation avec l'électro-cautère, puis faire un pansement avec les épithèmes caoutchoutés au dermatol ou à l'acide salicylique, ou à l'huile de cade ou au salol et au sous-nitrate de bismuth, ou à l'huile de foie de morue, ou à l'ichthyol, ou à l'acide phénique, etc.

Les mêmes agents en pommade ou même en emplâtre
seront également employés quand les éléments végé-
tants seront plus volumineux après les avoir préalablement raclés à la curette ou cautérisés. Si le suintement
est très abondant, on tentera de le tarir à l'aide de
poudres et de pansements antiseptiques (iodoforme,
magnésie (E. BESNIER), salol, aristol, dermatol), et on
appliquera ensuite les emplâtres susindiqués.

Quant aux préparations mercurielles préconisées par
plusieurs auteurs (solutions de sublimé, pommades
mercurielles, emplâtres de Vigo, emplâtre rouge, etc.),
elles provoquent parfois des intoxications sérieuses.

En résumé, le traitement est encore des plus indécis
en raison de la rareté des faits observés jusqu'à ce
jour.

Puces. — (Voir *Parasites*.)

Punaises. — (Voir *Parasites*.)

Purpura. (*Hémorragies cutanées*.) — Le purpura est beaucoup plus du domaine de la pathologie
générale que de la dermatologie proprement dite. Il
s'observe en effet dans une foule d'états pathologiques
très variés qu'il n'y a pas lieu de traiter ici (scorbut,
hémophilie, rhumatisme, cachexies, intoxications
médicamenteuses et autres, états infectieux, fièvres,
éruptions, etc., etc). (Consulter l'article très complet de
A. Mathieu in *Dict. encycl. des Sciences méd.*, page 860.)
D'ailleurs, il ne constitue pas, à vrai dire, une dermatose
spéciale, mais bien une lésion cutanée caractérisée par
des taches ou des traînées rouges, ou livides ou même
noirâtres, ne disparaissant pas sous la pression du
doigt, dues à des hémorragies cutanées, et subissant
toutes les modifications d'aspect, de couleur, des épan-
chements sanguins.

Les différentes variétés de purpuras qui intéressent plus particulièrement le dermatologiste sont les suivantes :

1° **Le purpura simplex.** caractérisé par l'apparition de petites taches ou traînées hémorragiques sur le corps et particulièrement sur les membres, parfois légèrement papuleuses (*purpura papuleux de Hébra*), saillantes, correspondant à des follicules isolés, et traversées par un poil, tantôt analogues à des plaques d'urticaire (*purpura urticans de Willan*), survenant soit accompagnées de symptômes fébriles légers, soit sans aucun trouble de la santé générale, et disparaissant peu à peu au bout de dix à douze jours. Cette variété semble être une des formes de l'*érythème polymorphe* (voir ce mot), la forme hémaphéique.

2° **La péliose rhumatismale de Schœnlein. — Purpura rhumatismal, purpura exanthématique rhumatoïde** (A. Mathieu), **purpura myélopathique** (Faisans).

Ce que l'on a décrit sous ces différents noms renferme une série de faits à peu près semblables et caractérisés par deux ordres de symptômes.

1° Des *phénomènes généraux*, troubles gastro-intestinaux, fièvre légère, malaise, courbature, lassitude extrême et enfin douleurs dans les grandes jointures, particulièrement au genou et au cou-de-pied, avec ou sans tuméfaction de l'articulation ; 2° des *manifestations* cutanées hémorragiques (purpura, pétéchies (purpura à très petits éléments), ecchymoses) généralement discrètes, parfois très abondantes, occupant surtout les membres inférieurs, et quelquefois aussi le tronc, et les membres supérieurs, se compliquant dans quelques cas de taches érythémateuses disparaissant sous la pression du doigt, d'érythème noueux, d'œdème, d'urticaire, etc.; elles évoluent généralement par poussées successives accompagnées ou précédées d'exacerbation des manifestations rhumatoïdes. La Péliose rhumatismale a une durée moyenne de deux à trois semaines ; elle s'observe de préférence chez les sujets jeunes, chez les adolescents fatigués, affaiblis, surmenés, ayant eu une croissance trop rapide ; son étiologie, sa pathogénie, la rapprochent beaucoup de l'érythème polymorphe, ainsi que le purpura simplex.

3º Purpura hémorragique. — Maladie maculeuse de Werlhof. — Cette forme se caractérise par l'apparition simultanée de purpura et d'hémorragies nasales, buccales, gingivales, pharyngées, laryngées, intestinales, rénales, pulmonaires, survenant brusquement, sans cause apparente, sans troubles graves de la santé générale, sans intoxication apparente.

4º Purpuras infectieux primitifs. — Purpura idiopathique aigu. — Typhus angio-hématique de Gomot et Martin de Gimard.

Mêmes caractères que la maladie de Werlhof, mais accompagnés de troubles généraux les plus sérieux (état infectieux, typhoïde, pseudo-rhumatisme, hémorragies abondantes, etc.).

5º Signalons encore : le **purpura du scorbut**, le **purpura des états cachectiques**, le **purpura de l'hémophilie**, le **purpura qui s'observe dans les maladies générales** (fièvre typhoïde, variole, rougeole, scarlatine, coqueluche, leucocythémie, septicémie, etc.), le **purpura dû à l'absorption de matières toxiques médicamenteuses ou autres** (iodure de potassium, arsenic, strychnine, alcoolisme, saturnisme, intoxication par l'oxyde de carbone, etc., etc.), enfin le **purpura pulicosa** (provoqué par les piqûres de puces).

TRAITEMENT. — Nous ne saurions formuler un traitement complet du purpura. La première indication est de rechercher la cause de l'hémorragie cutanée et de la combattre par tous les moyens appropriés.

Si le purpura est dû à l'absorption d'une substance toxique, il convient d'en faciliter l'élimination le plus rapidement possible.

Dans le purpura exanthématique rhumatoïde ou péliose rhumatismale, on prescrira le repos, la vie au grand air, une alimentation reconstituante et surtout la série des médicaments toniques (huile de foie de morue, quinquina, coca, caféine, préparations martiales, inhalations d'oxygène, etc.). On pourra prescrire également avec prudence du salicylate de soude et de l'antipyrine. On ne peut espérer modifier les hémorragies cutanées déjà formées qui, d'ailleurs, se résorbent spontanément. Toutefois, on facilitera cette résorption en employant les moyens suivants : compression légère du membre mis sur un plan un peu élevé ; — application de compresses de tarlatane imbibées d'une solution de chlorhydrate d'ammoniaque au centième ou au deux centième (VIDAL), — ou d'une solution au vingtième de teinture d'hamamelis virginica ; massage, etc. Mais le médicament qui semble le plus indiqué dans les cas de purpura intense, c'est l'ergotine, en potions, en pilules, en injections sous-cutanées.

Injections hypodermiques :

Ergotine.....................	0gr,10,
Alcool rectifié.............	àâ 4 grammes.
Glycérine pure	

M. S. A.

1 à 2 seringues de Pravaz : Pilules avec :

Iodure de fer.............. }
Extrait d'ergot........... } àâ 1 gramme.
F. S. A. 20 pilules.

En prendre 3 à 5 par jour.

On peut encore prescrire l'eau de Rabel. Le traitement du purpura scorbutique sera celui du *scorbut* (régime spécial, nourriture végétale, légumes frais, *fruits acides*, *citrons*, oranges, raifort, radis, cresson, oignons, moutarde, cochléaria, etc. — Hygiène, vie au grand air, limonade sulfurique, quinquina, perchlorure de fer, gargarismes et collutoires au chlorate de potasse, cautérisation des gencives avec la teinture d'iode, l'acide chlorhydrique).

Pyrogallique (Acide). — $C^6H^3(OH^3)$ syn. Pyrogallol. — Obtenu par dédoublement de l'acide gallique au moyen de la chaleur : aiguilles cristallines ou lamelles blanches, inodores, d'une saveur amère et astringente ; il est soluble dans 2 parties 1/2 d'eau froide, très soluble dans l'alcool, l'éther ; s'emploie en pommade de 5 à 10 0/0, en solution dans le collodion, la pellicule adhésive, sous forme d'épithèmes, etc... surveiller activement les effets produits par cet agent médicamenteux très employé en dermatologie. Il peut en effet, dans certains cas, provoquer des accidents graves (voir *Psoriasis*).

18

R

Raclage. — (Voir *Lupus, Traitement du.*)

Radesyge. — (Voir *Lèpre.*)

Régime. — (Voir *Eczémas, Traitement général des.*)

Résorcine. — $C^6H^6O^2$ *Dioxybenzine*. — Purifiée, elle se présente sous la forme d'une poudre blanche cristalline, à saveur sucrée, très soluble dans l'eau, l'alcool, l'éther, insoluble dans le chloroforme et le sulfure de carbone. Antipyrétique, antiseptique, elle est très employée contre les ulcères syphilitiques lupiques et autres. Préconisée dernièrement par M. le Dr Hallopeau contre la pourriture d'hôpital, contre la diphtérie (Dr Leblond) et la coqueluche (Dr Moncorvo). — S'emploie à l'intérieur en potion à la dose de 2 à 5 grammes. A l'extérieur en solution de 1 à 5 0/0, en pommade de 10 à 30 0/0, en emplâtre, en pâte, etc.

Rhagades. — (Voir *Gerçures.*)

Rhinophyma. — (Voir *Acné hypertrophique.*)

Rhinosclérome. — On désigne sous ce nom (Hébra, Kaposi) une affection due à la présence d'un bacille spécial, qui ne semble s'observer que dans les provinces orientales de l'Autriche, le sud-ouest de la Russie, l'Amérique centrale, etc., jamais pour ainsi dire en France, et qui est caractérisée par des plaques,

des plateaux, des bourrelets, des nodosités, des tubercules d'une couleur rouge violacé ou brunâtre, parfois
fissurés et croûteux, d'apparence sarcomateuse, débutant par une aile du nez, ou la cloison des fosses nasales
qui, sans aucun symptôme inflammatoire, s'épaississent,
s'indurent; au bout de quelques mois, l'affection évoluant souvent symétriquement, les ailes du nez semblent
élargies, et le nez paraît aplati, *camus;* il est *dur*, car-
tilagineux, immobile « comme moulé dans du plâtre ».
L'épaississement augmentant, les parois se rapprochent,
rétrécissent l'orifice des narines et arrivent même à
l'obstruer complètement.

Bientôt le processus envahit la lèvre supérieure, le
pourtour de l'orifice buccal qu'il rétrécit, les gencives,
les arcades dentaires; d'autres fois, il gagne en arrière
les cornets, l'arrière-cavité des fosses nasales, le voile
du palais, dont les piliers se présentent sous la forme
de brides luisantes, blanchâtres, rigides, comme cicatricielles, se rétractent, au point de faire disparaître
presque complètement le voile du palais ; celui-ci est
également le siège d'érosions arrondies, superficielles,
indolores, ne creusant pas en profondeur le plus souvent : parfois cependant on observe une large perfo-
ration du voile du palais.

L'affection peut encore envahir l'épiglotte, le larynx,
et produire des accidents graves, de l'œdème glottique,
des crises épileptiformes, etc.

Dans quelques cas rares, le rhinosclérome (mauvais
mot, puisque le nez peut n'être pas atteint) débute par
la muqueuse du larynx.

Bien que n'altérant pas la santé générale, le rhinosclérome est une affection sérieuse en raison de la défi-
guration et des accidents pharyngés et laryngés qu'il

occasionne. Confondu autrefois avec la syphilis, l'épithéliome, classé ensuite parmi les sarcomes, le rhinosclérome est une affection due à la présence d'un bacille (Bacille de FRISCH) cultivé, inoculé aux animaux (BARDUZZI et PAWLOWSKY). Pour quelques auteurs, ce bacille différerait peu de celui de Friedländer. Il s'observe entre 15 et 40 ans chez l'homme comme chez la femme, dans toutes les conditions sociales. Il évolue très lentement et récidive rapidement après l'extirpation incomplète. Aussi n'existe-t-il pas d'autre TRAITEMENT que l'extirpation, la décortication complète du tissu atteint; pratiquée au début de la maladie, quand un diagnostic précoce a été fait, elle a réussi dans quelques cas, mais non constamment, tant est grande la puissance de récidive du rhinosclérome.

Il faut, en outre, combattre le rétrécissement de l'orifice nasal, en le dilatant avec une tige de laminaire ou une éponge préparée, ou bien en le raclant, le curetant ; on a également conseillé les cautérisations avec le thermo ou le galvano-cautère, la potasse caustique, le *chlorure de zinc*, la pommade à l'acide pyrogallique 10 0/0, les injections interstitielles de liqueur de Fowler, d'acide salicylique, d'acide lactique, d'acide osmique, de sublimé, dans les nodosités des muqueuses palatine ou laryngée.

Le traitement antisyphilitique a donné de bons résultats à C. Pellizzari, mais a échoué entre les mains de Kaposi.

Ed. Lang prescrit des cautérisations des fosses nasales avec de l'acide salicylique, des injections interstitielles d'acide salicylique à 2 0/0, des douches naso-pharyngiennes, avec une solution de salicylate de soude, et 0^{gr},50 d'acide salicylique trois fois par jour, à l'intérieur, pendant deux mois.

Doutrelepont a obtenu une grande amélioration avec une pommade à la lanoline et au sublimé.

Quand le larynx est envahï et obstrué, il faut pratiquer le tubage ou la trachéotomie.

Ringworm. — (Voir *Trichophytie*, teigne tondante.)

Rodens (impétigo). — (Voir *Lupus*.)

Rodent (ulcer). — (Voir *Épithéliomes*.)

Roséole. — (Voir *Érythèmes*.)

Rouget. — (Voir *Parasites*.)

Rupia. — On décrivait autrefois sous le nom de rupia (rupia proeminens, conchyoïde, escharotica, etc.), des affections très distinctes, caractérisées par des phlyctènes ou bulles isolées plus ou moins volumineuses, renfermant un liquide séro-purulent et purulent se concrétant en croûtes aplaties ou saillantes, noirâtres.

En réalité, il n'existe pas d'affection cutanée *idiopathique* à laquelle on puisse appliquer la dénomination de *rupia*. Le terme de rupia peut être conservé en raison de son ancienneté, mais doit toujours être suivi d'un qualificatif; on l'emploiera quand on se trouvera en présence d'éléments bullo-pustuleux à développement excentrique et successif, auxquels succèdent des croûtes noirâtres, épaisses, surélevées à leur centre, et continuant à se développer à la périphérie, de sorte que les croûtes semblent stratifiées, superposées, composées de lamelles imbriquées de plus en plus larges, prenant l'apparence de coquilles d'huître (croûtes *Conchyliformes*). Les croûtes de rupia s'observent dans l'ecthyma, la syphilis, la variole, les éruptions pemphigoïdes, etc., etc.

S

Salicylique (Acide). — $C^7H^6O^3$. Syn., *acide amybenzoïque*, aiguilles blanches inodores, à saveur amère, puis âcre, provoquant l'éternuement. Il est soluble dans 500 parties d'eau, 2 à 5 d'alcool, 2 d'éther. On emploie surtout les sels ou salicylates. Antiseptique énergique, analgésique, antirhumatismal. Dose à l'intérieur de 1 à 4 grammes en cachets, pilules, etc. ; peut amener des troubles digestifs et cérébraux et rendre l'urine albumineuse. A l'extérieur en pommade à 1 pour 30, ou 60, ou 100, en solution alcoolique, en collodion pour faire tomber la partie cornée des cors, en poudre désinfectante, en épithème, etc. On l'associe très souvent à d'autres agents médicamenteux.

Salol. — *Salicylate de phényle*. Petits cristaux blancs, à odeur de géranium rosat ; presque insoluble dans l'eau, soluble dans l'alcool, un dix-septième d'éther ; il est antipyrétique, antiseptique, anti-rhumatismal. A l'intérieur, de 1 à 8 grammes par jour, sous forme de cachets, il rend l'urine aseptique. A l'extérieur en nature pour saupoudrer les plaies, les pièces à pansements, etc. Il s'emploie aux mêmes doses et de la même manière que l'iodoforme. Gaze salolée, éther salolé à un dixième, collodion salolé, salol camphré, suppositoires, pommades de 2 à 4 pour 30 grammes. Peut être employé liquide. (Salol liquide. Voir Traitement des gommes scrofulo-tuberculeuses.)

Sarcomes, Sarcomatose cutanée. — La sarcomatose cutanée est une affection des plus intéressantes, mais renfermant encore beaucoup de points obscurs. En raison de sa rareté nous exposerons très brièvement ses caractères cliniques, et malheureusement aussi son traitement le plus souvent fort ingrat : le médecin qui voudra trouver une bonne description de cette maladie la trouvera dans l'excellente thèse de notre ami le Dr L. Perrin (De la sarcomatose cutanée, thèse de Paris, 1886) à laquelle nous empruntons ce qui suit.

D'après Cornil et Ranvier, les sarcomes sont des tumeurs constituées par du tissu embryonnaire pur ou subissant une des premières modifications qu'il présente pour devenir du tissu adulte. Les sarcomes de la peau se divisent en deux grandes classes :

A. — Les *Sarcomes non mélaniques* qui se subdivisent en *primitifs idiopathiques*, et en *secondaires métastatiques*. Les sarcomes non mélaniques primitifs comprennent eux-mêmes deux groupes : 1° les *généralisés primitifs*, qui sont les plus utiles à connaître, et 2° les *localisés primitifs*.

B. — Les *Sarcomes mélaniques*.

A. — 1° Les **Sarcomes non mélaniques généralisés primitifs** renferment un certain nombre de faits souvent assez dissemblables qui rendent la description d'ensemble difficile. C'est ainsi qu'on a distingué un type Kaposi, un type hypodermique globocellulaire simple, et de nombreux cas hybrides. Synthétiquement la maladie présente les caractères cliniques suivants :

Elle débute le plus souvent par les extrémités. Il survient aux mains et aux pieds, du côté de la flexion, une sorte d'œdème dur avec sensation de picotement, de prurit et de tension; puis apparaissent des taches brunes, de petits noyaux infiltrés dans le derme, isolés, arrondis, de consistance assez dure, ayant des dimensions qui varient de celle d'une petite tête d'épingle à celle d'un pois. Parfois on constate d'abord des taches diffuses, pigmentées, cyanotiques, hypérémiques qui se transforment bientôt en des infiltrations de consistance dure, puis peu à peu en noyaux faisant saillie (plaques saillantes mamelonnées de KAPOSI).

D'autres fois l'affection débute soit *par une tumeur isolée* suivie, au bout d'un temps variable, de l'éruption qui se produit sur la peau des membres, soit *par des productions morbides plus ou moins nombreuses*, apparaissant surtout sur le tronc, la face ou la partie supérieure des membres, sans localisation systématique.

Puis commence la période d'état ou de tumeurs : le nombre des productions morbides est extrêmement variable suivant les sujets et suivant les régions chez le même malade, de trente à un millier et plus. Elles peuvent siéger sur tout le corps; les muqueuses elles-mêmes peuvent être intéressées : mais souvent elles se groupent surtout vers les extrémités et sont d'autant plus rares qu'on se rapproche davantage du tronc (type KAPOSI). Les tumeurs, dont le volume varie de celui d'un grain de millet à celui d'un pois, d'une noisette, d'un œuf et même d'une mandarine, sont généralement arrondies et sessiles; mais elles peuvent se pédiculiser. Elles sont tantôt violacées, brunes et noirâtres, surtout aux extrémités, tantôt grisâtres ou bleuâtres, tantôt rosées ou orangées : elles peuvent être isolées ou confluentes, formant alors des plaques plus ou moins étendues, bosselées, mamelonnées, violacées, caractéristiques.

D'après leur siège, le Dr Perrin décrit trois types de tumeurs : 1° *Tumeurs intradermiques* faisant une saillie plus ou moins notable au-dessus du niveau des téguments et pouvant pénétrer jusque dans le tissu cellulaire sous-cutané.

2° *Tumeurs hypodermiques*, les plus volumineuses, n'adhérant ni à la peau ni aux muscles, ni aux aponévroses, ni aux os ou aux cartilages.

3° *Tumeurs ne faisant pas de saillie notable*, petites, nodulaires se découvrant aisément par la palpation.

Les seuls phénomènes subjectifs constatés sont des sensations de brûlures aux extrémités et une gêne plus ou moins considérable des mouvements. Généralement les ganglions ne sont pas hypertrophiés.

Les tumeurs une fois formées peuvent rester stationnaires, s'affaisser, se décolorer et disparaître, se multiplier par apparition de nouvelles nodosités, récidiver sur place quand elles ont été extirpées, se pédiculiser, s'ulcérer, se gangrener, etc. A la période ultime, les muqueuses sont envahies, puis la généralisation de la sarcomatose se produit, l'état cachectique se déclare, et le malade meurt dans le marasme ou bien enlevé par une complication. La durée moyenne de l'affection est de deux à trois ans, quelquefois plus, parfois moins (surtout chez les enfants). La mort est la règle, mais on a observé des rémissions.

La sarcomatose cutanée généralisée est probablement de nature microbienne; cependant, les recherches bactériologiques n'ont jusqu'ici donné aucun résultat. Elle se développe ordinairement de 40 à 60 ans, quelquefois, mais rarement, chez les enfants et les adolescents. On ne connaît pas de cause particulière susceptible de favoriser le développement de la maladie, qui s'observe dans la majorité des cas chez des sujets robustes et exempts d'une tare diathésique.

2º **Sarcomes non mélaniques généralisés secondaires·** — Le Dr Perrin les divise en deux groupes, suivant que la tumeur primitive est cutanée ou viscérale.

a. Sarcome cutané primitif localisé. — C'est la forme la plus bénigne des sarcomes de la peau : elle n'est relativement pas très rare, s'observe à tous âges, chez la femme de préférence ; elle semble exister plus souvent au niveau des extrémités, se développant parfois sur un nævus irrité ou excorié. Le sarcome cutané localisé primitif est constitué par une tumeur plus ou moins volumineuse, dure, rugueuse ; la coloration de la peau est normale, si ce n'est quand elle a été irritée artificiellement. D'abord hypodermique et dermique, la tumeur peut végéter longtemps sur place sans se généraliser et peut même guérir complètement quand elle est enlevée à temps, mais elle peut également se généraliser soit spontanément, soit à la suite d'une intervention chirurgicale, et envahir les viscères, parfois même la peau (sarcomatose cutanée généralisée secondaire).

b. Sarcome viscéral ou ganglionnaire primitif; sarcomatose cutanée secondaire. — Le sarcome occupe primitivement un organe ou des ganglions, puis spontanément ou à la suite d'une intervention, la généralisation se fait, probablement par la voie sanguine et non lymphatique. Quand la peau est envahie, des tumeurs de nombre et de volume variables apparaissent qui pullulent rapidement, occupent de préférence le tronc,

augmentent de volume et sont dures, fermes, indolentes ; elles peuvent rester stationnaires, pulluler jusqu'à
la terminaison fatale qu'entraînent les lésions viscérales
 primitives, ou bien diminuer de volume alors que d'autres apparaissent. Il est très rare de les voir s'ulcérer.

 B. — **Sarcomes mélaniques primitifs de la peau.** — Ils
sont constitués par des néoplasies renfermant un excès
de matière pigmentaire ou mélanine. Ils se développent
assez souvent sur une tache cutanée, sur un nævus
enflammé spontanément ou artificiellement.

Le sarcome mélanique cutané est caractérisé par une
petite tumeur d'abord unique qui augmente peu à peu
de volume (une petite noix), est dure, arrondie, le plus
souvent sessile, brunâtre ou même noire. Au bout
d'un temps variable et souvent à la suite d'irritation,
d'interventions intempestives, l'affection se généralise
et, contrairement à ce qui se passe pour la sarcomatose
non mélanique, la généralisation semble se faire souvent par la voie lymphatique. Les tumeurs secondaires
qui apparaissent sont également noirâtres, dures, indolentes, isolées ou confluentes : elles pullulent plus ou
moins rapidement, sont susceptibles de s'atrophier, de
disparaître, en s'affaissant d'abord au centre, ou bien
elles s'ulcèrent et donnent lieu à un suintement noirâtre, mélanique. En même temps que les tumeurs
secondaires de la peau ou un peu plus tard apparaissent des tumeurs viscérales ; l'affection évolue alors
plus rapidement et se termine toujours par la mort.
L'intervention chirurgicale donne toujours des résultats défavorables.

Traitement. — Le traitement de la sarcomatose cutanée mélanique ou non mélanique est des plus ingrats.
Souvent, en effet, des interventions chirurgicales

intempestives ont été la cause de la généralisation des néoplasies localisées. Les rapports qui unissent les tumeurs sarcomateuses aux tumeurs de certaines variétés de mycosis fongoïde sont souvent très nets. Aussi renvoyons-nous le lecteur, pour le traitement de ces tumeurs, à l'article mycosis fongoïde.

Ce n'est guère que dans les cas de sarcome non mélanique cutané primitif localisé que le médecin pourra essayer les divers modes de traitement préconisés par les auteurs. Kobner, Kaposi et Sherwell ont publié des cas de guérison (?) où plutôt de rémission par les injections sous-cutanées de liqueur de Fowler à doses très élevées (pour les formules et les doses, voir l'article Traitement des eczémas, tome Ier, p. 137). J. Reboul conseille des injections dans les tumeurs de naphtol camphré qui provoquent des ulcérations qu'on panse ensuite également avec le naphtol camphré.

On pourra essayer les injections interstitielles d'éther iodoformé, d'huile créosotée ou d'ergotine, mais avec la plus extrême prudence, en traitant d'abord une seule tumeur bien localisée et en continuant seulement si les résultats semblent encourageants.

Quand les néoplasies sarcomateuses seront ulcérées, il conviendra de les saupoudrer avec une des poudres suivantes : Iodoforme, aristol, dermatol.

Poudre avec (E. Besnier) :

Salol...................... 2 grammes.
Sous-nitrate de bismuth........... 18 —
M. S. A.

puis de les recouvrir avec un pansement absolument antiseptique.

Sauriasis. — Voir *Ichthyose*.

Savons. — Les savons sont des combinaisons des

acides gras avec les oxydes métalliques. Les savons de
soude sont solides et les savons de potasse sont mous.
Solides ou mous, les savons sont très employés en dermatologie et rendent de très grands services. Le savon
mou peut être employé en application directe sur la
peau, pur ou mélangé avec de l'alcool absolu pour être
moins épais (voir lupus, acné, psoriasis, verrues, etc.),
ou enfin associé à diverses substances médicamenteuses.
résorcine, acide salicylique, acide tartrique, sublimé, etc.
Dans ce cas, il est bon de n'employer comme masse
fondamentale que du savon *neutre* dans lequel on
ajoute de la lanoline et de l'huile d'olive afin d'empêcher la décomposition du médicament et du savon et
pour faciliter l'absorption par les glandes de la peau
(F. VIGIER).

Depuis quelques années, on emploie beaucoup d'excellents savons durs à base médicamenteuse dans lesquels on incorpore à la masse de savon de soude complètement saturée des médicaments actifs dans la
proportion de 5 à 10 0/0 (savons au Panama, au sublimé, à l'ichthyol, au naphtol, au goudron. à l'acide
phénique, à la résorcine, à l'acide salicylique, au
salol, au naphtol soufré, au goudron et au naphtol, au
Panama et au goudron, etc., etc.).

Scarifications. — (Voir *Traitement du lupus*.)

Scarlatiniformes (Erythèmes). — (Voir *Érythèmes*.)

Sclérème des nouveau-nés. — (Induration
du tissu cellulaire des nouveau-nés.)

Cette affection, qui diffère anatomiquement et cliniquement de l'*œdème des nouveau-nés* (voir ce mot), est
plutôt du domaine de la pathologie infantile. Elle survient le plus souvent dans les premiers jours qui sui-

vent la naissance, et atteint presque exclusivement les enfants qui naissent avant terme ou dans un état de débilité extrême, les enfants athrepsiques, mal nourris, et surtout ceux des asiles et des hôpitaux.

Le début peut passer inaperçu, étant masqué généralement, mais non constamment, par des manifestations graves d'athrepsie ; le premier symptôme qui frappe l'attention est l'induration de la peau apparaissant d'abord dans un point limité, le plus souvent les mollets, et s'étendant au pied, à la cuisse, puis au reste du corps. Parfois cependant l'affection débute par la face ou un autre point du corps. La peau atteinte conserve quelquefois sa coloration normale. Habituellement elle est blanche ou jaunâtre, luisante, ou bien rouge, violacée, livide. Sa consistance est dure et résistante ; elle se laisse difficilement plisser. Les membres conservent leur mobilité les premiers jours, mais quand les mouvements des lèvres sont entravés par la raideur des téguments, la succion devient impossible. Lorsque le sclérème est généralisé, le corps acquiert parfois une raideur telle qu'on peut le soulever d'une seule pièce. Bientôt la peau devient froide, la température du corps décroît quelquefois d'une façon rapide et considérable (33°, 30° et 22°, 21°,8) (PARROT), le pouls et la respiration se ralentissent en raison directe de l'abaissement de la température, surviennent du muguet, des ulcérations, et l'enfant, plongé dans un engourdissement général, ne se nourrissant plus, se refroidissant toujours, s'éteint au bout de quatre à six jours. Dans les cas rares où la maladie tend vers la guérison, la circulation et la respiration se raniment peu à peu, le corps se réchauffe, l'appétit renaît, l'induration cutanée diminue, puis disparaît, l'allaitement redevient possible et les forces se rétablissent ; mais quelquefois cette marche favorable s'arrête au bout de peu de jours, et l'enfant succombe à l'amaigrissement, à l'athrepsie ou aux complications pulmonaires (D'Espine et Picot).

Le TRAITEMENT sera surtout dirigé contre le refroidissement du corps. Grâce à la couveuse, on possède aujourd'hui un excellent moyen pour réchauffer les enfants. Mais quand il sera impossible de s'en procurer, on aura recours aux procédés employés autrefois : on pratiquera sur la peau des frictions excitantes, et on y appliquera des sachets de sable chaud. On plongera l'enfant une ou deux fois par jour dans un bain d'eau chaude ou dans un bain de vapeur. A l'hôpital des Enfants Trouvés de Moscou, on emploie des berceaux métalliques à double paroi dont le fond est rempli d'eau chaude. On prescrira en outre une alimentation aussi tonique que possible. On a conseillé d'administrer à l'enfant quelques gouttes de cognac par la bouche ou 'en lavement; Legroux préconise le massage méthodique. Quelques auteurs se sont bien trouvés dans les cas de sclérème localisé des frictions à l'onguent mercuriel.

Sclérodactylie. — (Voir ci-dessous *Sclérodermie*.)

Sclérodermie. — Sous le terme actuellemement consacré de sclérodermie, on décrit des affections présentant une certaine analogie clinique, mais renfermant des espèces nettement distinctes, caractérisées par une induration de la peau, une sclérose dermique; elles constituent le groupe des *dermato-scléroses* qui comprennent les espèces suivantes (E. Besnier) :

1º La *sclérodermie généralisée diffuse. Sclérémie généralisée des adultes* (Alibert, E. Besnier). *Sclérème des adultes* (Thirial). *Sclérodermie symétrique diffuse*, etc. ;

2º La *sclérodactylie vraie*, qui est une des localisations les plus intéressantes de la sclérodermie symétrique diffuse. Elle peut exister isolément, ou associée à cette dernière;

3º Les *sclérodermies localisées, partielles* ou *en plaques*, qui comprennent : la *Morphée* (ERASMUS WILSON), *chéloïde vraie d'Addison, chéloïde blanche de Bazin, sclérémie partielle d'Alibert, sclérodermie en plaques proprement dite*, et les autres dermato-scléroses en bandes, en stries, etc.

Quant aux sclérodermies dites secondaires, qui ne sont en réalité que des œdèmes durs, phlegmasiques communs chroniques, des pachydermies secondaires, et au *sclérème des nouveau-nés* (voir *Sclérème*), leur description doit être séparée de celle de la sclérodermie des adultes.

1º Sclérodermie généralisée diffuse. — Sclérème des adultes, chorionitis. C'est une affection relativement assez rare, ayant le plus souvent une marche très lente, mais pouvant apparaître brusquement et évoluer rapidement. Elle est souvent, mais non constamment précédée par une série de phénomènes variés indiquant une altération du système nerveux. Cette période prémonitoire consiste en troubles nerveux multiples, sensations de chaleur, de froid, picotements, fourmillements, prurit, élancements, crampes, hyperesthésie, douleurs périarticulaires, musculaires, névralgies, hyperidroses, érythèmes fugaces ou plus ou moins persistants, œdème, vésicules, bulles, etc. Dans quelques cas, on a signalé un développement notable du système adipeux hypodermique, simulant un état myxœdémateux.

Tous ces troubles surviennent généralement d'une façon irrégulière et par poussées, par crises précédant la sclérodermie

Celle-ci se caractérise par une induration caractéristique de la peau, qui est lisse, tendue, rigide ; on ne peut ni la pincer entre les doigts, ni la faire mouvoir sur les parties sous-jacentes ; la sclérose en effet, qui a l'apparence d'un œdème très dur, semble s'étendre jusqu'à l'hypoderme.

La sclérodermie diffuse généralisée débute en général par la moitié supérieure du tronc et par les membres supérieurs, bien moins souvent par les membres inférieurs ; tantôt elle évolue assez rapidement, envahissant des régions entières symétriquement, puis reste un certain temps stationnaire, et enfin progresse de nouveau, gagnant tout le dos, le tronc, les membres supérieurs, le cou, la face, l'abdomen, les membres inférieurs, etc. Le malade présente alors un aspect caractéristique, une physionomie tout à fait typique ; il est comme immobilisé, comme transformé en statue de marbre. Même arrivées à ce degré, les lésions peuvent s'amender. Mais le plus souvent il survient des complications à évolution très lente il est vrai, susceptibles cependant d'entraîner la mort dans un délai plus ou moins éloigné. Nous signalerons localement l'asphyxie, la gangrène, les mutilations, les troubles trophiques multiples, les atrophies, les rétractions musculaires, les lésions osseuses, etc., et les troubles multiples de l'état général (anémie, dyspepsie, cachexie, etc.), ainsi que les lésions viscérales cardiaques (myocardite particulièrement), pulmonaires, rénales, intestinales, etc., qui semblent être le résultat de la même cause encore inconnue, peut-être infectieuse, du même processus que la sclérodermie généralisée diffuse.

Objectivement, avons-nous dit, la sclérodermie est

caractérisée par des surfaces dures, lisses, comme œdémateuses. La peau est rigide, froide, fixée, immobilisée sur les parties sous-jacentes. Ces surfaces malades cependant se modifient généralement quand l'affection existe déjà depuis un certain temps, et suivant le siège ou l'étendue de la lésion.

En effet, les plaques malades, d'abord distinctes, s'agrandissent, se réunissent pour former de larges placards disposés parfois symétriquement, et affectant souvent une distribution systématique, le long du trajet d'un nerf ou d'un plexus nerveux par exemple.

On constate en outre, dans la majorité des cas, une véritable ataxie pigmentaire ; tantôt ce sont les plaques malades qui sont pigmentées, tantôt au contraire c'est la périphérie seule des plaques qui est hyperpigmentée ; tantôt enfin ce sont les intervalles sains qui sont mélanodermiques ; dans quelques cas le pigment est distribué d'une façon absolument irrégulière, et il existe au milieu des plaques brunâtres, des surfaces blanches vitiligineuses parfois très étendues, parfois au contraire petites, ponctuées, disséminées ; d'une façon générale, la peau des sclérodermiques est donc pigmentée, bronzée, surtout quand les sujets sont phtiriasiques, cachectiques.

D'autres fois les surfaces malades sont le siège de télangiectasies plus ou moins fines, plus ou moins développées. Enfin, lorsque l'affection est ancienne, la peau semble amincie, rétractée, atrophiée, trop étroite pour les tissus sous-jacents, en sorte que, quand la lésion occupe les plis articulaires, les avant-bras, les doigts par exemple, elle les fixe dans une demi-flexion des plus gênantes et souvent douloureuse (voir plus loin *Sclérodactylie*).

Tels sont les principaux caractères qui peuvent varier à l'infini de la sclérodermie généralisée, affection des plus pénibles, à évolution le plus souvent très lente, et à pronostic sérieux, en raison des manifestations générales que nous avons signalées.

2º **Sclérodactylie**. — La *sclérodactylie*, ou mieux, sclérodermie des extrémités supérieures, est une des localisations les plus intéressantes de la sclérodermie : elle peut exister soit à l'état isolé, soit *le plus souvent*, nous serions même tenté de dire *toujours*, accompagnée d'autres manifestations sclérodermiques. Il convient avant tout de la distinguer des autres affections occupant le même siège et présentant des caractères objectifs assez analogues, dactylites ulcéreuses, déformantes. mutilantes, scléreuses, asphyxiques, trophiques, etc., de la lèpre, de la tuberculose, de la syphilis, de la maladie de Raynaud, du rhumatisme ostéo-fibreux des phalanges, des lésions nerveuses traumatiques, de la maladie de Morvan (panaris analgésique), du panaris nerveux hyperesthésique de Quinquaud, etc., etc.

La sclérodactylie, vraie en tant que localisation aux extrémités supérieures de la maladie sclérodermique, présente les caractères suivants : elle débute généralement par des douleurs plus ou moins vives. occupant les articulations des phalanges, puis la peau des doigts prend une teinte violacée, blafarde, et présente bientôt une dureté caractéristique ; parfois des troubles trophiques apparaissent, éléments pustuleux, vésiculeux, bulleux, phlycténoïdes, ulcérations siégeant surtout au pourtour des ongles, au voisinage des articulations et laissant à leur suite une cicatrice irrégulière. Les doigts subissent des déformations quelquefois considérables ; ils s'effilent. s'amincissent et finissent par présenter une rigidité telle qu'il existe un véritable obstacle dans le mouvement des doigts qui ne tardent pas à affecter des formes bizarres; ils sont fléchis, crochus et atrophiés, plus ou moins froids, violacés ou blancs comme de la cire.

Les lésions qui évoluent symétriquement peuvent rester localisées très longtemps aux mains et entraîner des gangrènes et des mutilations analogues à celles produites par la lèpre dite tropho-névrotique ou bien gagner la main, le poignet, l'avant-bras, le bras et se généraliser aux autres parties de la surface tégumentaire.

3° **Sclérodermies partielles ou en plaques.** — Elles renferment plusieurs *variétés* présentant en général les mêmes caractères que ceux de la sclérodermie généralisée à laquelle elles peuvent être associées, mais existant souvent isolées. La plus fréquente, la mieux connue est la *morphée* (E. WILSON) (morphæa alba lardacea, plana, chéloïde blanche de Bazin, chéloïde d'Addison, sclérémie partielle d'Alibert, etc.), dont certains auteurs ont voulu *à tort* faire une affection distincte de la sclérodermie.

Elle est caractérisée par des portions de peau dure sclérosée présentant des caractères spéciaux, séparées des parties saines du tégument par une *zone lilas* (lilac ring des auteurs anglais), typique. Elle se présente d'abord sous l'aspect d'une petite tache rosée ou rouge ou violacée qui bientôt s'étale, blanchit au centre « sur plusieurs petits points isolés qui coalesceront ensuite » (E. BESNIER), devient blanc jaunâtre, irrégulière, s'épaissit, s'indure, prend la consistance du carton, tandis qu'à la périphérie la coloration devient nettement violacée. La plaque ainsi constituée est caractéristique. Arrondie ou dans la grande majorité, irrégulière,

unique ou multiple, parfois symétrique, d'autres fois
unilatérale, suivant dans quelques cas rares le trajet
d'un nerf (morphée zoniforme), ayant une dimension
qui varie entre celle d'une pièce de cinq francs et celle
de la paume de la main, occupant de préférence le
front, la face, les régions sus-claviculaires, mammaires
et sous-mammaires, l'abdomen, les cuisses, les mollets, etc., la plaque de morphée confirmée est le plus
souvent lisse, polie, de niveau, très rarement un peu
saillante (morphée tubéreuse de E. Wilson); elle est
blanche comme du marbre, de l'ivoire, dure comme du
carton, comme du lard épais (morphée lardacée) et
cette consistance permet de l'isoler des téguments voisins; quand on applique le doigt sur la plaque il semble
que la peau ait été gelée à ce niveau par du chlorure
d'éthyle (E. Besnier). La peau de la plaque est nettement privée de poils et des sécrétions normales de la
peau, elle est légèrement anesthésique. Toutefois,
quand la plaque est un peu ancienne, elle est moins
blanche, est plutôt jaunâtre, vieil ivoire, recouverte de
squames très fines et parfois de fines varicosités très
superficielles; il est très rare, quand il n'a pas été fait
d'applicaiions irritantes, de constater des excoriations
ou des érosions.

La plaque est entourée par *l'anneau lilas* non induré,
semblable à la ligne de couleur qui sur les cartes géographiques sépare les continents des mers. Cet anneau
ou plutôt cette zone a une coloration lilas mauve à la
périphérie qui à l'intérieur, c'est-à-dire en s'étendant
vers la plaque de morphée dure, blanche, centrale,
devient plus foncée, puis brunâtre ou mieux bistre,
pigmentée, jaunâtre et enfin blanchâtre se confondant
avec la plaque.

Quand la plaque de morphée tend à la régression, cet anneau lilas pâlit et disparaît. La morphée, en effet, a une tendance à évoluer spontanément d'une façon rétrograde ; au bout d'un certain temps très variable, mais généralement très long, l'anneau disparaît, la plaque indurée s'assouplit, la peau redevient souple, lisse, reste légèrement pigmentée ou squameuse, parfois recouverte de fines arborisations vasculaires ; quelquefois cependant la plaque reste glabre, sèche, légèrement atrophiée et anesthésique, déprimée, cicatricielle (morphée atrophique).

En outre de la morphée, il existe d'autres formes de sclérodermies partielles : ce sont les sclérodermies en plaques disséminées, les sclérodermies en bandes disposées le long d'un territoire nerveux ou d'un membre, ou bien autour du tronc, qui tantôt restent localisées, tantôt aboutissent à la sclérodermie généralisée et présentent les mêmes caractères objectifs, la même marche, la même évolution, etc., que ceux indiqués à propos de la sclérodermie généralisée.

Les causes et la nature de la sclérodermie ne sont pas encore exactement connues. Cette affection s'observe plus souvent chez la femme ; elle peut survenir à tout âge, mais surtout entre vingt et quarante ans ; on a invoqué comme facteurs étiologiques l'influence du froid et particulièrement du froid humide, des refroidissements brusques et des courants d'air, les troubles menstruels, les émotions, les traumatismes, etc., survenant de préférence sur les sujets rhumatisants, arthritiques et surtout nerveux. La maladie sclérodermique, en effet, bien que n'ayant pas un facteur étiologique toujours identique est, dans la très grande majorité des cas, liée à un trouble quelconque du système nerveux.

La plupart des sujets atteints sont des nerveux, c'est-à-dire présentent des troubles nerveux, précédant, accompagnant ou suivant la sclérose cutanée. Cependant, si cette sclérose semble due à une altération vasculaire d'origine nerveuse, ainsi que tendrait à le prouver la localisation de l'affection cutanée sur un territoire nerveux, il ne s'ensuit pas fatalement que la lésion soit primitivement nerveuse et que la sclérodermie soit une trophonévrose : « car, ainsi que le fait justement observer M. le Dr E. Besnier, le processus irritatif, endopéri-artériel, qui tient sous sa dépendance la sclérose cutanée, peut procéder de conditions diverses, l'excitation nerveuse (dermato-scléroses trophiques, localisées et limitées, systématisées, en plaques, morphéc, etc.), le froid aigu ou lent (sclérémies), les agents microbiens, les éléments infectieux connus ou à connaître, le rhumatisme au premier rang, diverses toxémies et surtout autotoxémies (dermatoscléroses infectieuses, autotoxémiques de l'essence du rhumatisme, généralisées, diffuses, progressives, lentes ou rapides avec lésions viscérales, musculaires, etc., lésions trophiques concomitantes des extrémités, sclérodactylies) ».

Ces notions sont intéressantes à connaître pour instituer un TRAITEMENT rationnel de la sclérodermie : si elles ne sont pas suffisamment complètes pour permettre d'établir un traitement général pouvant s'appliquer à tous les cas, elles facilitent le choix des agents médicamenteux qu'il convient de prescrire.

Autrefois, en effet, les partisans d'une théorie pathogénique unique prescrivaient tous les médicaments susceptibles de s'attaquer à la cause invoquée, et comme la richesse de théories était considérable, innombrables ont été les médicaments conseillés. C'est

ainsi que suivant les auteurs les sudorifiques, les diurétiques, les purgatifs, les sulfureux, les alcalins,
l'iodure de potassium, le fer, l'arsenic, l'huile de foie
de morue, les antispasmodiques (bromures, valérianates), les emménagogues, le sulfate de quinine, le
salicylate de soude, les mercuriaux, la strychnine, le
nitrate d'argent, les sangsues, les saignées, etc., etc., ont
été tour à tour prescrits.

Actuellement on pourra agir avec discernement et
prescrire un traitement approprié à chaque cas dont il
conviendra de faire une étude approfondie. Mais il n'est
pas toujours facile d'apprécier l'efficacité du traitement
prescrit, la sclérodermie et particulièrement la sclérodermie en plaques, la morphée, guérissant souvent
spontanément.

Aux sclérodermiques nerveux, présentant des manifestations certaines de neurasthénie, d'hystérie, ou une
nervosité anormale, on prescrira des *bromures*, des
valérianates, de l'ergotine, de la belladone, des douches sulfureuses chaudes sur le rachis, des vésicatoires
ou même des pointes de feu. Le même traitement s'appliquera aux sujets atteints de sclérodermies localisées,
de sclérodactylies. On modifiera en outre l'état général,
le plus souvent défectueux, à l'aide de toniques variés, de
fer, d'arsenic, de quinine, d'inhalations d'oxygène, etc.
Aux arthritiques francs, on prescrira les alcalins,
le salicylate de soude, les *iodures*, les cures thermales
appropriées. A tous on conseillera une bonne hygiène,
la vie au grand air, l'exercice, le massage général. Enfin,
on devra régulariser autant que possible les fonctions en
souffrance. Ainsi que le traitement général, le traitement
local varie suivant les variétés de sclérodermies. Cinq
modes de traitement sont le plus souvent employés :

1º Les emplâtres, les épithèmes variés, et particulièrement à la résorcine, à l'acide salicylique, ou l'épithème mercuriel, formule de Vigo. Ils ne peuvent s'appliquer que sur des plaques sclérodermiques peu étendues, leur action est des plus incertaines, et généralement, quand on les prescrit, c'est pour satisfaire le malade bien plus que dans l'espoir de modifier profondément l'affection.

2º Les scarifications linéaires ou quadrillées. Il faut se méfier de ce mode de traitement, qui n'est applicable qu'à un nombre de cas très restreint.

3º Les frictions, les douches de vapeur, les douches sulfureuses chaudes. Ces différents moyens doivent être employés en même temps que les deux suivants, qui constituent les meilleurs modes de traitement de la sclérodermie.

4º Le massage. Il doit être fait méthodiquement, tous les jours, aussi bien sur les plaques malades que sur les régions avoisinantes, peau, muscles, articulations. Il sera bon de le pratiquer après avoir appliqué sur la peau un corps gras quelconque.

5º L'électricité. On peut avoir recours soit aux courants continus, soit à la galvanisation du grand sympathique (SCHWIMMER), soit plutôt aux bains faradiques (BROCQ, HALLOPEAU) que l'on propose de remplacer par l'électrode en ceinture sans l'intermédiaire de l'eau, pour éviter les phénomènes d'électrolyse entre la baignoire qui est métallique et l'électrode, soit l'électrisation simple des muscles menacés d'atrophie, soit enfin l'*électrolyse* des plaques sclérodermiques. L. Brocq recommande de faire une séance d'électrolyse deux fois par semaine, de manière à agir sur chaque point de la plaque une fois tous les quinze ou vingt jours, d'employer des courants de huit à quinze milliampères de force passant pendant une vingtaine de secondes à chaque piqûre, d'appliquer après chaque séance sur la plaque rendue douloureuse par l'électrolyse un fragment d'emplâtre de Vigo cum mercurio, enfin de prescrire en même temps dans l'intervalle des séances quelques bains électriques. Mais il faut savoir que l'électrolyse, outre qu'elle est fort pénible, provoque parfois des phénomènes inflammatoires violents, susceptibles de laisser des cicatrices parfois vicieuses, qui ne seraient pas survenues si l'on avait su attendre la guérison spontanée de la plaque. (Voir *Électricité*.)

Sclérose cutanée. — (Voir ci-dessus *Sclérodormie*.)

Scorbut. — (Voir *Traités de médecine*.)

Séborrhée. — On désignait autrefois sous le nom de séborrhée ou stéatorrhée l'hyperexcrétion des glandes sébacées (acné sébacée, flux sébacé, etc.), dont le pityriasis sec capitis, affection si fréquente qui accompagne si souvent les calvities prématurées, était absolument distinct. Puis, Rayer, Hebra, Kaposi, Vidal, etc., etc., démontrèrent que le pityriasis sec du cuir chevelu et la séborrhée grasse du cuir chevelu n'étaient que des manifestations distinctes d'un même état pathologique, et pouvaient même soit coexister, soit se succéder chez un même sujet. A cet état pathologique qu'ils décrivaient sous le nom de séborrhée, se rattachaient toutes les nombreuses autres séborrhées locales de la face, du tronc, des membres, etc. (séborrhée huileuse, acné sébacée concrète, certaines variétés d'eczémas, etc.).

Mais bientôt la question s'élargit; le dépôt à la surface des téguments d'une matière grasse ne dépend pas uniquement, en effet, de l'exagération de la fonction sébacée, mais provient également, et même beaucoup plus, d'un excès de la fonction sudoripare, ainsi que de tout le système des cellules à éléidine, c'est-à-dire destinées à élaborer le processus de kératinisation. La séborrhée comprend donc, non seulement l'hyperstéatose, mais encore l'hyperidrose grasse, huileuse; en outre, elle coïncide très fréquemment avec une irritation cutanée, laquelle, pour beaucoup d'auteurs, est secondaire à l'hyperexcrétion sébacée et sudorale, mais peut également, pour d'autres, être au contraire *primitive*, provenant d'un agent microphytique (UNNA) ou autre : dans ce cas, la séborrhée serait un véritable catarrhe de la peau sec ou humide, absolument comme l'eczéma, si bien, même, que l'affection devrait être dénommée uniquement *eczéma séborrhéique* ou *séborrhoïque* (UNNA). Dans ce cadre, Unna fait entrer des affections cutanées qui se trouvent généralement dispersées dans les divers chapitres de la pathologie cutanée telles que : 1° le pityriasis capitis et corporis, l'alopécie pityrode; 2° la séborrhée du corps, l'eczéma acnéiforme du sternum; 3° certains eczémas chroniques squameux; 4° l'eczéma humide non vésiculeux des enfants; 5° quelques psoriasis atypiques, etc.

On le voit, la séborrhée, ou mieux, l'eczéma séborrhéique de Unna constitue un des grands chapitres de la dermatologie, dont la description et la discussion, malgré leur intérêt, ne sauraient trouver place ici.

Au point de vue purement pratique, nous adopterons la division de L. Brocq en séborrhée *des régions pileuses du corps et des régions glabres* qui se subdivisent elles-mêmes en quatre grandes catégories :

1° Séborrhée sèche;

2º Séborrhée concrète ou croûtes graisseuses;

3º Séborrhée huileuse ou hyperidrose huileuse;

4º Eczéma séborrhéique figuré ou circiné.

Nous décrirons ces quatre variétés en quelques mots, puis donnerons un aperçu de l'eczéma séborrhéique tel que le conçoit Unna.

1º **Séborrhée sèche.** — A. *Des régions pileuses.* — *Pityriasis simplex capillitii. — Alopécie pityrode de P. Pincus. — Séborrhée pityriasiforme du cuir chevelu.*

Sous ces noms on décrit une affection du cuir chevelu caractérisée par la production incessante de squames fines, sèches, furfuracées (pellicules), grisâtres, plus ou moins abondantes et, dans quelques cas, très épaisses et très adhérentes formant des couches comme feuilletées, grisâtres, ressemblant à l'amiante. Le cuir chevelu semble le plus ordinairement sain; très rarement, il est légèrement rose et irrité. Cette affection, qui, non traitée, s'accompagne de démangeaisons plus ou moins vives et d'une chute de cheveux abondante, est une des causes les plus fréquentes de l'alopécie prématurée (Voir plus loin l'étiologie générale). La séborrhée sèche présente les mêmes caractères dans la barbe et dans les sourcils.

B. *Séborrhée sèche des parties glabres.* (Pityriasis simplex corporis de quelques auteurs.) — Affection relativement peu fréquente caractérisée par un état de sécheresse de la peau et une desquamation furfuracée plus ou moins abondante; elle occupe de préférence la face, la frontière du cuir chevelu, les oreilles; elle se rapproche par de nombreux points de l'eczéma sec, de la xérodermie pilaire et de certaines variétés d'ichthyose légère.

2º **Séborrhée concrète ou croûtes graisseuses.** — A. *Des* *regions pileuses*. — Cette variété semble être un degré plus avancé et plus intense de la précédente; elle est constituée par des amas de squames graisseuses, abondantes, grisâtres ou jaunâtres agglutinant les cheveux et les poils (cuir chevelu, barbe, sourcils, cils).

La peau au-dessous de ces croûtes est plus ou moins rouge, congestionnée; les démangeaisons sont assez vives, la chute des cheveux et des poils très abondante. Assez fréquemment, les lésions empiètent sur les parties voisines des tempes et du front, dépassent le cuir chevelu d'environ un centimètre et s'arrètent, faisant un bord assez net (L. Brocq). Plusieurs auteurs désignent sous le nom d'acné sébacée concrète cette variété de séborrhée.

B. *Des parties glabres*. — La séborrhée concrète des parties glabres n'est pas très rare; elle est tantôt généralisée ou plutôt étendue à de nombreuses surfaces du tégument, tantôt, et plus fréquemment, localisée. Dans ce cas, les régions particulièrement envahies sont le visage (front, nez, tempes, menton, joues, etc.), l'ombilic, la région génitale, les plis articulaires. — Elle se caractérise par des amas croûteux, gras, jaunâtres, brunâtres, adhérents, parfois fétides, résistant au traitement. La peau sur laquelle ces croûtes reposent est rouge, tuméfiée, grasse, prurigineuse; quelquefois, mais rarement, elle saigne quand on procède à une avulsion brusque des croûtes. Cette affection, fort désagréable quand elle siège sur les parties découvertes, fort tenace, coïncide presque toujours avec la séborrhée concrète du cuir chevelu; elle existe le plus souvent chez les adolescents, chez les jeunes filles, ou même chez les adultes, quelquefois également chez les vieillards; mais alors elle est localisée à la face où elle forme des petits placards épais, saignant facilement, et demande à être traitée très énergiquement, étant souvent le premier stade de l'affection cancroïdale : les *verrues plates séborrhéiques des vieillards* (voir ce mot), semblent, objectivement du moins, devoir être rapprochées de cette variété de séborrhée.

La séborrhée concrète n'est pas très rare chez les nouveau-nés ; elle est tantôt généralisée (*vernix caseosa*), tantôt localisée au cuir chevelu (croûtes laiteuses de l'enfance qui entraînent souvent d'autres manifestations d'eczéma séborrhéique du visage ou du corps).

3º **Séborrhée huileuse ou hyperidrose huileuse**. — A. *Des régions pileuses* (acné sébacée fluente de Cazenave, ou huileuse). — Toutes ces régions sont recouvertes d'une sorte de vernis *gras*, *huileux*, plus ou moins épais, généralement si abondant qu'on voit des gouttelettes sourdre des orifices glandulaires, alors qu'on a essuyé activement avec du coton hydrophile la région examinée. Cette affection est souvent très dépilante et liée à la suivante :

B. *Séborrhée ou hyperidrose huileuse des parties glabres*. — Elle est très fréquente, peut-être générale, est plus souvent localisée à la face, au nez surtout, aux organes génitaux, au sternum, à l'espace interscapulaire, etc. Elle s'accompagne souvent d'une inflammation légère des téguments et des nombreuses variétés d'acné. Elle favorise l'apparition des diverses dermatoses parasitaires.

4º **Ezéma séborrhéique circiné ou figuré**. — A. *Des régions pileuses*. — B. *Des régions glabres*.

Sur le cuir chevelu, particulièrement sur le sommet de la tête quand il existe de l'alopécie, sur la région sternale, sur la région interscapulaire, parfois au niveau

des grands plis articulaires, on observe assez souvent
des plaques rouges *circinées* ou *figurées* recouvertes de
squames jaunâtres graisseuses, parfois croûteuses,
brunâtres, plus ou moins étendues, d'abord très
petites, arrondies, puis s'étendant peu à peu, prenant
des dispositions très variées, guérissant au centre
qui cependant reste toujours un peu gras, huileux,
mais progressant excentriquement et conservant toujours un bord net, tranché, saillant, croûteux ou squameux. Cette affection, qui est très prurigineuse et est
parfois modifiée par le grattage, a une évolution très
lente ; sur les régions pilaires, elle entraîne la chute des
cheveux et des poils.

Elle s'observe à tous les âges, plus souvent chez les
jeunes gens et les adultes ; elle semble être favorisée
par le port d'un gilet de flanelle.

L'eczéma séborrhéique, circiné ou figuré, est décrit,
par les différents auteurs, sous le nom d'eczéma
acnéique (LAILLER), d'eczéma de flanelle, de *seborrhea
corporis* (DUHRING), de lichen annulaire serpigineux
(E. WILSON), pytiriasis ou eczéma acnéiforme du sternum (BAZIN), lichen acnéique, etc., etc.

Telles sont les différentes variétés de séborrhées
généralement adoptées aujourd'hui cliniquement, mais
dont la nature exacte est l'objet de nombreuses discussions. Leurs causes sont également assez obscures. Les
séborrhées des régions pilaires entraînent souvent de
l'alopécie ; celles des régions glabres s'accompagnant le
plus souvent d'acné, on peut dire que l'étiologie de la
séborrhée est celle de l'acné et des alopécies (voir *acné*
et *alopécies*).

Nous signalerons particulièrement comme facteurs
étiologiques importants : 1° les constitutions lympha-

tique et arthritique; 2º l'hérédité; 3º l'anémie, la dépression générale consécutive aux grandes pyrexies, aux émotions, aux chagrins, au surmenage, aux excès de toutes sortes; 4º les troubles digestifs, l'alimentation défectueuse, la constipation, les troubles génitaux, utérins, urinaires, etc.; 5º les agents microbiens pathogènes de l'eczéma séborrhéique d'Unna (?).

Eczéma séborrhéique d'Unna. — D'après Unna, l'eczéma séborrhéique est le type de l'eczéma et englobe la plupart des eczémas; il est microphytique. Son aspect, son évolution, ses caractères varient suivant ses localisations : voici en résumé sa description [1] :

Le point de départ de presque tous les eczémas séborrhéiques anciens, à peu d'exceptions près, est le cuir chevelu. Très rarement, l'affection commence par une maladie correspondante du bord des paupières ou de l'une des régions de la peau qui sont en contact l'une avec l'autre, riches en glandes sudoripares (creux axillaire, pli du coude, plis cruroscrotal). Sur le cuir chevelu elle débute d'une manière insensible, et ce n'est que l'aggravation subite après des mois ou des années de durée, la chute notable des cheveux, un prurit intense, une humidité circonscrite, en un mot un eczéma évident qui amènent le malade chez le médecin. L'affection commence donc comme un catarrhe latent. Les premières traces se manifestent par une consistance plus solide de la couche cornée qui desquame en lamelles cornées plus grandes, puis par une répartition défectueuse de la graisse de la peau, les cheveux devenant plus secs, tandis que l'épiderme et les squames qui s'en détachent, contiennent une proportion anormale de graisse provenant des glandes sudoripares. De là le processus progresse sur le cuir chevelu de trois façons différentes : Les squames augmentent, mais restent blanches et modérément grasses ; peu à peu elles s'accompagnent d'une chute de cheveux et l'on voit se produire la calvitie de l'alopécie pityrode, tandis que le cuir chevelu sur les points chauves devient moins solide. La desquamation cesse de nou-

1. Voir la Table chronologique des publications de Unna sur l'eczéma séborrhéique, in *Annales de Dermatologie et de Syphiligraphie*, 1893, numéro de juin. *Eczéma séborrhéique*, par Philippson.

veau, pour finalement s'arrêter tout à fait avec une calvitie caractérisée, et faire place à une hyperidrose huileuse.

Dans une autre série de cas, la quantité de squames augmente au point de constituer le principal symptôme pendant toute la durée de la maladie. Ces squames s'accumulent entre les cheveux sous forme de croûtes grasses adhérentes à la peau, mais pouvant généralement être détachées sans écoulement de sang. Ou bien, dans les cas légers, elles entourent les cheveux à leur émergence du follicule pileux, en formant une gaine de matière cornée : la coloration de ces croûtes grasses varie du blanc au jaune, et au brun foncé ; elle diffère dans chaque cas et reste la même pendant toute la durée de la maladie. Cette seconde forme est en général plus caractérisée sur certains points de la tête (le sommet du vertex et la région occipitale) ; elle a en outre une grande tendance à abandonner le cuir chevelu et à s'étendre sur les régions voisines recouvertes de duvet. La première poussée a d'ordinaire lieu à la limite des cheveux du front et des tempes.

A ce niveau, l'affection est bien plus nettement caractérisée que sur le cuir chevelu ; elle progresse avec un bord bien tranché, rouge, parfois même très rouge, recouvert de squames jaunes grasses, et qui entoure les cheveux d'une sorte de guirlande, d'à peu près un travers de doigt de largeur. Souvent la maladie s'arrête là, mais elle peut s'étendre, passer des tempes sur les oreilles, puis de là au cou, ou bien envahir le nez et les joues. Cette variété se complique fréquemment d'une chute plus ou moins abondante des cheveux qui n'est pas proportionnelle à la quantité de squames, mais uniquement à la tension avec laquelle le cuir chevelu dans cette maladie est adhérent à l'aponévrose.

La troisième variété est celle dans laquelle les symptômes sont le plus caractérisés et dans laquelle il survient de l'humidité. Habituellement c'est la partie de la région temporale la plus rapprochée de l'oreille sur laquelle se produit l'humidité qui succède à une pityriasis simple avec prurit, tension et rougeur. Si l'on détache les squames grasses on trouve au-dessous la couche cornée basale d'un brillant humide, rouge foncé, quelquefois exulcérée en quelques points. Si la sécrétion graisseuse continue, les croûtes sont épaisses, friables, humides et grasses. Les oreilles sont presque toujours affectées ; il survient de l'œdème, de la tuméfaction du conduit auditif externe et des malaises subjectifs. Chez les enfants, et particulièrement chez les nourrissons qui ont une dentition difficile, l'affection a une tendance à progresser sur les joues et le front. Cette forme humide ne gagne pas toujours le cuir chevelu tout entier ;

souvent, sur le sommet de l'occiput, il y a simplement du pityriasis ou de la séborrhée, s'étendant de là sur les parties latérales du cou.

Souvent aussi on observe une forme plus inflammatoire de l'eczéma séborrhéique de la face dans les cas où, comme dans la période climatérique, des bouffées de chaleur se portent à la face. On voit ici survenir, à la suite d'un plus violent échauffement, un grand nombre de papules rouges plus ou moins volumineuses sur le front, le nez et les joues. Ces papules sont lisses ou recouvertes de fines squames jaunâtres, selon qu'on a fait ou non des lavages. Entre les papules, la peau est rouge et le malade éprouve une sensation de brûlure. Bientôt cet état s'accentue et il se produit une acné rosée méthodique (acné eczémateuse). *L'eczéma séborrhéique est chez la femme une des causes les plus fréquentes de l'acné rosée en général*, et beaucoup de cas d'acné rosée s'améliorent dès qu'on a traité l'eczéma séborrhéique du cuir chevelu qui l'a provoquée. D'ailleurs, chez les hommes, l'usage de l'alcool n'est que la cause prédisposante la plus éloignée, l'eczéma séborrhéique du cuir chevelu la cause prochaine, directe de l'acné rosée.

Chez les jeunes gens, la forme à grosses croûtes est *très* rare à la face. Cependant on l'y observe sur des points circonscrits des joues, du nez et du front comme un dépôt gras, friable, très adhérent jaune brun et accompagné de douleurs vives dans ces régions. Elle survient plus souvent d'une manière insidieuse et sans douleurs, chez les personnes âgées, autour de la bouche et du nez, et peut être le point de départ du carcinome (carcinome séborrhagique de VOLKMANN).

Enfin la face peut également être affectée de la forme humide de l'eczéma séborrhéique, surtout chez les enfants, rarement chez les adultes, et, dans ce cas, elle est seulement en rapport avec un eczéma humide de toute la tête et du cou. Dans cet eczéma le prurit est insignifiant, il n'y a pas de vésicules, mais à l'enlèvement des croûtes grasses succède l'eczéma rubrum, dont la guérison s'effectue comme d'ordinaire après la période squameuse.

Cet eczéma se fixe dans les glandes de Meibonius tout comme dans les glandes sudoripares, et il est d'une ténacité spéciale. Cette localisation peut former le point de départ d'un eczéma séborrhéique qui s'étend davantage. Mais l'eczéma de la tête précède dans la plupart des cas. Les croûtes dans cette forme d'eczéma des paupières sont sèches et grasses; elles n'entraînent que rarement la chute des cils qui repoussent promptement. Souvent il existe concurremment une conjonctivite palpébrale chronique entretenue par l'affection des paupières.

Les *ongles* sont rarement atteints : ils présentent alors une hyperkératose du lit unguéal progressant d'avant en arrière, soulevant les lamelles de l'ongle comme dans d'autres maladies parasitaires.

Le dos des mains et spécialement des doigts est un siège de prédilection de la forme *humide;* très rarement les bras et les mains sont le siège d'un eczéma simplement *squameux.* L'affection prend au contraire de nouveau un aspect tout à fait spécial dans la paume des mains et à la plante des pieds quand elle se localise dans ces régions, ce qui est rare : elle se caractérise par de petits amas squameux analogues à du psoriasis guttata variant du volume d'un pois à celui d'une cerise, correspondant à des glandes sudoripares isolées. Lorsque la guérison, toujours très lente, se produit, la couche cornée se desquame sur une grande étendue et les surfaces palmaires et plantaires prennent l'aspect d'une carte géographique; jamais il n'y a d'humidité.

Dans la région anale, on trouve la forme plus élégante de cercles et d'anneaux comme au sternum. Les plis génito-cruraux et la partie adjacente de la cuisse et du scrotum sont une région de prédilection d'anneaux croûteux devenant très souvent humides. Les cuisses et les genoux sont rarement atteints, mais les jarrets et les jambes peuvent être envahis. L'eczéma séborrhéique est alors papuleux ou constitué par des plaques nummulaires squameuses et sèches. La plante des pieds n'est affectée que simultanément avec la paume des mains et d'une manière tout à fait analogue.

A la face, l'eczéma séborrhéique présente quelques particularités typiques. La variété squameuse sur les parties velues apparaît soit comme du pityriasis diffus, soit par plaques circonscrites un peu rouges très prurigineuses et non dépilantes.

Ces trois formes ou degrés de l'eczéma séborrhéique du cuir chevelu correspondent aux affections étudiées jusqu'à ce jour séparément. La première est le pityriasis capitis ordinaire qui conduit le plus souvent peu à peu à l'alopécie pityrode; la deuxième est ce qu'on appelle la séborrhée sèche du cuir chevelu, la troisième comprend un grand nombre d'affections réunies sans distinction sous la dénomination commune d'eczéma chronique du cuir chevelu.

Après le cuir chevelu, le siège de prédilection de l'eczéma séborrhéique est la région sternale.

Ici on ne trouve presque que la forme croûteuse, bien plus rarement, quand la région est très velue, la forme squameuse et encore plus rarement la forme humide. La forme croûteuse est de beaucoup la plus caractéristique, on peut dire la plus élégante de l'eczéma séborrhéique. Elle est constituée par des taches rondes ou ovales, de la dimension de l'ongle, isolées ou confluentes et formant alors une plaque ayant l'étendue d'une pièce de cinq francs, à contours polycycliques. Chaque plaque a une coloration jaunâtre et est entourée d'un petit liséré rouge, même après qu'on a enlevé les squames qui la recouvrent. Ces squames sont grasses, friables, blanc jaunâtre ou tout à fait jaunes. Ces mêmes lésions s'observent très souvent dans la région interscapulaire de la gouttière du dos. Dans le creux de l'aisselle, elles sont très prurigineuses, peu squameuses, peu croûteuses, mais caractérisées surtout par un mince liséré arciforme rouge, à marche serpigineuse progressive.

De la région scapulaire l'eczéma séborrhéique s'étend presque toujours sur les bras sous la forme croûteuse, rarement sous une forme humide; il y a une préférence marquée pour le côté de la flexion. Cette préférence pour le côté de la flexion et les surfaces de contact s'explique par le rôle que les glandes sudoripares jouent dans l'eczéma séborrhéique.

L'eczéma séborrhéique peut encore, dans les régions velues, principalement à la tête, donner naissance à des verrues, à des condylomes acuminés (UNNA).

TRAITEMENT DE LA SÉBORRHÉE. — TRAITEMENT GÉNÉRAL. — Ainsi que la plupart des dermatoses, la séborrhée ne doit pas seulement être traitée localement. Elle réclame un traitement général dont les indications sont subordonnées à l'état du sujet : en d'autres termes il convient, avant d'instituer le traitement de la manifestation séborrhéique, d'examiner avec le plus grand soin le malade, de rechercher quelles sont les causes prochaines ou éloignées qui ont pu favoriser l'apparition des lésions et de les combattre activement. C'est ainsi qu'on traitera l'état lymphatique, ou arthritique, ou goutteux, ou anémique du sujet, qu'on surveillera activement l'état de ses fonctions digestives, de ses organes génito-urinaires, de son système nerveux, etc. La plupart des séborrhéiques en effet présentent une tare quelconque qu'il importe de rechercher et de traiter : De la sorte on obtiendra souvent des améliorations notables que seul le traitement local n'aurait pu produire. (Voir traitement général de l'eczéma et de l'acné.) On a cherché s'il n'existait pas des agents médicamenteux agissant sur la fonction sébacée et sudorale. Les tentatives ont été jusqu'ici peu fructueuses. Toutefois l'arsenic à doses tolérées, et les sulfures à petites doses continuées longtemps ont donné à certains auteurs quelques résultats. Duhring préconise le sulfure de calcium à la dose de 1 à 2 centigrammes par jour en plusieurs fois.

L. Brocq recommande l'ergotine, la belladone et l'*hamamelis virginica*, associées aux médicaments qui conviennent à la constitution du sujet, par exemple les pilules suivantes qui s'adressent surtout aux arthritiques séborrhéiques :

> Extrait de belladone de 0,001 à 0,003 milligrammes.
> Benzoate de lithine.. ⎰
> Ergotine................ ⎱ àà 0,10 centigrammes.
> Excipient et glycérine q. s.

pour une pilule.

De 1 à 5 par jour.

D'autres dermatologistes conseillent une alimentation composée en grande partie de corps gras, ainsi que l'huile de foie de morue à hautes doses, ce qui semble à première vue paradoxal, mais réussit bien dans quelques cas. Nous conseillerons en outre l'hydrothérapie tiède d'abord puis, quand les sujets seront nerveux, froide ; continuée pendant longtemps elle nous a paru modifier quelquefois très favorablement l'hyperidrose huileuse généralisée ou localisée. Quand les sujets ne peuvent supporter les douches, nous prescrivons les frictions générales sèches ou d'eau de Cologne, d'alcool camphré, d'alcoolat de Fioravanti, etc., renouvelées une ou deux fois par jour.

TRAITEMENT LOCAL. — Le traitement local de la séborrhée varie suivant la forme de la séborrhée et suivant la localisation des lésions. Comme l'affection est très souvent localisée au cuir chevelu et aux régions pilaires où elle est susceptible de produire une alopécie fort désagréable, nous indiquerons d'abord le traitement des séborrhées de ces régions, qui d'ailleurs a déjà été décrit à l'article *Alopécie* (voir ce mot), puis celui des séborrhées des parties glabres.

1º TRAITEMENT LOCAL DES SÉBORRHÉES DES RÉGIONS PILAIRES, ET PARTICULIÈREMENT DU CUIR CHEVELU. — (*Pityriasis capillitii, croûtes graisseuses. Hyperidrose huileuse. Eczéma séborrhéique circiné*, etc.)

La première indication est de bien nettoyer les régions à traiter, de les débarrasser de l'enduit squameux, gras ou croûteux qui s'oppose à l'application des médicaments actifs. Mais d'abord faut-il couper les cheveux ? Oui, s'il s'agit d'hommes ou d'enfants, mais aux ciseaux et non à la tondeuse, et surtout pas au rasoir. Pour les femmes, on ne devra recourir à ce sacrifice que s'il est absolument indispensable, c'est-à-dire si les lésions sont considérables, et si la dépilation se fait avec une extrême rapidité.

Pour nettoyer le cuir chevelu, les moyens les plus simples sont les meilleurs, surtout dans les cas de séborrhée irritable et très dépilante.

On commence par faire une friction avec un jaune d'œuf étendu d'une cuillerée d'eau; puis on lave avec une éponge et de l'eau *chaude* simple ou savonneuse préparée d'avance (savon doux, ou savon au benjoin, au goudron, au naphtol : savon blanc de Marseille pur)

ou bien avec la décoction savonneuse d'écorce ou de
poudre d'écorce de bois de Panama, ou Quillaya
(laquelle a l'inconvénient d'altérer parfois la coloration
des cheveux), ou avec la décoction chaude de saponaire
d'Orient. Ce lavage largement fait, on rince avec de l'eau
chaude renfermant quelques gouttes d'eau de Cologne ou
d'alcool, puis on essuie et on sèche avec un linge chaud.

Si les croûtes et les squames sont excessivement
abondantes ou épaisses, il convient de les ramollir avec
de l'huile d'olive simple, ou du beurre, ou de l'axonge,
ou même des cataplasmes tièdes aseptisés. Le moyen le
plus pratique est d'appliquer le soir avec un pinceau ou
une éponge de l'huile d'amande douce, en frottant légèrement, de façon à favoriser la pénétration. On recouvre ensuite la tête avec un bonnet, et généralement le
lendemain matin les croûtes se détachent aisément, et
l'on peut procéder au lavage. Chez les petits enfants
affectés de croûtes laiteuses, ce procédé appliqué avec
douceur et patience est en général suffisant.

Quand on lave la tête suivant les modes indiqués plus haut, et surtout quand on emploie le
moyen indiqué par Kaposi, qui consiste à frotter énergiquement la tête avec une serviette éponge rude, sur
laquelle on verse le savon liquide de Hébra [1], jusqu'à ce
qu'il se fasse de la mousse, procédé de nettoyage susceptible de produire des poussées de dermite, il tombe
généralement une grande quantité de cheveux : il faut

1. Savon liquide de Hébra, ou esprit de savon de potasse :

Savon vert................... .... 100 grammes.

Dissolvez à une chaleur douce dans : esprit-de-vin, 200 grammes. Filtrez et ajoutez :

Huile de lavande et huile de bergamote..... ââ 3 grammes.
                     Mêlez. Filtrez.

avoir bien soin de prévenir le malade, et lui dire qu'il
ne faut pas se désoler, que les cheveux qui tombent
n'étaient pas adhérents, qu'ils devaient tomber fatalement, qu'il en tombera d'autres dans les premiers temps
du traitement et qu'il en repoussera un certain nombre
si la maladie n'est pas trop avancée.

La peau ainsi débarrassée des squames et des croûtes,
et lavée apparaît un peu rosée ou rouge, ou brillante et
tendue ; il en résulte parfois, quand l'affection était très
développée, une sensation douloureuse et désagréable
que calmera l'application des pommades ou des lotions
destinées à combattre la maladie. Nous allons indiquer
les plus usitées, mais il faut savoir qu'au cours du
traitement croûtes, squames, matière grasse ou huileuse se reproduisent très rapidement, ce qui nécessite
un nouveau lavage suivant le mode indiqué plus haut.

De très nombreux médicaments ont été signalés par
les médecins comme ayant une action très efficace dans
le traitement des séborrhées du cuir chevelu. Je citerai
particulièrement le soufre, l'ichthyol, le naphtol, la
résorcine, les mercuriaux, la pilocarpine, le goudron,
l'alun, le tannin, le sulfate de fer, le borate de soude, le
quinquina, les acides lactique, acétique, phénique, la
chrysarobine, le pyrogallol, le pétrole, etc., etc. Leurs
indications varient suivant la nature, la forme, l'étendue, l'intensité des lésions. Tel médicament, tel mode
de traitement qui agissent dans la forme sèche, pityriasique n'agissent pas en présence d'une hyperidrose
dépilante intense.

D'une façon générale on peut dire que LE SOUFRE dans
la pluralité des cas trouve son indication, quelle que soit
la forme sous laquelle on le prescrit. C'est en réalité
l'agent curatif par excellence de la séborrhée, mais il

présente l'inconvénient d'être parfois mal supporté en raison de son odeur. En outre, beaucoup de sujets ne veulent pas s'astreindre à avoir la tête et les régions pileuses, remplies pendant plusieurs semaines d'une couche jaune de soufre. Les préparations soufrées. en effet (poudre, pommade ou lotion). sont excessivement adhérentes. Quand même elles ne seraient appliquées que le soir et enlevées le matin à l'aide d'un savonnage, qui, trop souvent répété, entraîne une chute très abondante, il reste toujours des parcelles jaunâtres très visibles.

Nous avons déjà indiqué aux articles *Acné* et *Alopécie* les différentes préparations soufrées les plus usitées ; je rappellerai qu'il faut donner la préférence à la lotion soufrée employée dans l'acné (soufre, 50 grammes ; alcool camphré, 80 grammes ; glycérine neutre, 30 grammes), aux lotions sulfureuses (pour un tiers de verre d'eau chaude, ajouter 50 à 60 gouttes de polysulfure de potassium liquide, c'est-à-dire polysulfure de potassium 100 grammes, eau 200 grammes), aux pommades soufrées diverses, enfin aux poudres soufrées.

Poudre soufrée :

L. BROCQ

Acide salicylique..........	1 à 2 grammes.
Chlorhydrate de pilocarpine pulvérisé...............	1 gramme.
Soufre sublimé et lavé.....	12 à 20 grammes.
Borate de soude..........	5 à 10 —
Poudre d'amidon.........	10 —
Poudre de talc............	60 à 70 —

M. S. A.

Les *mercuriaux* sont également prescrits fréquemment, soit en lotions :

Eau distillée..............	
Alcool à 90°	āā 250 grammes.
Bichlorure d'hydrargyre....	1 gr. à 1gr,50.
Teinture de benjoin........	X gouttes.

M. S. A.

ou bien :

L. BROCQ

Bichlorure d'hydrargyre......	$0^{gr},50$ à $1^{gr},50$.
Chlorhydrate d'ammoniaque..	$0^{gr},50$ à $1^{gr},50$.
Eau distillée de laurier cerise.	25 grammes.
Eau distillée.................	475 —

F. S. A.

soit en pommades, au calomel 1/20, à l'oxyde jaune d'hydrargyre à 1/20 ou 1/30; employer de préférence comme excipient l'axonge benzoïnée. Signalons encore les pommades, les savons et les solutions alcooliques au naphtol, à l'ichthyol (10 à 20 0/0), à la résorcine (2 à 10 0/0), les solutions de jaborandi :

L. BROCQ

Macération de feuilles de ja-borandi..................	10 grammes.
Extrait fluide de quinquina.) Teinture d'arnica.........)	ââ 20 —

M. S. A.

D'ailleurs, tous ces médicaments peuvent être associés dans une formule quand leur composition s'y prête. Exemple : la poudre indiquée plus haut, ainsi que la pommade suivante :

E. BESNIER

Acide salicylique....) Résorcine.......... { Baume du Pérou....)	ââ $0^{gr},50$ à 1 gramme.
Soufre..............	5 à 10 grammes.
Lanoline...........) Vaseline ....)	ââ 50 —

F. S. A.

D'une façon générale, et quels que soient les agents médicamenteux employés, il convient de faire le soir une application de la lotion, de laisser sécher, puis d'appliquer la pommade ou le liniment que le malade, gardera toute la nuit. Le matin, il lotionnera de nouveau avec la lotion employée la veille, de façon à net-

toyer, à dégraisser la tète. D'ailleurs, il faudra souvent
modifier les médicaments en raison de la grande ténacité de l'affection, laver la tète quand les croûtes et les
squames se reproduiront, enfin changer de méthode
suivant que la séborrhée sera sèche ou grasse, huileuse ou croûteuse. En résumé, voici, selon les différents cas observés le plus souvent, les principales indications de traitement :

1º *Séborrhée sèche capitis. Pityriasis capillitii avec
alopécie légère et démangeaisons peu intenses.* — Si
c'est un homme, porter les cheveux courts, lavages
suivant le mode indiqué, renouvelés tous les dix ou
quinze jours; lotionner trois fois par semaine le soir
avec la solution de sublimé indiquée, laisser sécher puis
appliquer pour la nuit une couche légère de pommade
au calomel ou au naphtol, ou la pommade suivant la
formule de E. Besnier. Le matin lotionner de nouveau avec la solution de sublimé ou la solution
chaude au polysulfure de potassium, ou la solution
alcoolique de naphtol à 1 0/0. Laisser sécher et ne
jamais employer de peigne fin pour enlever les pellicules.

Si c'est une femme, ne pas couper les cheveux, prescrire le même traitement, en écartant les cheveux, en
faisant des raies; éviter les préparations soufrées, prescrire peu de corps gras si les lésions sont peu accentuées.

2º *Séborrhée sèche, intense, avec démangeaisons vives
et chute abondante.* — Même traitement, mais en renou-
velant les applications plus souvent et en augmentant
les doses; employer les pommades résorcinées, naphto-
lées, soufrées; lotionner de temps en temps, en alter-
nant avec la lotion au sublimé ou l'une des lotions
suivantes (L. BROCQ):

Éther de pétrole, ou bien :

Ammoniaque liquide..........	3 grammes.
Alcoolat de romarin..........	25 —
Eau de rose.................	75 —

Ou bien :

Teinture de romarin.......)	
— de jaborandi...... }	ââ 30 grammes.
— de quinine........)	
Acide acétique.................	5 grammes.
Borate de soude...............	5 —
Alcoolat de Fioravanti.....)	ââ 50 grammes.
Alcool camphré...........)	
Rhum.................	50 à 100 grammes.

M. S. A.

3° *Séborrhée croûteuse, croûtes graisseuses abondantes.*
— Bien nettoyer, dégraisser et laver la tête suivant les
procédés indiqués, et recommencer souvent, puis employer avec persévérance les lotions et pommades
soufrées de préférence, ou au sublimé et au calomel.
On peut encore prescrire les lotions alcalines fréquentes
(au bicarbonate de soude 1/50), ainsi que les pommades
au naphtol, à la résorcine, à l'ichthyol (odeur très désagréable). Il est bon de faire en outre, une ou deux fois
par semaine, une application d'éther de pétrole ou
d'éther et d'acide lactique (quatre parties d'éther pour
une partie d'acide lactique) ou d'éther et d'acide acétique (8 d'éther pour 1 d'acide acétique).

4° *Hyperidrose huileuse.* — Laver *tous les matins* la
tête avec de l'eau chaude, et l'un des savons indiqués
plus haut, ou avec de la décoction d'écorce de chêne ou
de châtaignier, bien essuyer et laisser sécher, puis
appliquer un alcoolat aromatique renfermant 0,25
à 1 0/0 de naphtol B. Le soir poudrer la tête
avec la poudre susindiquée ou avec un mélange
d'amidon et de salicylate de bismuth en proportions

variables de 10 à 50 0/0 (E. Besnier). Faire deux fois par semaine les applications d'éther de pétrole ou d'éther acétique ou lactique.

Dans les cas intenses, le soir avant de poudrer la tête, faire une lotion avec une solution de sublimé ou d'acide acétique, ou d'ammoniaque, ou enfin de permanganate de potasse.

5° *Eczéma séborrhéique circiné du cuir chevelu.* — Détacher les croûtelles grasses, puis lotionner avec la solution de sublimé le soir ; appliquer la nuit une pommade au soufre, au calomel, au turbith, au naphtol, à l'acide salicylique, etc., et lotionner de nouveau le matin, puis saupoudrer avec une des poudres indiquées.

Lassar indique le traitement compliqué suivant qui doit être exécuté chaque jour :

1° Frictionner vigoureusement la tête avec du savon au goudron pendant un quart d'heure ;

2° Laver à l'eau chaude, puis froide, abondamment ;

3° Faire une lotion avec une solution de sublimé à 1 pour 500 ;

4° Essuyer et frictionner avec une solution de naphtol à 1/200 ;

5° Répandre sur la tête 25 grammes d'huile phéniquée et salicylée à 2 pour 100 ;

2°. Traitement local des séborrhées des régions glabres. — D'une façon générale, les séborrhées des parties glabres sont modifiées par les mêmes agents médicamenteux que celles des régions pilaires. Mais il faudra dans certaines régions à peau fine et délicate prescrire des doses toujours très modérées, dût-on les augmenter ensuite progressivement et prudemment.

Le traitement varie suivant la forme, le degré et la localisation de la maladie.

1º *La séborrhée sèche, pityriasique,* qui occupe assez fréquemment les membres inférieurs, simulant l'ichthyose pilaire, sera notablement modifiée par les lotions alcalinisées chaudes fréquentes et copieuses, et les lotions savonneuses, suivies d'applications de pommades au naphtol B, ou au calomel, ou au soufre, ou à l'acide salicylique, à la résorcine, au tannin. Ces médicaments seront employés isolément ou mieux associés, dans des pommades, dans des liniments, ou mieux, dans des pâtes, que les lavages permettront de détacher.

2º *Séborrhée croûteuse.* — Savonner fréquemment, essuyer, puis appliquer les préparations soufrées qui ne présentent pas les mêmes inconvénients que dans les régions pileuses. Si toutefois elles ne sont pas supportées, les remplacer par les pommades ou pâtes sus-indiquées ; on peut également employer avec succès les nombreux vernis de Unna (voir *Vernis*). Pendant le jour, saupoudrer avec les poudres indiquées.

3º *Séborrhée huileuse, hyperidrose huileuse.* — Affection très tenace. Même traitement que pour celle du cuir chevelu. Lavages et savonnages fréquents, saupoudrer avec les poudres indiquées et avec la poudre de salicylate de bismuth pur. Essayer la série des corps gras.

Dans les cas où la séborrhée huileuse est localisée et rebelle, Vidal conseille de faire des scarifications linéaires losangiques de 2 à 4 millimètres de profondeur, en évitant de diviser les téguments dans toute leur épaisseur afin de ne pas avoir de cicatrices, mais en pénétrant assez profondément pour atteindre le réseau vasculaire. Ces scarifications doivent être renouvelées vingt à trente fois, tous les six à sept jours.

4° *Eczéma séborrhéique circiné ou figuré.* — Affection relativement peu tenace, mais très récidivante. Si les téguments ne sont pas trop irrités ni irritables, il suffit de savonner suivant les différents modes indiqués, puis d'appliquer le soir une des pommades *soufrées*, ichthyolées, au calomel, à l'acide salicylique, etc., et le jour une des poudres déjà mentionnées. Si les téguments sont irrités et si les lésions occupent des régions irritables, il faut faire des lotions chaudes émollientes ou boriquées, puis appliquer une des pommades, mais ne renfermant qu'une faible dose d'agent actif.

S'il existe des croûtes assez épaisses, on devra commencer par les faire tomber en employant l'une des méthodes que j'ai signalées.

Dans les formes d'eczéma séborrhéique psoriasiforme, le traitement est à peu près celui du *psoriasis* (Voir ce mot). Toutefois, en raison de l'irritabilité des placards, il convient de ne prescrire que des doses légères d'acide chrysophanique ou pyrogallique, d'huile de cade ou de bouleau, d'ichthyol, etc.

En outre, il faut supprimer toutes les causes extérieures d'irritation locale, et particulièrement les vêtements de flanelle, de laine, les sous-bras en caoutchouc, les linges imprégnés de sueurs, etc. Enfin, nous avons dit que, d'après Unna, il faut toujours traiter activement le lieu d'origine de l'eczéma séborrhéique qui se trouve souvent dans le cuir chevelu et dans les bords ciliaires pour éviter les rechutes, les récidives, ou la propagation de la lésion aux régions voisines. « Traitez la séborrhée des enfants et vous n'aurez pas plus tard d'eczémas chez les adultes. » (UNNA.)

5° *Séborrhée de la portion exposée de la surface rouge des lèvres, du nez et de la partie attenante des joues.* — La localisation de la séborrhée en ces régions est fréquente, tenace et fort désagréable. Aux différents procédés de traitement que j'ai déjà indiqués (pommades au soufre, au naphtol, au calomel, à l'acide salicylique, au tannin, de préférence à base de lanoline, etc.) j'ajouterai les scarifications linéaires losangiques pratiquées avec le plus grand soin et fréquemment renouvelées. (Pour plus de détails sur le traitement des séborrhées, voir *Eczéma* et *Acné*.)

Sparadraps. — Les sparadraps sont des préparations destinées à l'usage externe et constituées par une bande de tissu ou de papier recouverte d'une couche uniforme de matière emplastique. Ces matières emplastiques étaient autrefois toutes à base de savon de plomb et avaient l'inconvénient de rancir et d'irriter la peau.

Aujourd'hui on se sert de masse à base de gutta-percha, de caoutchouc, etc. Ex. : Le sparadrap caoutchouté simple est une excellente préparation très adhésive, non irritante, qui se conserve très longtemps et remplace avantageusement tous les anciens sparadraps. On peut incorporer aux sparadraps la plupart des agents médicamenteux utilisés en dermatologie.

Spedalsked. — (Voir *Lèpre*.)

Stéatorrhée. — (Voir *Séborrhée*.)

Strophulus. — Sous le nom de *strophulus*, appelé encore vulgairement *boutons*, *rougeurs*, *feux de dents* des enfants, on a décrit toutes les affections de la première enfance caractérisées par des papules rouges ou blanches, prurigineuses, reposant ou non sur une base érythémateuse, confluentes ou isolées, d'un volume variable et ayant une durée généralement courte.

Bateman et, après lui, un certain nombre de dermatologistes décrivaient cinq variétés de strophulus :
*strophulus intertinctus, albidus, confertus, candidus,
volaticus;* Hardy distinguait le strophulus simple, ou
strophulus de Bateman, et le *strophulus pruriginosus*
qui semble n'être que le premier stade du prurigo
de Hébra. (Voir ce mot.) En réalité, le strophulus n'est
pas une affection définie. Toutes les éruptions papuleuses, érythémateuses et prurigineuses de la première
enfance qui sont sous la dépendance d'une inflammation gastro-intestinale provoquée par une alimentation
de mauvaise qualité ou trop abondante, par le travail
de la dentition, par la chaleur, ou par une mauvaise
hygiène (*Éruptions artificielles, sudorales, médicamenteuses. Érythèmes. Urticaire. Prurigo de Hébra. Eczémas
de l'enfance*, etc., voir ces mots), ont été à tort décrites
sous ce terme unique de strophulus qui ne mérite pas
d'être conservé.

Sudoripares (Glandes). — 1° *Anomalies de la
sécrétion de la sueur;*

2° *Affections des glandes sudoripares.*

1° **Sueur (Anomalies de la sécrétion de la).** — Elles
sont *quantitatives* ou *qualitatives*. Si les premières
(*hyperidrose, anidrose*) sont assez bien étudiées, il n'en
est pas de même des secondes qui, sauf la *bromidrose*
ou l'*osmidrose* et l'*érythridrose*, sont encore peu connues,
sujettes à discussion et ressortent surtout du domaine
de la neuropathologie (*chromidrose* ou *chromocrinie,
uridrose, galactidrose, hématidrose*). D'ailleurs, tout ce
qui touche à la physiologie et à la pathologie des
glandes sudoripares et de leur sécrétion n'est pas
encore entièrement élucidé, malgré les nombreux
travaux anciens ou récents entrepris à ce sujet. Aussi

ne croyons-nous pas devoir insister ici sur l'origine, la composition chimique de la sueur, acide pour les uns (Béclard, Binet, Aubert, Fr. Franck, Kaposi), alcaline pour les autres (Vulpian, Luchsinger, Straus, Trumpy, etc.), pas plus que sur l'action des nerfs vasodilatateurs et vaso-constricteurs, sur la circulation cutanée et la sécrétion de la sueur, ainsi que sur les rapports plus ou moins intimes qui existent entre le système sébacé et le système sudoripare.

A. B. C. *Hyperidrose. Éphidrose. Bromidrose.* — On désigne sous le nom d'hyperidrose l'exagération de la sécrétion normale de la sueur; quelques auteurs allemands l'appellent également *dysidrose*; mais, en se reportant à ce mot, on verra qu'en France et en Angleterre il s'applique à une affection bien différente. L'hyperidrose est *symptomatique* (hyperidrose des états fébriles, fièvres éruptives, fièvre typhoïde, etc., hyperidrose des cachexies, de la tuberculose, de la suette miliaire ou suette anglaise, suette des Picards, suette du Poitou); elle survient alors soit au début, soit dans le cours (sueurs colliquatives), soit à la fin (sueurs critiques) des pyrexies. L'hyperidrose symptomatique peut encore être liée à un trouble fonctionnel ou organique du cerveau, de la moelle ou du grand sympathique. On en trouvera la description dans les livres de médecine générale. L'*Hyperidrose idiopathique ou essentielle*, au contraire, a sa place nettement indiquée dans ce livre. Elle est *généralisée* ou *localisée* (*Éphidrose*). L'hyperidrose généralisée est elle-même *physiologique* quand elle se produit sous l'influence de la chaleur, du mouvement, de la marche, de la danse, du travail, etc., ou *pathologique* quand elle survient chez certains sujets prédisposés, *obèses, arthritiques, dyspeptiques, nerveux*, sans cause appréciable ou sous l'influence du plus petit mouvement, d'une faible élévation de température, à l'occasion d'une émotion, d'une colère, d'une contrariété, etc. ; elle est passagère le plus souvent, mais parfois continue, occupant tout le corps, mais surtout les régions que nous allons indiquer en décrivant l'hyperidrose localisée. Elle peut se compliquer d'un exanthème que nous décrirons un peu plus loin (Voir *Sudamina*, Miliaire, dans ce même chapitre), ou d'éruption eczémateuse chez les sujets prédisposés.

L'*Hyperidrose localisée* ou *Ephidrose* est fréquente ; elle s'observe généralement au visage, au cuir chevelu, aux aisselles, aux plis de l'aine, aux pieds et aux mains. Au *cuir chevelu* elle se complique fréquemment de séborrhée particulièrement dépilante (voir *Séborrhée*). *Aux aisselles*, elle est très fréquente et très abondante ; la moindre émotion chez les personnes prédisposées suffit pour la provoquer (hyperidrose des gens nus) (AUBERT) ; elle se complique parfois d'intertrigo, d'eczéma ou d'hydrosadénite ; chez certains sujets, les femmes surtout, et particulièrement les rousses, la sueur exagérée présente souvent une odeur spéciale fort désagréable (bromidrose ou osmidrose).

De même *aux pieds* et *aux mains*, surtout aux régions plantaires ou palmaires, l'éphidrose est des plus fréquentes et constitue une affection très pénible, pouvant dans certains cas rendre toute profession manuelle ou la marche impossibles, survenant de préférence chez les sujets jeunes, lymphatiques, dyspeptiques, nerveux, plus ou moins prédisposés aux engelures, chez les jeunes filles chloro-anémiques concurremment à un certain degré de cyanose ou d'algidité des extrémités. En outre, et tout spécialement aux pieds, elle se complique très fréquemment de *bromidrose* ou *osmidrose* parfois intolérable; la sueur des pieds doit sa fétidité à la macération de l'épiderme et à ce qu'elle s'altère dans les bas, les chaussettes et les chaussures, d'où l'indication de les changer le plus souvent possible.

L'hyperidrose palmaire et plantaire existe soit en même temps, soit le plus souvent séparément; elle constitue une infirmité des plus pénibles. Signalons enfin les sueurs localisées qu'on observe dans la migraine, dans les névralgies, ainsi que dans certains cas d'hémiplégie; cette variété d'éphidrose est du domaine de la neuropathologie.

D'après ce que nous venons de dire, nous ne croyons pas devoir séparer le traitement de l'hyperidrose de celui de la bromidrose; mais ne faut-il pas parfois respecter l'hyperidrose et craindre les effets de la répercussion sudorale, de la *sueur rentrée?* Certes, il convient de respecter les sueurs abondantes et critiques des pyrexies, il faut éviter la suppression *brusque* des sueurs passagères ou accidentelles, il faut parfois favoriser et même provoquer certaines sueurs morbides, particulièrement quand il y a insuffisance de la fonction rénale, mais l'hyperidrose essentielle que nous venons de décrire sommairement indépendante de toute lésion rénale et particulièrement les éphidroses compliquées de bromidrose doivent être très activement combattues; malheureusement le traitement est souvent très ingrat.

1º Traitement interne. — Divers médicaments ont la propriété de diminuer la sécrétion sudorale. Ils devront être essayés dans tous les cas de sueur exagérée, générale ou locale, mais associés aux médications que nécessitent l'état général du sujet et la cause présumée de l'hyperidrose. Ce sont la belladone, le sulfate neutre d'atropine (en granules de un demi-milligramme, deux à quatre par jour), l'agaric blanc pulvérisé (0,30 centigrammes à 2 grammes par jour), l'agaricine, la teinture d'aconit, la décoction de quinquina, le phosphate de chaux, le tanin, l'ergotine, la strychnine, l'arséniate de soude, la phellandrie (en poudre de 1 à 4 grammes), etc. Voici quelques formules :

KAPOSI

Sulfate neutre d'atropine .... 0^{gr},02.
Gomme adragante. .... 1^{gr},50.
Poudre de réglisse .... q. s.
F. S. A. 20 pilules.

En prendre deux par jour.

RAYER

Poudre d'agaric blanc. .... 3 grammes.
Extrait gommeux d'opium. ...... 0^{gr},30.

Pour douze pilules. Deux par jour.

Dans certains cas d'hyperidrose localisée très tenaces, il faut surveiller avec le plus grand soin la fonction rénale, et prescrire même parfois des diurétiques, afin de produire une sécrétion supplémentaire.

2° TRAITEMENT EXTERNE. — L'hyperidrose essentielle proprement dite est des plus difficiles à guérir. On conseillera les frictions sèches avec le gant de crin ou un linge de flanelle, répétées matin et soir, suivies d'une nouvelle friction avec de l'alcool camphré ou de l'eau de Cologne, ou une solution de tanin (1 gramme pour eau et alcool *àà* 125 grammes). Après cette double friction, on saupoudrera les parties susceptibles d'être couvertes avec de la poudre d'amidon, renfermant

10 à 15 0/0 de salicylate de bismuth. L'hydrothérapie, les douches froides longtemps continuées m'ont donné dans deux cas de bons résultats. L. Brocq recommande également la faradisation.

Traitement externe des hyperidroses localisées (*Ephidroses*).

A. *Aines. Aisselles.* — E. Besnier conseille d'élargir les emmanchures des vêtements, de supprimer les sous-bras en caoutchouc ou gutta-percha, de laver soir et matin avec de l'eau chaude et du savon au benjoin, puis de poudrer avec le mélange suivant :

```
Poudre d'amidon.............. 100 grammes.
Acide borique..........  )
Salicylate de bismuth ...  { āā 2 à 10     —
Poudre d'iris...........  )
              M. S. A.
```

On peut encore prescrire des lavages fréquents avec l'une des solutions suivantes :

Décoction d'écorce de chêne 15 à 20 pour 500.

Ou bien : solution de permanganate de potasse $0^{gr},50$ à 1 gramme 0/0 d'eau chaude.

Ou bien : solution au tanin :

```
Tanin....................... 1 gramme.
Alcool....  .......  ·······  { āā 125 grammes.
Eau.....................  )
              M. S. A.
```

Après ces lavages, saupoudrer avec la poudre sus-indiquée.

B. *Cuir chevelu.* — L'hyperidrose du cuir chevelu est très fréquente et occasionne une *alopécie* (voir ce mot) dépilante, fort rebelle. Pour la combattre, E. Besnier conseille le traitement suivant. *Chez les hommes* : 1° tenir les cheveux courts, 2° laver tous les matins avec de l'eau chaude et du savon, au goudron, au panama, au benjoin, ou mieux au savon doux, 3º essuyer et frictionner avec une brosse douce imprégnée de la solution snivante :

        Alcoolat de Fioravanti..... ⎰
        Alcoolat de romarin........ ⎱ ââ 50 grammes.
        Naphtol β............. 0ᵍʳ,25 à 1 gramme.

4º Le soir, poudrer la tête avec la poudre à l'amidon au salicylate de bismuth et à l'acide borique indiquée plus haut. *Chez la femme*, même traitement, mais plus difficile en raison de la longueur des cheveux; aussi convient-il de ne poudrer la tête que la veille des jours où on pourra faire un grand lavage.

C. *Mains et pieds*. — Dans les cas d'éphidrose simple sans bromidrose, le malade devra éviter de porter des gants fourrés, des chaussettes ou des bas de laine, des chaussures lourdes ou vernies; il prendra des *bains locaux* fréquents avec de l'eau saturée de sel de cuisine, ou de la décoction de feuilles de noyer, du vinaigre aromatique, etc., suivis d'un savonnage avec le savon phéniqué, créoliné, naphtolé ou ichthyolé.

Il fera en outre soir et matin des *lavages* avec une solution renfermant l'un des agents médicamenteux suivants : tanin, sublimé, permanganate de potasse, sulfate de quinine, perchlorure de fer, alun, borax, ammoniaque, chloral, ichthyol, naphtol, acide acétique, acide tartrique, teinture de belladone, etc.

        Bichlorure d'Hg................. 1 gramme.
        Alcool à 60º.............. ⎰
        Eau .... ⎱ ââ 200 grammes.
                    M. S. A.
Pour l'usage externe.
                    KAPOSI
        Naphtol.................... 10 grammes.
        Alcool................... 175   —
        Eau de Cologne...........   25   —
                    M. S. A

> Sulfate de quinine............... 2 grammes.
> Alcool à 60°................... 200 —
>
> F. S. A.

> Acide borique................. 5 grammes.
> Borax....................... } àà 15 —
> Acide salicylique........... }
> Glycérine.............. ...... } àà 30 —
> Alcool..................... }
>
> M. S. A.

> Eau de Cologne............... 120 grammes.
> Teinture de belladone......... 15 —
>
> F. S. A.

Après ces lavages, il faut saupoudrer largement toute la région et particulièrement les espaces interdigitaux qu'il convient d'isoler, avec l'une des poudres suivantes pure ou mélangée : amidon, riz, craie, oxyde de zinc, talc, lycopode, acide salicylique (1 à 2 0/0), salicylate de bismuth (5 à 10 0/0), salicylate de soude (5 à 10 0/0), naphtol (2 à 5 0/0), etc.

Poudre avec :

> L. DROCQ
>
> Talc......................... 40 grammes.
> Sous-nitrate de bismuth........ 45 —
> Permanganate de potasse...... 13 —
> Salicylate de soude........... 2 —
>
> M. S. A.

> Acide salicylique................. 3 parties.
> Amidon....................... 10 —
> Talc pulvérisé.................. 87 —
>
> M. S. A.

Pendant la nuit, afin que cette poudre reste bien en contact avec les parties malades, le sujet devra porter des gants ou des chaussettes de fil très minces. Ces différentes poudres devront en outre être appliquées encore après guérison à titre prophylactique.

Quelques auteurs recommandent les bains suisndiqués, puis l'application d'une des pommades suivantes de préférence aux lotions :

> Pommade de goudron végétal ..... } ââ   q. s.
> Onguent sulfureux d'E. Wilson.... }

Ou bien :

UNNA

> Ichthyol........................ 25 grammes.
> Eau 15   —
> Lanoline....................... 25   —

Ou bien :

> Acide salicylique.............. 1 gramme.
> Suif de mouton..... .... 50 grammes.

(Pommade employée dans l'armée prussienne.)

Quand l'hyperidrose, comme c'est la règle pour la région plantaire, se complique de *bromidrose*, on doit agir plus énergiquement.

Il faut alors employer les remèdes que nous venons d'énumérer, mais en forçant les doses actives ; l'acide borique, l'acide tartrique, le naphtol, l'ichthyol, le permanganate de potasse seront plus particulièrement indiqués.

Solutions avec :

> Eau........................ 200 grammes.
> Bichromate de potasse 30   —
> Essence de lavande........... 2   —
> M. S. A.

> Oxyde rouge de plomb.......... 1 gramme.
> Sous-acétate de plomb liquide... 29 grammes.
> M. S. A.

Appliquer tous les quatre à cinq jours en badigeonnages.

Solution avec :

TSHAPPE

Sulfate de fer.............. ..	45 grammes.
Sulfate de zinc.........	45 —
Sulfate de cuivre.....	45 —
Naphtol......,..........	0^{gr},25.
Essence de thym.............	0^{gr},35.
Acide hypophosphoreux.......	0^{gr},75.
Eau distillée.................	250 grammes.

M. S. A.

Lotionner matin et soir.

Pommade avec :

UNNA

Ichthyol	5 parties.
Térébenthine....................	5 —
Pommade à l'oxyde de zinc.......	20 —

Le traitement généralement employé en Allemagne et préconisé par Hébra et Kaposi, à qui il aurait donné toujours (?) des résultats très satisfaisants, est le suivant. Après avoir bien lavé et séché les pieds, on les enveloppe complètement avec un morceau de grosse toile sur laquelle on a étalé une couche épaisse de l'onguent diachylon de Hébra dont voici la formule :

Litharge.......................	100.
Huile d'olive...................	400.

Faites chauffer à feu doux, en ajoutant peu à peu de l'eau pour faire un onguent de consistance assez ferme, puis ajoutez huile de lavande dix parties.

On a bien soin de mettre entre les orteils et dans les replis inférieurs des plumasseaux de charpie enduits de cette pommade. Par-dessus cette toile, le malade met des bas et des souliers neufs et peut continuer à vaquer à ses occupations. Mais il est préférable qu'il reste couché. Au bout de vingt-quatre heures, on retire la toile, on frotte les pieds sans les laver pour enlever la charpie, et l'on applique un second pansement, que l'on renouvelle tous les jours pendant dix à quinze jours. Puis on cesse la pommade et l'on poudre soigneusement soir et matin les pieds avec l'une des poudres indiquées. Bientôt l'épiderme se détache en lames épaisses, jaunâtres, brunâtres, comme du parchemin, et la peau se recouvre d'un épiderme tendre et blanc : c'est alors seulement qu'on lavera les pieds. Si la guérison n'est pas complète, Kaposi recommande de recommencer tout de suite le traitement dans son entier, et la guérison est certaine (?).

D. *Anidrose*. — On désigne sous ce nom la diminution ou la disparition de la sécrétion de la sueur ; l'anidrose ne constitue pas une affection cutanée proprement dite, mais elle est localisée ou généralisée et liée soit à une dermatose (eczéma chronique, psoriasis, ichthyose, érysipèle, dermatites exfoliatives, xérodermie pigmentaire, peau sénile, etc.), soit à un trouble de l'état général (cachexie tuberculeuse ou cancéreuse, diabète, hystérie).

Le *traitement* est celui de l'affection à laquelle est due l'anidrose ; il faut en outre par tous les moyens possibles s'efforcer de stimuler la fonction cutanée éteinte. Bains chauds prolongés, bains de vapeur, hydrothérapie, frictions, massage, injections de pilocarpine, médication sudorifique et diurétique (ammoniaque, jaborandi, gaiac, salsepareille, propylamine, sassafras, bardane, chiendent, stigmates de maïs, scille, digitale, etc.).

E. *Chromidrose* ou *chromocrinie cutanée* (LE ROY DE MÉRICOURT). — On désigne sous ce nom les sueurs colorées soit en rouge (*érythridrose*), soit en bleu (*cyanidrose*), soit en jaune, en vert, en noir, etc. La chromidrose vraie est extrêmement rare, et bien des observations publiées ne sont que des cas de *pseudo*-chromidroses tinctoriales ou provoquées ; quand elle existe, elle est le plus souvent de nature hystérique ; la coloration bleue serait due soit à un phosphate de protoxyde de fer (SCHERER), soit à un champignon à spores bleues (BERGMANN), soit à l'indican, au bleu de Prusse, à la pyocyanine, etc. Quant à la sueur rouge, elle est moins rare, s'observe surtout au creux de l'aisselle chez les sujets qui ont les cheveux et les poils rouges et sont atteints d'hyperidrose. Aux poils sont accolés des petits grains jaunes ou rougeâtres, très adhérents comme des lentes, renfermant des micrococci (micrococcus de l'hostie sanglante, BALZER et BARTHÉLEMY), extrèmement nombreux et résistant souvent au *traitement* qui consiste, en outre de celui de l'hyperidrose, en bains alcalins, lotions alcalines ou savonneuses chaudes, lotions de sublimé au millième ; après avoir bien essuyé, on passe un peigne très fin, puis on saupoudre avec parties égales de poudre d'amidon et de talc.

F. *Hématidrose.* — La *sueur sanglante* est du domaine de la neuropathologie ; c'est en effet une névropathie glomérulaire hémorrhagique caractérisée par une diapédèse sanguine d'origine nerveuse provenant du réseau vasculaire du système sudoripare (E. BESNIER) occupant de préférence le dos des mains et des pieds, les paupières, le thorax et l'abdomen. A l'hématidrose se rattache l'histoire des hystériques stigmatisées.

G. *Galactidrose Uridrose.* — La sueur laiteuse, le lait répandu n'existent pas. Quant à la sueur urineuse, c'est-à-dire renfermant les principes constitutifs de l'urine, on l'observe parfois, très rarement, il est vrai, quand il existe un trouble profond de la fonction rénale ; mais ce n'est pas là une altération essentielle de la sécrétion sudorale, et il n'y a pas lieu d'en faire une espèce particulière.

H. *Sudamina, miliaire.* — Une hyperidrose très abondante s'accompagne parfois d'une éruption de petites vésicules extrêmement fines, transparentes, du volume d'un grain de millet ou d'une tête d'épingle, contenant un liquide clair; ce sont les sudamina (ou *bourbouilles*, lichen tropicus, ainsi nommés parce qu'on les observe souvent dans les pays chauds) qui surviennent surtout chez les sujets jeunes, à peau très fine, peuvent se réunir et former des nappes bulleuses légèrement saillantes, s'accompagnent d'un prurit modéré, ont une durée généralement courte, se déchirent et laissent échapper leur contenu; la peau est alors le siège d'une fine desquamation lamelleuse qui disparaît rapidement.

Les sudamina occupent de préférence le ventre, le thorax, les aines, le cou; parfois ils sont extrêmement confluents et entourés d'une petite aréole rosée. Dans ce cas, leur apparition est généralement précédée par quelques phénomènes généraux, fièvre légère, chaleur, prurit, auxquels succèdent des taches rosées ou rouges qui se couvrent des éléments décrits : l'affection prend alors le nom de *Miliaire* d'abord rouge, qui peut devenir blanche (miliaire cristalline), puis *jaune*, par la transformation purulente du contenu des vésicules.

Les sudamina qu'on observe en dehors des hyperidroses essentielles ne sont pas rares dans les pyrexies et particulièrement dans la fièvre typhoïde, la scarlatine, la tuberculose aiguë, les septicémies, le rhumatisme articulaire aigu, et surtout la *Suette miliaire;* leur pathogénie n'est pas élucidée; pour certains auteurs, ils seraient dus à une exsudation aqueuse des vaisseaux

papillaires entre les couches épidermiques soulevées ;
pour d'autres (L. Brocq), ils seraient des petits kystes
sudoripares par rétention.

Le *traitement* est exactement celui de l'hyperidrose
générale. Il faut, chez les sujets hyperidrosiques à
peau délicate et prédisposée aux sudamina, favoriser
la diurèse par les diurétiques, les purgatifs, les diapho-
rétiques. On leur conseillera de changer fréquemment
de linge et d'éviter de porter des vêtements trop chauds.

Comme traitement local on évitera surtout les agents
médicamenteux susceptibles de provoquer une irritation
du tégument ; on prescrira des bains émollients tièdes,
des lotions tièdes avec de la décoction de racine de guimauve, ou de l'eau renfermant quelques gouttes de
créoline, ou de vinaigre aromatique, ou d'Eau de
Cologne, ou d'eau blanche quand il y a un peu de prurit.
Puis on saupoudrera avec des poudres (amidon, talc,
lycopode, oxyde de zinc, sous-nitrate ou salicylate de
bismuth) pures ou mieux mélangées entre elles (voir
ci-dessus) ; car, employés isolément, l'amidon et le
lycopode font souvent, avec les liquides exsudés, une
pâte susceptible de devenir une cause d'irritation.

Enfin, quand il y aura des lésions de grattage assez
accentuées, on prescrira des pommades faibles à l'oxyde
de zinc. Duhring recommande, dans les cas intenses, la
lotio nigra, dont voici la formule :

> Eau de chaux.................... 150 grammes.
> Calomel........................ 1 gramme.
> F. S. A.

Ou encore :

> Eau simple.................... 150 grammes.
> Extrait alcoolique de grindelia
>   robusta.................... 3 —
> F. S. A.

2° **Affections des glandes sudoripares**. — Les inflammations des glandes sudoripares en dehors des idradénites et périadénites sudoripares, si bien décrites par Verneuil et qui sont du domaine de la chirurgie, sont encore trop peu connues, ainsi que les tumeurs des glandes sudoripares pour que nous les décrivions ici. (Voir *Adénomes sudoripares* et *Idradénomes, Folliculites, Epithéliomes*.) Les glandes sudoripares peuvent en outre être atteintes dans certaines maladies générales telles que la syphilis, la lèpre, la tuberculose, etc.

Sulfo-carbol. — *Acide orthoxyphényl-sulfureux, acide sozolique, aseptol*. — C'est un éther de l'acide sulfureux. Liquide sirupeux (D = 1,400) de teinte rose, à odeur piquante, doué de propriétés antifermentescibles, antiputrides et antiseptiques énergiques. Soluble en toutes proportions. S'emploie en dermatologie pur contre les verrues et en solution de 1 à 1 0/0 pour hâter la cicatrisation des plaies.

Sycosis. — (Voir *Eczéma pilaire, Acnés pilaires, cicatricielles, dépilantes, Folliculites, Trichophytie*.)

Syringo-cystadénome. — (Voir *Epithéliome kystique bénin*.)

Syringomyélie. — La syringomyélie est une affection médullaire, qui est par conséquent du domaine de la neuropathologie, mais qui se rattache à la dermatologie par les nombreuses et diverses altérations cutanées qui s'observent en même temps que l'atrophie musculaire, les troubles de la sensibilité (dissociations syringomyéliques de Charcot), la scoliose, la diminution ou l'abolition des reflexes tendineux, etc. Ces altérations cutanées consistent en troubles trophiques cutanés siégeant le plus souvent aux membres, supérieurs surtout, au niveau des régions atteintes de troubles

de la sensibilité et d'atrophie musculaire; elles consistent en lésions vésiculeuses, phlycténoïdes, en
ulcères rebelles analogues à ceux du mal perforant
palmaire ou plantaire, en pigmentation cutanée, en
hyperkératinisation, parfois même en gangrène cutanée
pouvant occasionner des cicatrices vicieuses. Aux mains,
aux doigts, ces lésions sont plus particulièrement accentuées, ont une grande analogie avec le complexus symptomatique désigné sous le nom de *maladie de Morvan*
(voir ce mot), et sont caractérisées par des crevasses de
la peau qui est épaissie, fendillée, par des ulcérations
persistantes; d'autres fois par ce qu'on a désigné sous
le nom de *glossy-skin*, d'autres fois enfin par des panaris
analgésiques avec nécrose des phalanges. Les ongles sont
le plus souvent altérés, ils sont fendillés, déformés,
hypertrophiés; quelquefois ils sont bombés. Tous ces
phénomènes évoluent avec la plus extrême lenteur.
D'après Zambaco-Pacha, certains faits de syringomyélie
devraient être rattachés à la lèpre mutilante. Dans ces
faits ambigus, l'examen bactériologique doit être fait
avec le plus grand soin. (Voir *Lèpre*.)

T

Tache atrophique. — (Voir *Atrophie cutanée*.)
Tache bleue. — (Voir *Pédiculose*.)
Tache café au lait. — (Voir *Nœvus*.)
Tache congénitale. — (Voir *Nœvus*.)
Tache de feu. — (Voir *Nœvus*.)
Tache de rousseur. — (Voir *Pigmentation*.)
Tache de vin. — (Voir *Nœvus*.)
Tache hémorrhagique. — (Voir *Nœvus*.)
Tache hépatique. — (Voir *Pityriasis versicolore*.)
Tache pigmentaire. — (Voir *Nœvus*.)
Tanne. — (Voir *Acné*.)
Tatouages. — De nombreux procédés ont été indiqués pour détruire les tatouages. Celui qui semble donner les meilleurs résultats est celui du docteur Variot (*Comptes rendus de la Société de Biologie*, juillet 1888). On verse d'abord sur les parties tatouées une solution concentrée de tanin; puis, à l'aide d'un jeu d'aiguilles à tatouer, on fait des piqûres serrées sur toute la suface cutanée qu'il s'agit de décolorer; on introduit ainsi, dans la partie superficielle du derme, une certaine quantité de tanin; après quoi on passe, en frottant activement sur toutes les parties ainsi piquées au tanin, le crayon de nitrate d'argent, et on n'essuie que

lorsqu'on voit les piqûres se détacher en noir foncé par la formation d'un tannate d'argent qui s'est produit dans les couches superficielles de la peau.

Les deux temps de cette petite opération peuvent se faire très vite et ne provoquent qu'une douleur modérée. Il se produit une réaction inflammatoire légère et une eschare noire, mince, très adhérente aux parties sous-jacentes; qui se détache spontanément au bout de 15 à 18 jours, laissant à la place du tatouage une cicatrice superficielle rouge ou rosée qui se décolore peu à peu.

Teigne amiantacée. — (Voir *Eczéma et Séborrhée du cuir chevelu*.)

Teigne faveuse. — (Voir *Favus*.)

Teigne granulée. — (Voir *Impétigo*.)

Teigne imbriquée de Manson. — (Voir *Trichophytie des parties glabres*.)

Teintures. — (Voir *Poils*.)

Télangiectasie. —On désigne ainsi la dilatation des vaisseaux capillaires formant de fines arborisations plus ou moins abondantes. Quand la dilatation existe sur de fines ramifications veineuses, on lui donne le nom de *veinosités*.

La télangiectasie peut être congénitale (voir *Nævus vasculaire*) ou acquise. Elle est alors idiopathique ou primitive, ou, le plus souvent, *secondaire, symptomatique*, s'observant soit dans une foule d'affections cutanées différentes (acné, couperose, kératose pilaire, lupus, lèpre, verrues, etc., etc., voir ces mots), soit quand il existe un trouble de la circulation locale ou générale, et particulièrement de la circulation en retour (maladie du cœur et des poumons, asystolie, cyanose, compressions vasculaires lentes, asphyxie chronique, asthme chronique, etc., etc.).

La télangiectasie acquise idiopathique est fort rare, et, en tout cas, très discutable.

Il existe enfin une affection peu connue, désignée sous le nom de *télangiectasie verruqueuse* ou mieux d'*angiokératome* (voir ce mot).

Le *traitement* des télangiectasies consiste presque exclusivement à rechercher la cause de la dilatation vasculaire et à la combattre.

La série des médicaments vaso-constricteurs (ergotine, hamamelis virginica, belladone, quinine, etc.), semblerait indiquée, mais ne donne aucun résultat. Le traitement local est celui du *nœvi vasculaires* (voir ce mot).

Tique. — (Voir *Parasites*.)

Toxidermies. — (Voir *Erythèmes*.)

Traumaticine. — La traumaticine est une solution de gutta-percha dans du chloroforme (10 p. 90). Elle est employée dans les maladies de la peau, soit pure comme collodion, soit additionnée de substances médicamenteuses : acide chrysophanique, oxyde de zinc, acide pyrogallique, acide salicylique, naphtol, etc.

Trichomanie. — (Voir *Alopécies*.)

Trichomycose noueuse ou nodulaire (Piédra). — Sous ce nom, Juhel Renoy décrit une affection des poils et des cheveux parasitaire et contagieuse qui ne s'observe guère que dans la Colombie (PIÉDRA D'OSORIO DE BOGOTA). Elle peut occuper exceptionnellement la barbe, mais c'est surtout chez les jeunes femmes à longue chevelure qu'on la rencontre; elle est caractérisée par la présence sur les cheveux de nombreuses nodosités blanchâtres, dures, simulant les lentes, mais plus petites, formant, sur la tige du cheveu, qui seule est atteinte, des anneaux complets ou incomplets. Les cheveux sont sains. mais frisent et s'entremêlent. La trichomycose est due à un parasite spécial qui ne pénètre pas dans l'intérieur du poil, et est constituée par un amas de grosses spores et de nombreux filaments mycéliens (Jehel Renoy).

Le *traitement* consiste uniquement dans l'extraction de ces parasites. Pour cela, il faut, quand les cheveux sont entremêlés, constituant une sorte de plique, prescrire des pulvérisations chaudes fréquentes, des douches de vapeur répétées avec une solution de sublimé à 1 p. 1,000 ou 500. Quand les cheveux sont bien imprégnés, on fera des applications de peigne fin en ayant soin de passer le peigne dans le sens de la longueur du cheveu, comme nous l'avons indiqué à propos des lentes des poux de tête. Si le sujet s'y soumet, on peut couper les cheveux. La teinture d'iode et l'éther de pétrole semblent avoir une action parasiticide marquée, mais leur emploi est peu pratique en raison de leur coloration et de leur odeur.

Trichophytie. — On désigne sous ce nom les lésions produites par un parasite (Botrytis trichophyton, ou trichophyton tonsurant de Gruby et de Malmsten) qui comprennent, suivant leur localisation, quatre variétés que l'on peut observer isolées ou associées :

1° La *Trichophytie du cuir chevelu* (Teigne tondante);

2° La *Trichophytie de la barbe* ou sycosis parasitaire de Bazin :

2′ La *Trichophytie des cils* (Gailleton) :

3° La *Trichophytie cutanée* ou des parties glabres. Herpès circiné parasitaire, etc.;

4° La *Trichophytie des ongles* ou onychomycose trichophytique.

On trouvera dans les traités spéciaux la description détaillée, l'histoire naturelle du trichophyton, parasite spécial bien étudié, bien connu, transmissible de l'homme à l'homme, des animaux à l'homme et réciproquement, à un degré plus marqué encore que l'achorion de Schönlein : nous ne pouvons insister ici sur la question de la pluralité d'espèces de trichophyton [1].

A. **Trichophytie du cuir chevelu. — Herpès tonsurant de Willan. — Teigne tonsurante. — Teigne tondante de Mahon. — Porrigo scutulata. — Squarus tondens. — Ringworm des Anglais, etc.** — C'est la variété la plus commune en France, du moins, et particulièrement à Paris et dans les villes, contrairement au favus, qui est plutôt une teigne rurale. Elle est extrèmement contagieuse et semble depuis une trentaine d'années, malgré les progrès de l'hygiène, devenir, ainsi que la Pelade, de plus en plus fréquente. Particularité des plus intéressantes et rendant dans nombre de cas le diagnostic plus aisé, *elle ne s'observe que chez les enfants;* après la quinzième année, elle disparaît spontanément : il semble que le cuir chevelu devienne alors impropre à la germination du parasite; on a bien signalé quelques cas de trichophytie du cuir chevelu chez l'adulte, mais ils sont *excessivement* rares et constituent une exception infime à la règle. Sur un total de plus de 1,500 cas, je n'ai observé que deux fois chez des femmes de 23 et 30 ans, des plaques nettes de trichophytie qui, dans les deux cas, occupaient la région rétro-auriculaire au niveau de la frontière du cuir chevelu, et ont guéri aussi rapidement que des plaques de trichophytie des parties glabres.

1. Consulter le très remarquable travail de Sabouraud in *Annales de Dermatologie et de Syphiligruphie*, 1892, p. 1061 et suiv.

Les principaux caractères de la teigne tondante sont les suivants : Début par de la rougeur, une *très* légère tuméfaction et *très* rarement par des vésicules éphémères apparaissant sur un ou plusieurs points du cuir chevelu qui bientôt sont le siège d'une desquamation fine, grisâtre, abondante et d'un léger prurit. — Le parasite n'a encore envahi que l'épiderme ; mais, dès que les cheveux sont infiltrés, — et la végétation intra-pilaire du parasite est considérable, — ils augmentent de volume, deviennent secs, friables et se cassent, soit directement, soit sous l'action de la pince, avec la plus grande facilité ; aussi les plaques atteintes sont-elles dénudées incomplètement, grisâtres, ardoisées et parsemées de petits points foncés qui ne sont autres que les poils cassés ayant un ou deux millimètres, des tronçons de poils plus ou moins engainés, donnant à la plaque l'aspect caractéristique d'une barbe mal rasée, d'une tonsure recouverte de squames fines, grisâtres et sales. Les plaques ainsi constituées sont généralement multiples et disséminées dans tout le cuir chevelu, la plaque unique étant exceptionnelle.

Leur étendue est très variable : le plus souvent elles sont arrondies, ont le volume d'une pièce de 20 à 50 centimes, de 1. 2, 5 francs et même davantage ; elles ne semblent pas avoir un lieu d'élection spécial. Souvent, dans les cas anciens, il existe deux, trois ou quatre grandes plaques et un nombre infini de plaques très petites, irrégulières, disséminées dans tout le cuir chevelu ; autour des plaques, il n'est pas rare d'observer quelques cheveux cassés, infiltrés, isolés, caractéristiques (cheveux satellites). Dans quelques cas enfin, le cuir chevelu est envahi dans sa presque totalité.

La durée de la trichophytie du cuir chevelu est très

variable, et on a distingué une forme légère et une forme grave; en tout cas, elle est très longue, mais non indéfinie : il est peu d'affections de l'enfance aussi tenaces, aussi désespérantes, car même bien traitée on l'a vue durer deux, trois et quatre ans! Elle peut disparaître spontanément, surtout quand elle survient à un âge voisin de celui où la trichophytie ne s'observe plus.

Elle présente dans son évolution des alternatives d'amélioration et d'aggravation; elle ne laisse pas, comme le favus, d'alopécie définitive, sauf quand on a eu recours à des traitements très irritants tels que l'huile de croton dont on ne doit jamais faire usage; mais elle se complique parfois d'une inflammation vive des follicules pilaires (*Kérion*) ou, chez les enfants prédisposés, d'impétigo, d'eczéma, etc., qui peuvent rendre le diagnostic hésitant. L'*examen microscopique* lève alors tous les doutes ainsi que dans les cas de pseudo-pelade trichophytique, et de *pseudo-tondante peladique* ou pelade à cheveux fragiles, cadavérisés (voir *Pelade*); il est également indispensable toutes les fois qu'il s'agit de délivrer un certificat à l'enfant, car souvent la guérison n'est qu'apparente et l'examen histologique montre qu'il existe encore des poils infiltrés de parasite : l'enfant qu'on croyait guéri peut alors transmettre la maladie à ses condisciples, et c'est parce que le médecin n'a pas pratiqué cet examen plusieurs fois que des foyers de teigne tondante persistent parfois pendant des années dans des écoles.

Il n'est pas en effet d'affection cutanée plus contagieuse, et si, dans une école on en constate un cas, on peut être certain qu'un examen sérieux décèlera l'existence de plusieurs autres cas : aussi l'exclusion ou l'isolement rigoureux s'imposent-ils. Toutefois tous les enfants ne présentent pas une aptitude égale à contracter la teigne tondante, et, en ayant observé un très grand nombre, nous avons constaté que les enfants lymphatiques, anémiques, offraient un terrain particulièrement favorable à la germination du parasite, d'où l'indication primordiale de modifier ce terrain par les médications appropriées : bains de mer, eaux chlorurées sodiques (Biarritz, Salies-de-Béarn, Salins, etc.) ; eaux arsenicales (La Bourboule) ; toniques, fer, huile de foie de morue, sirop iodo-tannique, sirop d'iodure de fer, etc., etc.

TRAITEMENT EXTERNE. — Il se résume ainsi : *détruire le parasite*. Malheureusement on ne connaît encore aucun agent réellement efficace qui détruise le parasite sans altérer la peau et le follicule. Certes, dans les laboratoires, il est facile de soumettre les parasites à des agents parasiticides ou stérilisants, tels que : acide acétique, sublimé, acide phénique, chloroforme, potasse caustique, essence de Wintergreen, vapeurs parasiticides, etc. Appliqués au traitement de la teigne tondante, ces agents, ou bien n'ont aucune action, ou bien produisent une destruction complète des tissus.

L'épilation elle-même, qui, dans le favus, suffit le plus souvent, est ici des plus difficiles, puisque les cheveux se cassent, s'écrasent sous le mors de la pince. Nous verrons dans un instant que Quinquaud propose de la remplacer par la rugination. Enfin on a voulu s'efforcer de rendre le terrain inhabitable au parasite, mais jusqu'ici on n'a pas été plus heureux : la soustraction de l'air au parasite qui serait aérobie (MARFAN) par le bonnet de caoutchouc (VIDAL), les traumaticines, les collodions et autres procédés occlusifs n'ont pas donné le résultat qu'on espérait.

Aussi convient-il de combiner avec prudence, patience

et persévérance, l'épilation ou la rugination, les parasiticides, l'antisepsie locale et l'occlusion. Nous indiquerons les différents procédés les plus employés aujour-
d'hui en France ainsi qu'à l'étranger et qui ont tous
pour base ces modes de traitement associés méthodiquement.

Parmi ces différentes méthodes, celles de Besnier, de
Quinquaud et de Brocq nous semblent les plus pratiques :
aussi les décrivons-nous avant les autres.

I. *Méthode de E. Besnier* (traduction de Kaposi,
tome II, page 832, 2e édition) :

« 1º Les cheveux doivent être coupés *ras*, aux
ciseaux, non à la tondeuse, ni rasés pour éviter les auto-
inoculations faites par le rasoir et les transmissions
secondaires au patient ou aux sujets sains par la tondeuse, qui est un des agents de propagation les plus
actifs de la trichophytie. Pendant toute la durée du traitement, et pendant la période d'observation qui doit
suivre la guérison, les cheveux seront coupés ras et
maintenus ras sur toute la tête.

« 2º On séparera, sur toute la tête, les parties saines
des surfaces malades par la zone d'épilation [1], zone de
protection et de surveillance (voir pour *l'épilation* le
mot *Favus*) qui doit être entretenue jusqu'à guérison
entière du centre malade. Quand cette mesure a été

---

1. S'il est relativement aisé d'épiler avec la pince les cheveux
sains qui entourent les plaques, il n'en est pas de même pour
les cheveux trichophytiques infiltrés, qui se cassent et s'écrasent
avec la plus grande facilité. Aussi a-t-on proposé de remplacer
l'épilation avec la pince par celle à l'aide d'emplâtres agglutinatifs (L. Dunkan Bulkley), de pâtes, d'épilatoires, de collodions,
de traumaticines variées, etc. Nous préférons de beaucoup l'épilation par la pince, qui est moins douloureuse, plus régulière,
mais aussi plus délicate et exige, de la part de l'opérateur et de
l'opéré, une très grande patience.

exécutée correctement, il est tout à fait exceptionnel que les plaques malades s'agrandissent, et même qu'il s'en produise de nouvelles.

« Le médecin a, en outre, sous sa vue la plaque malade dans toute son étendue et il peut lui appliquer avec sûreté et méthode la médication, quelle qu'elle soit, qu'il a adoptée.

« 3º Éliminer à l'aide de la curette, d'une raclette, d'une lame désarticulée de ciseau de trousse ordinaire, etc., tous les cheveux trichophytiques du centre de la plaque et tous les détritus de toute sorte qui peuvent y être accumulés, après avoir fait sur la plaque une onction de vaseline qui facilitera beaucoup la rugination, empêchera les produits de grattage de se répandre sur les parties saines. Le *premier temps* de cette opération doit être fait très doucement, sans effusion de sang. Dans un *second temps,* après avoir lavé la plaque à l'aide d'une boulette de coton stérilisé imprégnée du liquide suivant :

Alcool à 90.....................	10 grammes.
Chloroforme....................	5 —
Acide borique	1 gramme.

on procède à une seconde opération qui doit la déblayer complètement. Cette rugination, préconisée par Quinquaud, est un peu sanglante et douloureuse, mais son action est décisive ; mais il est bon, en outre, d'avulser avec une curette, ou avec le sommet du ciseau de trousse, tous les poils trichophytiques *satellites* que l'examen à la loupe permet de reconnaître dans la zone de surveillance de la plaque.

« 4º Cette élimination aussi complète que possible du trichophyton abordable étant terminée, la plaque entière et sa zone de surveillance sont *une seconde fois* lavées à l'alcool boriqué chloroformé, lotionnées avec une boulette de coton stérilisé, imprégnée du mélange suivant :

> Liqueur de Van Swieten........ 100 grammes.
> Acide acétique cristallisant.....   1 gramme.

et enfin elle est en entier exactement recouverte par une rondelle de taffetas de Vigo acétique *fin* et *léger* (onguent de Vigo, 100 grammes; acide acétique 1 gramme).

« 5° Il faut ensuite ôter chaque jour l'emplâtre, nettoyer la surface avec l'alcool boriqué chloroformé, faire une lotion avec la liqueur de Van Swieten acétique, remettre une plaquette d'emplâtre neuve. La propreté de la tête est entretenue fort aisément, si les cheveux sont maintenus ras sur toute sa surface par un lavage quotidien avec de l'eau chaude et un savon médicamenteux, boriqué, soufré, au goudron, etc.

« 6° La répétition de la rugination et des épilations est indiquée par la reproduction des poils trichophytiques à la surface de la plaque malade; elle sera d'autant moins fréquente que les premières opérations auront été faites avec plus de soin; on arrive rapidement au point où elles n'ont plus qu'à être faites partiellement, et quand la zone de surveillance n'a plus de trichophyton, on se borne à l'épilation immédiate de la bordure. Le progrès décisif est indiqué par la repousse des cheveux *non infiltrés* contenant encore quelquefois du trichophyton, ce dont l'examen microscopique ou la culture rendent aisément compte. Ces cheveux de repousse doivent être épilés jusqu'à ce qu'ils ne contiennent plus de trichophyton. »

II. *Méthode de Quinquaud*. — Employée depuis deux ans à l'école des teigneux de l'hôpital Saint-Louis :

« On lave la tête d'abord avec du savon, puis avec une solution de sublimé à 1 0/00, puis on coupe les cheveux très courts avec des ciseaux, ou bien on les rase, en ayant soin de bien nettoyer tout le cuir chevelu avec une solution parasiticide aussitôt après la rasure.

« Cela fait, on pratique sur les plaques grisâtres légèrement saillantes un grattage assez énergique avec une sorte de curette particulière. A l'aide de ce raclage, on met le derme à nu, et on entraîne mécaniquement les squames superficielles, et avec elles des cheveux brisés, malades, et une certaine quantité de végétations trichophytiques de l'épiderme. Il faut avoir soin, pendant le grattage, de ne pas étaler les produits enlevés sur le reste de la tête, car on pourrait ainsi ensemencer du trichophyton sur différents points. Ce grave inconvénient est facilement évité avec un peu d'habitude; d'ailleurs, les opérations ultérieures rendent presque impossible une contamination de ce genre.

« Chez les enfants sensibles, il est bon d'insensibiliser les plaques avant le grattage à l'aide d'une pulvérisation de chlorure de méthyle ou simplement du stypage. Aussitôt après le raclage, on lotionne toute la tête et plus particulièrement les parties atteintes avec la solution suivante :

> Biiodure d'hydrargyre........... $0^{gr},15$.
> Bichlorure d'hydrargyre......... 1 gramme.

« Mêler dans un mortier, et ajouter pour dissoudre :

> Alcool à 90°.................. 40 grammes.
> Eau distillée................. 250 —

« Après cette lotion, on applique sur les placards malades des rondelles d'un emplâtre mixte ainsi composé :

> Biiodure d'hydrargyre......... $0^{gr},15$.
> Bichlorure d'hydrargyre....... 1 gramme.
> Emplâtre diachylon........... 250 grammes.

« A l'aide de ces emplâtres, qui sont d'excellents iso-
lants, on empêche la dissémination du trichophyton
et on le maintient en contact permanent avec les parasiticides. On enveloppe alors la tête de l'enfant avec un
linge de toile et on la maintient ainsi pendant quarante-
huit heures. Au bout de ce temps, on enlève l'emplâtre,
on savonne la tête et on fait une friction générale avec
la lotion susindiquée. On renouvelle l'emplâtre et l'on
recommence ces diverses opérations tous les deux jours
jusqu'à guérison. Si celle-ci se fait un peu attendre,
on peut pratiquer l'épilation ou gratter encore une ou
deux fois. Le traitement ainsi employé ne provoque
généralement pas d'irritation ; il y a quelquefois un peu
de rougeur, mais qui disparaît rapidement, et, si parfois
il se produit de petites pustules, il suffit de diminuer
le titre de la solution et de l'emplâtre.

« Il faut trois à cinq mois en moyenne pour obtenir la
guérison *définitive*, mais pour cela il faut que le traitement ne subisse pas d'arrêt. Il est indispensable que
les soins donnés aux enfants le soient d'une manière
très régulière. Si cette régularité fait défaut, on ne peut
espérer des guérisons aussi rapides, et cela s'explique
facilement si l'on veut bien songer que quelques jours
de négligence peuvent faire perdre le bénéfice du traitement de un ou même deux mois par suite de la repullulation du trichophyton dont on n'avait fait qu'enrayer
la marche. »

III. *Méthode de L. Brocq.* — « 1º Couper les cheveux
ras aux ciseaux, nettoyer soigneusement la tête avec
du savon à l'acide borique ou à l'acide salicylique et de
l'eau chaude ;

« 2º Pratiquer avec le plus grand soin un cercle
d'épilation de 6 à 8 millimètres de largeur autour de

toutes les plaques malades sans la moindre exception ;

« 3º Eliminer par un raclage à la curette tous les cheveux cassés et tous les détritus qui recouvrent les plaques malades en se conformant aux indications de E. Besnier et Quinquaud ;

« 4º Faire tous les jours, après le savonnage de la tête, une lotion de tout le cuir chevelu, mais surtout des parties malades avec la lotion parasiticide de Quinquaud pure ou coupée d'eau, si elle est trop irritante ;

« 5º Appliquer ensuite sur tous les points malades une *rondelle* de Vigo ou de l'emplâtre de Quinquaud ;

« 6º Envelopper la tête de l'enfant avec un bonnet de toile hermétiquement clos. »

IV. *Méthode de Vidal.* — 1º Couper les cheveux ras ; 2º faire une friction générale à l'essence de térébenthine ; 3º badigeonner les points envahis avec de la teinture d'iode ou les recouvrir d'un fragment d'emplâtre de Vigo ; 4º faire une friction de vaseline iodée à 1 0/0 sur toute la tête ; 5º recouvrir la tête d'un bonnet de caoutchouc hermétiquement ou d'une feuille de gutta-percha, qu'un serre-tête à coulisse maintient appliquée sur le cuir chevelu ; 6º renouveler le pansement matin et soir en savonnant la tête le matin et en l'essuyant avec soin.

V. *Méthode d'Hallopeau.* — « Cheveux coupés ras, tête savonnée chaque matin avec du savon noir, friction excitante composée d'alcool camphré 125 grammes, essence de térébenthine 25 grammes, ammoniaque liquide 5 grammes ; une demi-heure après, application de vaseline iodée à 1 0/0 et une seconde à la fin de la journée ; bonnet de caoutchouc toute la journée. Tous les huit jours couper de nouveau les cheveux aux ciseaux. »

VI. *Méthode de Unna.* — « 1° Couper court et non raser tous les cheveux ;

« 2° Badigeonner avec de la colle de zinc une zone correspondante au front, comprenant les oreilles et s'étendant sur la région des tempes et de la nuque ;

« 3° Appliquer sur tout le cuir chevelu la pommade suivante :

Chrysarobine............	5 ou 10 grammes.
Acide salicylique........	2 grammes.
Ichthyol................	5 —
Onguent simple	100 —

« 4° Recouvrir le cuir chevelu avec un bonnet imperméable (toile cirée, papier de gutta-percha, etc.), étendre de la colle sur le bord de ce bonnet, par-dessus fixer une bande de tarlatane et enfin appliquer un bonnet de flanelle ou de toile cirée qu'on fixe solidement avec des bandes ;

« 5° Toutes les vingt-quatre heures, enlever le bonnet, couper l'enveloppe imperméable d'un côté, la soulever, essuyer la tête et appliquer une nouvelle couche de pommade, puis fermer les ouvertures avec des bandes de tarlatane et fixer le bonnet ;

« 6° Le quatrième jour, enlever le bonnet, essuyer la chrysarobine dont on a eu soin de bien protéger les yeux de l'enfant, et la remplacer par une pommade d'*ichthyol* à 5 0/0, ou par des compresses imbibées d'une solution aqueuse d'ichthyol à 5 0/0 ou par une pommade sulfureuse à 5 0/0. Renouveler ces onctions tous les jours pendant trois jours ;

« 7° A la fin de ces sept jours, enlever tout le pansement et nettoyer à fond toute la tête avec de l'huile et du savon. Les parties malades se détachent alors nettement des parties saines environnantes par leur coloration blanche ; on constate généralement qu'elles étaient plus nombreuses qu'on l'aurait cru tout d'abord ;

« 8° Recommencer une nouvelle période de traitement de sept jours, semblable à la précédente. *Le plus souvent quatre semaines suffisent* (?), très rarement il en faut six. Ces résultats sont vraiment surprenants.

VII. *Méthodes diverses.* — Elles consistent généralement dans l'*épilation* répétée plusieurs fois, si c'est nécessaire, et suivie d'un lavage avec une solution parasiticide, puis de l'application d'une pommade parasiticide renouvelées soir et matin. De très nombreux agents ont été indiqués. Bazin employait de préférence une solution de sublimé à 1 p. 500 et même à 1 p. 200 et la pommade suivante :

Axonge......................	30 grammes.
Huile d'amande douce.........	4 —
Glycérine....................	4 —
Turbith minéral	1 gramme.

F. S. A.

ou, dans quelques cas, la pommade à l'huile de cade 2 grammes pour 20 grammes d'axonge.

Lailler employait la solution suivante qui doit être appliquée deux fois par jour :

Bichlorure d'hydrargyre...... }	
Chlorhydrate d'ammoniaque . }	ââ 1 gramme.
Glycérine....................	50 grammes.
Eau	950 —

M. S. A.

Comme solutions, on a conseillé la teinture d'iode, le chloroforme, l'acide acétique à 1 p. 8 ou 1 p. 10, la glycérine phéniquée, le coaltar, le pétrole (?), le goudron, l'essence de térébenthine, l'eau oxygénée, la teinture de cantharide mitigée, la teinture de hêtre (KAPOSI), le baume du Pérou, les solutions d'acide phénique, d'hypo-

sulfite de soude, d'acide salicylique, d'acide pyroligneux, de thymol, etc.

Comme *pommades*, l'axonge, la vaseline ou la lanoline
renfermant du turbith minéral, du calomel (1 p. 20), de
l'acide borique, de l'acétate de cuivre (0^{gr},05 à 0^{gr},10 0/0),
du *soufre*, du naphtol, de l'ichthyol, de la résorcine, du
menthol, de la chrysarobine (10 0/0), de l'onguent
citrin (G. THIN), de l'huile de cade, de l'oléate de cuivre
ou de mercure.

Tilbury Fox se sert de l'une des pommades suivantes :

Axonge....................	30 grammes.
Huile de cade............	} ââ 12 —
Soufre sublimé...........	

F. S. A.

Huile de cade............	
Soufre sublimé...........	} ââ 12 grammes.
Teinture d'iode	
Acide phénique...........	3 grammes.
Axonge....................	30 —

F. S. A.

Ou bien :

Axonge....................	30 grammes.
Sublimé...................	0^{gr},50.
Acide acétique	4 grammes.

M. S. A.

A. J. HARRISON

Potasse caustique........	0^{gr},58.
Acide phénique...........	1^{gr},55.
Lanoline.................	} ââ 15 grammes.
Huile de noix de coco....	

F. S. A.

On a encore conseillé de remplacer les lotions et les
pommades par des *traumaticines* et divers *collodions
médicamenteux ;* ils ont en effet l'avantage de rester
bien appliqués sur la tête de l'enfant, mais leur arra-
chement est généralement douloureux : les *emplâtres*

présentent les mêmes avantages que les collodions et n'en ont pas les inconvénients. On peut leur incorporer tous les médicaments susindiqués. (Voir *Emplâtres, Collodions*.)

Enfin, nous signalerons trois modes de traitement d'un emploi fort difficile et donnant des résultats douteux : 1° l'électrolyse; 2° les injections intra-dermiques d'une solution aqueuse ou alcoolique de sublimé acide (sublimé et acide tartrique de chaque, 0^{gr},01 pour 30 grammes d'eau) (Du Castel et Audrain); 3° les vapeurs médicamenteuses (acide acétique (Vérujski), acide sulfureux. (Voir *Farus*, etc.)

En résumé, ainsi que nous l'avons dit, ces très nombreux agents dits parasiticides, ne détruisent pas le parasite; ils modifient le terrain, provoquent une desquamation épidermique qui favorise l'élimination du trichophyton, mais sont insuffisants pour guérir la teigne tondante. Aussi, à notre avis, doivent-ils être associés aux moyens mécaniques (épilation ou raclage).

B. **Trichophytie de la barbe et des régions pilaires. Sycosis parasitaire de Bazin.** — Le trichophyton peut envahir *la barbe*, le pubis, l'aisselle de l'homme adulte; le fait, nié autrefois, est aujourd'hui hors de toute contestation (Bazin). Le terme de *sycosis* est impropre et est une cause fréquente d'erreur de diagnostic, car le *sycosis est une folliculite pilaire*, qu'elle soit ou non parasitaire (voir *Folliculites)*; or, la trichophytie de la barbe est, dans la grande majorité des cas, non irritative, non sycosique au début; elle ne le devient que dans une période plus avancée de la maladie, et encore n'est-ce pas inévitable; le sycosis parasitaire primitif est une exception, son existence est même niée par certains auteurs (E. Besnier), avec raison, selon nous.

La trichophytie des régions pilaires débute généralement par une démangeaison légère, suivie de l'apparition d'une plaque rouge, irrégulière, ou le plus souvent
arrondie, ou enfin par une plaque typique d'*herpès circiné* (voir plus loin trichophytie des régions glabres) ;
quelquefois l'affection se caractérise au début par du
pityriasis alba, c'est-à-dire une desquamation blanche,
fine, par plaques, ou occupant une région étendue de la
barbe ; parfois, enfin, la peau est grisâtre, grenue,
comme dans la teigne tondante. Les poils peuvent être
envahis ensuite par le parasite au bout d'un temps
généralement assez long ; ils présentent alors les caractères que nous avons indiqués en étudiant la trichophytie du cuir chevelu (poils secs, cassants, gros, avec
ou sans gaines trichophytiques péripilaires). Dans
quelques cas cependant, l'affection débute par les poils,
qui sont altérés sans qu'il y ait d'érythème circiné.

Ces différentes lésions peuvent d'ailleurs exister isolées, ou le plus souvent réunies sur le même sujet ;
parfois, autour d'une plaque d'érythème circiné typique
sur laquelle les poils sont sains ou envahis, il existe un
certain nombre de poils malades isolés, que l'examen
microscopique montre infiltrés de parasites. A une
période plus avancée de la maladie apparaissent les
lésions *sycosiques* proprement dites, c'est-à-dire les folliculites pilaires (kérion), en plaques ou isolées, super-
cielles ou profondes, phlegmoneuses (sycosis phlegmo-
neux), tuberculeuses (sycosis tuberculeux), etc. La peau
des plaques atteintes est rouge, tuméfiée, bourgeonnante ; elle est le siège d'abcès multiples, de grosses
pustules, de croûtes épaisses, de noyaux indurés, de
petits cratères suppurants. Mais ces lésions, avons-nous
dit, sont loin d'être inévitables, surtout aujourd'hui que

l'affection est mieux connue, et traitée dès le début. Quoi qu'il en soit, la marche de cette affection est très lente, dure des mois et même des années; elle peut, dans quelques cas rares, disparaître spontanément; néanmoins il importe de la traiter avec le plus grand soin, car, si on la laisse évoluer jusqu'à la période irritative, si le sycosis est constitué, il laisse très souvent après lui des cicatrices rouges, bridées, fort laides, avec des plaques d'alopécie définitive.

La trichophytie des régions pilaires occupe de préférence les branches montantes du maxillaire inférieur, les joues et le menton, mais très rarement la moustache (voir *Eczéma de la lèvre supérieure*), quelquefois, avons-nous dit, le pubis et les aisselles.

Le diagnostic, pour un médecin exercé, est généralement facile; en cas d'hésitation, l'examen microscopique, qui présente parfois d'assez grandes difficultés, lèvera tous les doutes.

L'étiologie est la même que celle de la teigne tondante. On n'observe cette affection que chez les adultes; la contamination par le rasoir, la tondeuse et le peigne en est la cause la plus fréquente; elle peut également se transmettre par les animaux, et particulièrement par le cheval (épidémies dans les régiments de cavalerie). Cependant, ainsi que dans toutes les affections parasitaires, l'influence du terrain se fait souvent sentir. Les sujets atteints de trichophytie de la barbe présentent souvent des manifestations de l'arthritisme, et surtout des troubles gastro-intestisnaux.

TRAITEMENT. — Les développements que nous avons donnés au traitement de la trichophytie du cuir chevelu nous permettent d'être bref. Les divers agents médicamenteux, les méthodes variées que nous avons signalés sont en effet employés également dans le traitement de la trichophytie des régions pilaires.

Au début, quand il n'existe que des anneaux rouges, il faut bien se garder de raser la barbe, mais la couper avec des ciseaux fins, savonner régulièrement soir et matin et faire sur les plaques atteintes des applications actives de teinture d'iode ou du mélange suivant : acide lactique, 20 grammes ; teinture d'iode, 5 grammes, jusqu'à desquamation épidermique complète. La guérison survient alors assez rapidement.

Mais le plus souvent, après avoir coupé les poils, on constate qu'il existe en outre des cercles rouges, des poils plus ou moins nombreux infiltrés de parasites, isolés, ou formant des groupes plus ou moins étendus, il faut alors s'efforcer d'enlever, si c'est possible, ces poils atteints, et surtout les isoler en pratiquant une épilation périphérique, en créant une zone de protection et de surveillance comme pour la teigne tondante ; puis on applique aux plaques ainsi nettement isolées le traitement que nous avons indiqué pour les plaques de teigne tondante (voir ci-dessus) en ayant soin cependant de prescrire des doses actives un peu moins fortes, la peau de la face étant beaucoup plus irritable que celle du cuir chevelu.

Enfin, quand le sycosis vrai est développé, quand il existe des folliculites abondantes, le traitement est beaucoup plus compliqué : il faut d'abord enlever les croûtes et les squames, calmer la dermite, qui est généralement intense, par les moyens antiseptiques appropriés (pulvérisations d'eau phéniquée à 5 ou 10 0/00, ou sublimé 0,25 à 2 0/00, renouvelées trois à quatre fois en vingt-quatre heures et prolongées pendant quinze à vingt minutes, suivies de lavages avec l'alcool boriqué ou salolé (E. Besnier), puis d'un pansement avec de la vaseline boriquée ou renfermant 2 grammes de calomel pour 40 grammes). On peut également, quand l'irritation est très vive, pratiquer l'enveloppement avec des compresses de *lint* boriqué imbibées d'eau stérilisée et recouvertes de taffetas imperméable, d'une couche de coton purifié et d'une bande faisant un pansement hermétique (E. Besnier). Il est, dans ces cas, absolument inutile d'épiler; les poils malades en effet se détachent spontanément. Il faut aussi proscrire les cataplasmes, qui souvent ne servent qu'à favoriser la germination du parasite, ainsi que les scarifications préconisées par quelques auteurs.

Quand la dermite est calmée, ce qui survient généralement au bout de quelques jours, on a recours aux nombreuses préparations parasiticides; en raison de la ténacité de la maladie, il ne faut pas craindre, s'il y a tolérance, d'employer des doses actives (préparations mercurielles, turbith, *résorcine*, acide salicylique, soufre, etc., etc.); il convient de faire des pansements fréquents, des lavages, des pulvérisations; comme topiques, les emplâtres rendent de très bons services, et particulièrement les emplâtres de Vigo, l'emplâtre rouge de Vidal, l'emplâtre à la résorcine et à l'acide salicylique, l'emplâtre à l'acide pyrogallique, à l'ichthyol, à l'acide phénique (Unna), etc. Les doses sont proportionnées à la tolérance du sujet et à l'intensité des lésions. Quand le malade semble guéri, il faut lui conseiller de faire pendant quelque temps des lavages aseptiques, d'appliquer des pommades à l'oxyde de zinc et à l'acide borique, le soir, car les récidives sont fréquentes, en raison de la grande vitalité du parasite.

B' *Trichophytie des cils.* — Gailleton (*Gazette hebdo-*

madaire, **21** juin **1889**) a observé un homme de 37 ans, atteint de trichophytie cutanée et de la barbe étendue, dont la portion externe du bord libre des paupières de l'œil gauche était presque complètement dépourvue de cils; beaucoup d'entre eux étaient cassés et infiltrés de trichophyton, des altérations semblables existaient au niveau des sourcils; le cuir chevelu était indemne.

TRAITEMENT. — Épilation (?) et application d'une pommade mercurielle (calomel, 1 gramme; axonge ou vaseline, 20 grammes).

C. **Trichophytie cutanée ou Tr. des parties glabres. Herpès circiné** (BATEMAN) **parasitaire.** — La trichophytie des parties glabres, bien mieux connue grâce aux travaux récents et qui se présente sous des aspects extrêmement variés suivant la forme, l'étendue, le siège, l'origine des lésions, l'âge et le pays du sujet, comprend un très grand nombre d'affections, autrefois désignées sous des noms différents qui ne constituent en réalité que des *variétés* de la trichophytie.

Nous ne pouvons ici les décrire toutes et nous renvoyons pour plus de détails au remarquable appendice des traducteurs des leçons de Kaposi, 1892, tome II, page 801; nous ne ferons que résumer les variétés les plus communes.

1° *Trichophytie accessoire des teigneux*, fréquente chez les jeunes sujets atteints de teigne tondante, caractérisée par des cercles réguliers ou incomplets, rouges, squameux légèrement prurigineux, parfois excoriés par le grattage, ayant la dimension d'une pièce de 20 centimes, 1, 2, 5 francs, à *évolution excentrique;* le centre devient jaunâtre, plissé, desquame légèrement, le bord est un peu surélevé, rouge, plus net en dehors qu'en dedans, et constitué par des petites élevures très fines ; ces plaques trichophytiques évoluent rapidement, occupent de préférence le cou, la nuque, les épaules, la face, les membres supérieurs, les mains surtout, sont dues à une auto-inoculation et guérissent très facilement par le traitement indiqué plus loin.

1° *Trichophytie multiforme. Herpès circiné. Trichophytie circinée commune, érythémateuse, squameuse, vésiculeuse, phlycténoïde, eczématoïde, dysidrosiforme, lichénoïde, pustuleuse, etc.*

C'est la forme commune qui s'observe chez l'adulte, présente les mêmes caractères que la forme précédente, mais prend souvent une extension beaucoup plus grande, parfois même considérable, constituant des anneaux complets, quelquefois des cercles concentriques ou des bandelettes irrégulières, etc. Elle peut être très *irritative*, et, sur les bords, on peut observer des vésicules (herpès circiné), des papules, des pustules, des bulles, des phlyctènes. Son évolution est plus lente. Elle occupe surtout la face, le cou, les parties découvertes des membres supérieurs, les *mains*, les *pieds* (voir DJELALEDDIN MOUKTAR, *Annales de Dermat. et de Syphiligr.*, 1892, page 885. Trichophytie des régions palmaire et plantaire), les organes génitaux, etc. On l'observe également assez fréquemment dans les plis, où elle constitue ce que l'on a désigné sous le nom d'*eczéma parasitaire marginé*, et, mieux, *Intertrigo parasitaire marginé* (voir *Intertrigo*).

Cette forme est fréquente chez les jeunes gens, et plus particulièrement chez les jeunes bouchers, vachers, palefreniers ; tous les animaux en effet (cheval, vache, veau, chien, chat, etc.) peuvent la communiquer à l'homme. Enfin, elle peut provenir de l'attouchement d'un enfant teigneux ou parfois de « cultures spontanées sur des linges ou des pièces de vêtements contaminées : dans ces derniers cas, la marche est aiguë, rapide (trichophytie érythémato-vésiculeuse circinée, éruptive, aiguë, disséminée, généralisée) (E. BESNIER).

3° *Trichophytie à anneaux cohérents, à cercles géants, festonnée, giroïde, marginée, serpigineuse, exotique.* — *Trichophytie des régions tropicales* (Indo-Chine, rare en Europe), modifiée et favorisée par les conditions atmosphériques, chaleur et humidité, hyperidrose et hyperséborrhée; marche subaiguë ou, le plus souvent, lente, permanente, chronique.

4° *Herpès imbriqué.* — *Herpès tonsurant, desquamatif.* — *Teigne imbriquée de Manson* (D'AMOY). — *Tokelau ringworm, Gune, Lafa, la Pela, Tinea imbricata,* etc. C'est une affection qu'on n'observe qu'au détroit de Malacca et dans les îles de l'archipel malais. On en trouvera la description dans le *Traité pratique des maladies des pays chauds,* par F. ROUX, 1888 ; tome III, pages 248 et suivantes.

Elle est très contagieuse et présente avec la trichophytie cutanée exotique les plus grandes analogies, mais en diffère cliniquement en ce que les anneaux qui la constituent atteignent souvent une grande étendue, se développent excentriquement et sont recouverts de squames adhérentes à la périphérie, de sorte que, si l'on passe le doigt de dehors en dedans de l'anneau, la peau semble lisse, tandis que, si l'on procède de dedans en dehors, les squames, généralement assez épaisses et développées, se redressent et font saillie, d'où le nom de *teigne imbriquée.* En outre, quand un anneau est constitué, un nouvel élément apparaît au centre, à évolution semblable, concentrique au premier, puis un troisième anneau également concentrique au second, et ainsi de suite. L'affection, qui peut envahir de très grandes surfaces du corps, n'atteint pas les cheveux ; quant aux poils du corps, la question est controversée, ainsi d'ailleurs que celle de la nature de la teigne imbriquée. A-t-elle un parasite spécial ? *N'est-il pas plus logique de penser qu'elle dépend d'une espèce de trichophyton à culture spéciale, en raison du pays où on l'observe ?* N'est-elle pas due enfin à l'association de plusieurs microphytes dont, surtout, le trichophyton (G. THIN) ?

Manson déclare que la trichophytie cutanée et la teigne imbriquée sont absolument séparées. En effet, dit-il, l'inoculation sur un même sujet des deux dermatophytes les reproduit toutes deux avec leurs formes cliniques distinctes. Mais cela n'est pas concluant. Voir en effet l'article de Sabouraud cité plus haut sur la pluralité des espèces de tricophyton.

TRAITEMENT. — Autant la teigne tondante est tenace et difficile à détruire, autant la tricophytie des parties glabres est facile à guérir par des moyens relativement très simples. Il suffit, en effet, de provoquer une desquamation active de l'épiderme, qui entraîne le parasite ; de tous les agents employés, la *teinture d'iode* est le plus efficace, le plus rapide ; c'est donc à lui qu'il faut d'abord avoir recours. Il suffit généralement d'une, de deux ou de trois applications de teinture d'iode à un jour d'intervalle, faites avec un *pinceau rude*, afin que la teinture pénètre activement les couches épidermiques. Une irritation même assez vive de la peau n'est pas une contre-indication de cette friction, car, le plus souvent, elle cède à une ou deux applications du médicament ; il faut que la friction déborde légèrement les plaques malades. On constate alors que la surface envahie par le tricophyton a une coloration beaucoup plus accentuée, bien plus foncée que les surfaces saines.

Au bout de très peu de jours, la guérison est complète. Cependant, certains malades, surtout quand l'affection occupe des parties découvertes, se refusent à l'emploi de l'iode en raison de sa coloration ; on peut y remédier en appliquant la teinture d'iode le soir et en lotionnant le matin avec une solution concentrée d'iodure de potassium qui dissout l'iode et fait disparaître les taches qu'elle produit.

D'autres agents médicamenteux ont été conseillés, mais n'ont pas, à notre avis, une action aussi efficace. Les meilleurs sont les suivants :

Lotions mercurielles (bichlorure d'hydrargyre, 1 pour 250 à 300). — Pommades mercurielles : Onguent citrin [1] pur ou coupé de 2 ou 3 parties d'axonge (HARDY). — Emplâtres et épithèmes mercuriels, chrysophaniques 10 0/0, pyrogalliques 10 0/0, au naphtol, à l'acide phénique, les oléates, les collodions médicamenteux, etc. (voir *Trichophytie du cuir chevelu*).

Kaposi recommande les médicaments suivants :

Iode pur....................	} àà 5 grammes
Hydriodate de potasse......	
Glycérine	10 —

F. S. A.

---

1. Formule de l'onguent citrin

Axonge	40 grammes.
Huile d'olive	40 —
Mercure.........	4 —
Acide nitrique à 1.42	8 —

Ou bien :

Lait de soufre...............	10 grammes.	
Alcool de savon de potasse.		
Alcoolat de lavande........	ãá 25	—
Glycérine....................	2	—
F. S. A.		

Ou encore :

Poudre de Goa................	10 grammes.	
Acide acétique................	5 grammes.	
Onguent simple ou axonge......	50	—
F. S. A.		

Tilbury Fox.

Créosote.....................	1 gramme.	
Huile de cade......	10 grammes.	
Soufre sublimé	10	—
Bicarbonate de potasse	3^{gr},50.	
Axonge......................	30 grammes.	
F. S. A.		

Ces différents procédés peuvent être utilisés dans les différentes variétés de trichophytie cutanée que nous avons signalées; on mesurera la quantité et l'activité des médicaments à l'intensité et à l'étendue des lésions à traiter. Pour les trichophyties palmaires et plantaires, les applications de teinture d'iode doivent être renouvelées plus fréquemment en raison de l'épaisseur des couches épidermiques infiltrées : il faut avoir soin, en outre, de percer les vésicules et les ampoules, qui sont parfois très profondes, avant d'appliquer l'agent de l'exfoliation épidermique.

Dans les cas de *teigne imbriquée dite de Manson*, il faut, avant d'employer les parasiticides, calmer l'irritation cutanée, parfois très vive, par les moyens appropriés (émollients de toutes sortes), puis appliquer la teinture d'iode largement, ou mieux, la chrysarobine ou encore le sulfure de calcium, l'hyposulfite de soude.

(24 grammes pour 180 grammes d'eau), le sublimé et le pommade suivante (Roux) :

        Axonge benzoïnée............. 40 grammes.
        Iodure de soufre..   2   —
                        F. S. A.

D. Trichophytie des ongles. — Onychomycose tricho-phytique. — C'est une manifestation relativement rare de la trichophytie, malgré l'opinion contraire émise par quelques auteurs. Elle est très rarement primitive ; le plus souvent on l'observe dans le cours d'une trichophytie étendue, particulièrement quand la lésion occupe les mains, parfois chez des enfants très négligés atteints de teigne tondande invétérée, quelquefois enfin quand il existait auparavant une lésion unguéale (eczéma, psoriasis, syphilis, traumatisme). Elle diffère très peu objectivement de l'onychomycose favique; seul, l'examen histologique permet de faire un diagnostique précis; cependant on peut la reconnaître aux caractères suivants : augmentation très notable de l'épaisseur de l'ongle, qui est comme soulevé et se divise en deux couches dont la superficielle est friable, en moelle de jonc. La surface de l'ongle teintée en jaune brunâtre par places est inégale et bosselée; la lunule est généralement respectée par le trichophyton qui envahit d'abord les bords, puis les couches superficielles de l'ongle.

L'affection peut avoir une durée indéfinie, car souvent elle passe inaperçue et peut être la cause d'une nouvelle auto-inoculation ; aussi faut-il toujours chez les trychophytiques examiner les ongles avec soin.

Traitement. — Il faut d'abord exciser les parties soulevées, puis ramollir l'ongle par la macération avec un doigt de caoutchouc ou avec le savon de potasse, puis produire l'anesthésie locale et pratiquer un grattage, une rugination énergiques de l'ongle avec une curette ou simplement avec un morceau de verre.

On applique ensuite de la teinture d'iode, ou des solutions mercurielles, ou de l'acide acétique, de la résorcine, du perchlorure de fer (VIDAL), de la créosote; à notre sens, le mieux est de faire une large application de teinture d'iode suivie d'un pansement occlusif à l'emplâtre de Vigo, fraîchement préparé; renouveler cette application et ce pansement tous les deux jours.

Trichoptilose. — (Voir *Poils*.)

Trichorrexie noueuse. — (Voir *Poils*.)

Trichotillomanie (Manie d'arracher les cheveux, aboutissant à une variété très rare d'alopécie). — (Voir *Alopécie*.)

Trophonévroses. — **Dermatoneuroses**. — D'après le professeur H. Leloir [1], les trophonévroses, ou mieux, les dermatoneuroses, c'est-à-dire « toutes les affections cutanées secondaires à une modification du système nerveux central, ganglionnaire ou périphérique », constituent une classe de dermatoses des plus intéressantes à connaître, non seulement parce que leur traitement dépend le plus souvent de la connaissance même de leur cause, mais encore parce que, fréquemment leur apparition est susceptible de déceler l'existence d'une lésion nerveuse qui serait passée inaperçue (*dermatoneuroses indicatrices*).

Cette classe comprend un nombre très considérable

---

1. P. H. LELOIR. Des dermatoneuroses indicatrices, in *Annales de Dermatologie et de Syphiligraphie*, 25 mai 1889, — et Des dermatoneuroses in *Journal des Maladies cutanées et syphilitiques*, tome I, n° 6 1890.

d'affections cutanées parmi lesquelles nous signalerons
particulièrement les différentes variétés d'anesthésie et
d'hyperesthésie cutanées (prurit, dermalgie, etc.), d'ané-
mies et d'hyperémies cutanées (érythèmes, œdèmes,
purpuras, etc.), l'urticaire, les nombreux troubles trophiques de la peau (glossiskin, panaris nerveux, zona,
herpès nerveux, éruptions bulleuses des hémiplégique, des myélitiques, des hystériques, des aliénés, ulcérations cutanées consécutives à des lésions nerveuses,
mal perforant, etc.), l'œdème bleu des hystériques
(CHARCOT), la gangrène symétrique des extrémités,
les gangrènes du décubitus acutus, certaines sclérodermies, certaines variétés de lèpre, d'eczémas, de
lichens, de psoriasis, de vitiligo, d'ichthyose, de kéra-
todermie, de dysidrose, enfin, des lésions des ongles
et des poils (pelade, trichorrexie noueuse, canitie, etc.).

Il est de toute évidence que le rôle joué par le système nerveux dans la production de ces affections est
des plus importants; aussi, sans aborder la discussion
de tous ces faits et laissant de côté leur description clinique et anatomopathologique, qui nous entraînerait
hors des limites de ce livre, nous contenterons-nous
de conseiller toujours de rechercher avec soin la part
prise par le système nerveux dans tous ces processus
morbides et d'instituer un traitement approprié qui
consistera à modifier l'état névropathique, soit par des
médicaments *internes*, soit par des médications externes. Parmi les premiers, nous conseillerons particulièrement les bromures, les valérianates, la belladone,
la quinine, l'atropine, les opiacés, la strychnine, l'hyos-
cyamine, l'iodure de zinc, l'arsenic même, suivant les
cas; et, parmi les seconds, l'hydrothérapie (voir
Lichen), *l'électricité* sous toutes ses formes, qui varie-

ront suivant chaque cas particulier, puisque, donnant souvent d'excellents résultats, elle est susceptible parfois d'aggraver les lésions ; enfin, toute la série des *révulsifs* (pointes de feu, cautères, vésicatoires, sinapismes, etc.).

Tuberculose cutanée. — Le lupus ayant été décrit à part, le chapitre de la tuberculose cutanée se trouve considérablement réduit. Il ne reste plus à étudier ici que : 1º les tuberculoses inoculées, accidentelles qui comprennent :

A. — *Le tubercule anatomique.*

B. — *La tuberculose verruqueuse* de Riehl et Paltauf.

2º Les ulcérations tuberculeuses de la peau secondaires ou primitives.

3º Les gommes scrofulo-tuberculeuses.

1º Tuberculose inoculées accidentelles.

A. **Tubercule anatomique**. — On désigne sous ce nom une lésion cutanée qui se développe à la suite d'une inoculation tuberculeuse, et dans des circonstances extrèmement variées, au premier rang desquelles il faut placer celle due à une piqûre qui se font en pratiquant l'autopsie d'un sujet tuberculeux, les médecins, étudiants ou garçons d'amphithéâtre (tubercule anatomique proprement dit).

Cette lésion, qui occupe de préférence la main et surtout les doigts, mais peut s'observer en d'autres régions, débute en général par une petite papule rougeâtre au centre de laquelle apparaît un petit point blanc qui se ramollit, s'ulcère, laisse écouler un pus séreux, mal lié, enfin se recouvre d'une petite croûte jaunâtre. Très souvent se développent autour de ce bouton initial d'autres boutons analogues, qui se réunissent et constituent une plaque plus ou moins étendue (Du Castel).

Parfois la lésion débute par un abcès, un panaris ou une ulcération recouverte d'une croûte grisâtre. Le tubercule anatomique complètement développé se caractérise par une infiltration irrégulière verruqueuse de la peau, qui est rouge, livide et recouverte de masses cornées dures, papillomateuses, croûteuses ou squameuses; sur ces plaques apparaissent souvent des petits abcès, véritables petits foyers gommeux suppurant; la lésion, généralement fort douloureuse à la pression, s'étend plus ou moins, évolue en général très lentement, reste longtemps stationnaire, peut guérir spontanément, ce qui est rare, et peut parfois se compliquer de lymphangites gommeuses tuberculeuses du bras, du coude et de l'aisselle, et même de manifestations tuberculeuses viscérales.

TRAITEMENT. — Il doit toujours être très actif en raison de la durée de l'affection et des complications qui peuvent survenir. Nous conseillons de pratiquer en une seule séance un raclage *ou* (on pourrait même dire *et*) une cautérisation énergique au thermo, ou mieux, au gavalno-cautère, après anesthésie locale (voir *Lupus*), puis de faire un pansement antiseptique et cicatrisant (iodoforme, sublimé, salol ou acide phénique). Si la cicatrice semble défectueuse, on pourra la modifier avantageusement à l'aide des scarifications.

B. **Tuberculose verruqueuse de Riehl et Paltauf.** — Sous ce nom, ces auteurs [1] ont décrit une variété rare de tuberculose cutanée par inoculation, occupant surtout la face dorsale des mains et des doigts, les interstices digitaux, parfois la paume des mains et des poignets,

---

1. In *Vierteljahr. fur Derm. und Syph.*, 1886, 1er fascicule. Analyse française par Merklen in *Annales de Dermat. et de Syph.*, 1886, page 175 et suivantes.

et semblant ne pas différer du lupus scléreux, papillomateux (VIDAL, DARIER). Elle se caractérise par des plaques arrondies ou bien irrégulières, serpigineuses même, dont la dimension peut être fort petite ou atteindre celle d'une pièce de cinq francs ; ces plaques se développent par leur périphérie. Celle-ci est rouge ou jaunâtre, très légèrement infiltrée ; au centre, au contraire, la surface est irrégulière, très saillante, bourgeonnante, papillomateuse, croûteuse, et présente des rhagades, des érosions, des orifices d'où la pression fait sourdre des gouttelettes de pus, lésions ayant tout à fait l'apparence des plaques de folliculites et périfolliculites agminées de Quinquaud.

A un certain moment, les lésions les plus anciennes s'affaissent, les croûtes qui les recouvraient se détachent, et il ne persiste plus qu'une cicatrice mince, squameuse, ayant un aspect criblé ou réticulé caractéristique, le reticulum tranchant par une teinte blanchâtre sur le fond violacé de la cicatrice.

Cette affection, généralement fort douloureuse à la pression et même au contact, ainsi que le tubercule anatomique, a une durée extrêmement longue (plusieurs années), l'accroissement des plaques se faisant d'une façon irrégulière, quelquefois seulement sur une partie de la périphérie, d'où la production de contours serpigineux (DU CASTEL). Elle reste toujours locale ; dans un seul cas est survenue une tuméfaction des ganglions axillaires, après une cautérisation. Elle s'observe le plus souvent chez des adultes vigoureux qui sont par leurs occupations en contact fréquent avec les animaux domestiques ou les substances animales (cuisinières, cochers, bouchers, etc.).

Le *traitement* est exactement le même que celui du

tubercule anatomique. (Voir ci-dessus. — Voir aussi *Lupus*.)

2° ULCÉRATIONS TUBERCULEUSES DE LA PEAU. — Elles sont le plus souvent *secondaires*, survenant chez des sujets déjà très manifestement *phtisiques*, et succédant ou non à un traumatisme. Mais elles peuvent se développer également chez des sujets non tuberculeux antérieurement. Dans ces cas, du reste fort rares, elles sont dites *primitives*, et sont pour ainsi dire la porte d'entrée de la tuberculose.

Les ulcérations tuberculeuses de la peau présentent en résumé les caractères suivants (DU CASTEL).

Dues dans la majorité des cas à une inoculation secondaire, elles occupent de préférence les régions exposées à ces inoculations; par ordre de fréquence, ce sont : la région anale, les lèvres, le membre supérieur, la verge, la vulve, la face, etc. L'ulcération est le plus souvent unique, mais quelquefois multiple; son étendue, d'ailleurs fort variable, dépasse rarement celle d'une pièce de cinquante centimes ou d'un franc. Sa forme habituelle est circulaire, ovalaire, parfois allongée ou polycyclique quand elle est due à la confluence de plusieurs petites ulcérations. Ses bords sont déchiquetés, taillés à pic, non décollés, présentant des dentelures qui rappellent la forme et les dimensions des granulations tuberculeuses à l'ulcération desquelles l'affection succède. La coloration est rouge livide; la peau qui l'entoure est congestionnée et forme une aréole violacée. Le fond sécrète une faible quantité de liquide séro-purulent et est rarement recouvert d'une croûte grisâtre, mince, mollasse et généralement peu adhérente; il est granuleux, hérissé de saillies rougeâtres, véritables petits bourgeons en miniature et de petits points jaunâtres qui sont des granulations tuberculeuses en dégénérescence caséeuse. Ces petites granulations, plus nombreuses au voisinage des bords de l'ulcération, sont tantôt saillantes et fermes, tantôt ramollies, constituant de petits abcès miliaires, tantôt enfin vidées, formant alors des petites ulcérations excavées, cupuliformes. Les ulcérations tuberculeuses, très peu douloureuses spontanément, le sont au contraire extrèmement à la moindre pression, au plus petit mouvement : cette douleur provoquée est particulièrement vive quand l'ulcération est située au voisinage d'un orifice (lèvres, anus).

Autour de l'ulcération il existe fréquemment des petites granulations tuberculeuses d'apparence pustuleuse, s'ouvrant rapidement et donnant naissance à de minimes ulcérations arrondies qui, en s'agrandissant, arrivent au contact de l'ulcération première et se fusionnent avec elle (Du Castel, *loc. cit.*).

Les ulcérations tuberculeuses de la peau ont une marche très lente; elles provoquent parfois, surtout quand elles sont primitives, une infection du système lymphatique de la région (lymphangite, adénite tuberculeuses, etc.). Elles sont généralement très rebelles.

Le *traitement* comprend : 1° le traitement général de la tuberculose (voir *Lupus*) et 2° le traitement local de l'ulcération cutanée. Celui-ci a pour but de rendre l'affection moins douloureuse, d'empêcher l'extension de la lésion, enfin de provoquer la cicatrisation de la petite plaie. Malheureusement il est fort difficile d'obtenir la guérison complète des ulcérations tuberculeuses de la peau.

Si les douleurs sont très vives, on prescrira des pommades à la cocaïne (1 p. 40 ou 1 p. 50). Les ulcérations seront lavées avec une solution antiseptique faible (acide phénique, sublimé, acide borique) puis recouvertes de poudre d'iodoforme, ou d'aristol, ou de dermatol, ou de naphtol camphré, ou de salol liquide iodoformé (voir plus loin *gommes scrofulo-tuberculeuses*).

Si l'ulcération est étendue, le pansement se fera de préférence avec un emplâtre renfermant un des agents susindiqués, ou avec une traumaticine médicamenteuse. Quand la plaie sera bourgeonnante, douloureuse et étendue, il sera bon de l'anesthésier, puis de la scarifier avec les aiguilles électro-caustiques (voir *Lupus*), enfin de la panser suivant le mode indiqué.

Les cautérisations avec l'acide lactique pur ou en solution à 50, 60 et 80 0/0 donnent parfois d'assez bons résultats. Dans un cas d'ulcération tuberculeuse étendue de l'avant-bras, j'ai obtenu une amélioration notable à l'aide d'attouchements répétés avec la solution suivante : Acide lactique sirupeux pur, baume du Pérou, glycérine ; parties égales.

3º GOMMES SCROFULO-TUBERCULEUSES. — On désigne sous ce nom des nodosités situées dans l'épaisseur du derme ou de l'hypoderme qui se ramollissent et s'ouvrent à l'extérieur laissant échapper un liquide sanieux, purulent : elles sont dues à la formation d'un tissu gommeux à tendance nécrobiotique renfermant de rares bacilles de Koch. Leur nature tuberculeuse est donc indiscutable ; elles peuvent s'observer à tous les âges, mais particulièrement chez les adolescents ; de même elles peuvent exister sur tous les points du corps, mais le plus souvent à la face le long des branches montantes du maxillaire inférieur et au cou. Cliniquement elles ont été remarquablement décrites par notre maître, le Dr E. Besnier (*Dictionnaire encyclopédique des sciences médicales*, article *Gomme*). « Elles débutent par des petites infiltrations ou nodosités tuberculeuses correspondant à une tache rouge livide de la peau, indolentes, mais non indolores, et relativement aphlegmasiques. Plus ou moins rapidement, en quelques semaines ou en quelques mois, elles s'élèvent, s'étalent, s'étendent parfois en diverses directions souvent suivant une ligne à peu près droite, cheminent de la profondeur du derme vers sa superficie en se ramollissant sur un point ou sur plusieurs points à la fois ou successivement, puis se perforent au centre du foyer de régression, constituant dès ce moment des cavités, des culs-de-sac à fond plus large que l'orifice, à voûte formée par le derme altéré ; il se produit des décollements, des clapiers, des trajets fistuleux, de véritables cavernes dermiques.

Les produits éliminés sont du sang, une sérosité louche jaunâtre, sanieuse, du pus ou des produits pyoïdes.... Si plusieurs infiltrats sont voisins, se rencontrent dans leur cheminement ou se juxtaposent, les cavités communiquent par des trajets plus ou moins sinueux et donnent lieu à une agglomération de véritables clapiers... Dans quelques cas, une partie ou la totalité des voûtes ou ponts dermiques disparaît, laissant à la place de la lésion primitive des ulcérations plus ou moins étendues à fond bourgeonnant, blafard, saignant. se recouvrant incessamment de croûtes fines extraordinairement adhérentes et tenaces. Dans quelques cas exceptionnels, il y a en même temps progression excentrique et formation de vastes ulcérations superficielles de forme irrégulière qui appartiennent surtout à la scrofule cutanée serpigineuse maligne ou galopante.

Les gommes dermiques sont superficielles ou profondes, isolées ou solitaires, agglomérées en groupes plus ou moins étendus, cohérentes ou confluentes, pisiformes, tuberculoïdes, nodulaires, ecthymatiformes ; d'autres fois, elles s'étendent en nappes plus ou moins vastes ovalaires, olivaires, cylindroïdes, linéaires ; parfois elles coexistent avec des gommes profondes.

Leur marche et leur durée sont très variables ; mais, ce qui est propre à toutes les formes et à toutes les variétés, c'est la longue durée de la période d'élimination, de décollement, d'ulcération et de cicatrisation, c'est la zone livide qui entoure les collections ouvertes, c'est la cicatrice plus ou moins vicieuse qui leur succède, longtemps livide, vascularisée, jamais pigmentée à sa périphérie (E. BESNIER).

TRAITEMENT. — Le traitement général de la scrofulo-tuberculose doit être institué dans tous les cas. Quant au traitement local, il varie suivant que les gommes sont indurées, ramollies ou ulcérées.

Quand elles sont indurées, je crois que la plupart des pommades ou emplâtres *fondants* ou résolutifs n'ont aucune action curative certaine : il est préférable de ne pas y avoir recours et de soigner très énergiquement l'état général du sujet.

Quand elles sont ramollies, on peut intervenir plus activement et pratiquer des injections d'éther iodoformé (elles sont douloureuses et provoquent parfois des eschares) ou de naphtol camphré, ou mieux de *salol liquide* uni à *l'iodoforme ou à l'aristol* (REYNIER).

A la température de 40 à 42 degrés, le salol entre en fusion et devient tellement liquide qu'on peut aisément l'injecter avec une seringue de Pravaz ordinaire. Cette liquéfaction persiste au-dessous du degré de température qu'il a fallu atteindre pour l'obtenir ; on peut donc conserver le corps liquide pendant quinze à vingt minutes ; de plus, à cette température, il peut sans danger être injecté ; en refroidissant il se prend en masse, se moulant dans le vase où la cristallisation s'est faite. En outre, le salol s'unit non seulement au camphre, mais encore à d'autres substances. Si on mélange du salol et de l'aristol, du salol et de l'iodoforme, et si l'on chauffe, le mélange de ces deux corps devient liquide facilement injectable et se reprend au bout d'un certain temps en masse dans laquelle ces différents corps mélangés sont intimement unis, cristallisant séparément et conservant leurs propriétés respectives[1].

Ces injections semblent donc indiquées quand la gomme est ramollie, mais non ouverte ; en effet, leur emploi paraît dangereux quand on est en présence de cavités purulentes ouvertes par un orifice *étroit*. La masse que forme le salol en se refroidissant, ne se dissociant que très lentement, détermine des masses vitrifiées qui jouent le rôle de corps étrangers et qui se trouvent éliminées sans avoir aseptisé la poche.

Le salol liquide iodoformé peut en outre être utilisé comme pansement. En se cristallisant, il forme au-desus des plaies un véritable vernis aseptique adhésif remplaçant avec avantage les traumaticines.

Quand les gommes cutanées ramollies menacent de s'ouvrir, il convient de faire une ponction aspiratrice, ou plutôt de les ouvrir aseptiquement. Puis, d'après E. Besnier, il faut cautériser la poche largement avec le nitrate d'argent en crayon solide et avec celui de zinc métallique ; le bourgeonnement de la plaie sera également cautérisé fréquemment de la même façon.

1. *Gazette des Hôpitaux*, nᵒ 107, 19 septembre 1893 : Du salol liquide.

On pourra encore essayer les cautérisations au chlorure de zinc, ou au sublimé, ou au nitrate acide de mercure, suivies d'un pansement à l'iodoforme, au naphtol camphré, au salol en poudre, à l'aristol, etc. Dans certains cas, on pourra cautériser la cavité avec l'aiguille électro-caustique, ou faire un curettage complet de la gomme ouverte (voir *Lupus*).

Tyloma. Tylosis. — (Voir *Cor.*)

U

Ulcères cutanés. — **Ulcères de jambe**. — Nous ne pouvons décrire ici toutes les affections générales ou cutanées susceptibles de s'accompagner d'une perte de substance plus ou moins profonde, plus ou moins étendue (voir *Tuberculose cutanée. — Lupus. — Diabétides. — Mal perforant. — Trophonévroses. — Bouton des pays chauds. — Épitheliome. — Carcinome*, etc.).

L'ulcère de jambe est si fréquemment observé, son traitement est si délicat, si ingrat, que nous ne pouvons le passer sous silence, bien qu'il ressorte davantage de la chirurgie que de la dermatologie.

Les ulcères de jambe peuvent succéder à un traumatisme, à l'ecthyma, particulièrement chez les jeunes sujets, être d'origine syphilitique, tuberculeuse, lépreuse, etc., mais, dans la grande majorité des cas, ce sont *les varices des reines du membre inférieur* qui, jointes à l'athérome et aux *altérations nerveuses* concomitantes, entraînent une diminution telle de la vitalité des tissus du membre, que la moindre érosion, la rupture d'une veinule, un eczéma même léger, suffisent pour produire une ulcération torpide et persistante, susceptible de prendre une extension considérable, et d'être le siège de complications multiples, dont les plus fréquentes sont des poussées lymphangitiques à répétition aboutissant à la dermite hypertrophique, à l'éléphantiasis, ou mieux, à la pachydermie (JEANSELME). Aussi convient-il de prescrire à tous les sujets porteurs de varices d'éviter toutes les causes susceptibles de provoquer cette érosion initiale du membre variqueux, de porter un bas élastique aussi bien fait que possible, ne comprimant pas trop le membre, de le remplacer quand ce sera possible par un bandage roulé comprimant méthodiquement, de tenir toujours la jambe dans un état de propreté, d'asepsie absolues, d'éviter ou de supprimer la station debout prolongée, enfin de traiter activement, mais avec une extrême prudence, toutes les poussées d'eczéma.

Quand l'ulcère de jambe sera constitué (nous n'avons pas à en donner ici les caractères généraux d'ailleurs bien connus), on devra rechercher s'il n'est pas dû à une des causes susindiquées et dans ce cas instituer un traitement général approprié : il faut savoir en outre que l'ulcère variqueux lui-même est souvent associé à un état général (syphilis, tuberculose, arthritisme, alcoolisme) qui doit être soigné énergiquement afin d'activer la réparation et d'éviter une récidive prochaine.

Toutefois, chez les sujets âgés, atteints de bronchite chronique, de catarrhe pulmonaire, d'asthme, de goutte, d'affection rénale, et en même temps de vastes ulcères anciens des jambes, il importe de traiter ces ulcères avec une grande circonspection et de suspendre leur traitement quand les accidents pulmonaires ou autres sembleront s'aggraver à mesure que les plaies de jambe diminueront.

TRAITEMENT LOCAL DE L'ULCÈRE DE JAMBE. — Les indications principales sont les suivantes : asepsie absolue de la région, élévation et repos du membre, pansements peu fréquents, avec compression régulière modérée : On a conseillé comme topiques : la liqueur de Labarraque étendue, solutions de sulfate de cuivre 1 à 2 0/0, d'hydrate de chloral à 1 0/0, glycérine, poudres d'iodoforme, d'aristol, de dermatol, de sous-nitrate de bismuth et de sucre, de sesquioxyde ou de sous-carbonate de fer, d'eau-de-vie camphrée.

Quand l'ulcère est enflammé, il faut commencer par déterger la plaie à l'aide de pulvérisations phéniquées à 2 0/0, ou de sublimé à 1 0/00, ou d'applications émollientes.

Si au contraire l'ulcère est atonique on fera un pansement répété avec la liqueur de Labarraque (eau chlorurée). On peut essayer aussi les scarifications linéaires ou les courants continus. Quand la plaie a meilleur aspect, on applique l'un des topiques susindiqués (pansement sec, ou humide, ou gras), puis on fait une compression modérée à l'aide de bandelettes de diachylon, d'ouate et d'une bande ordinaire ou en caoutchouc qui devra enrouler le pied et la jambe jusqu'au delà du genou. C'est surtout quand la plaie bourgeonne, à la période de granulations, que la cuirasse à l'aide de bandelettes de diachylon imbriquées, appliquée méthodiquement et demeurant en place quatre, cinq à six jours, trouve son indication. Si la cicatrisation est lente à se produire, si la plaie est étendue, on devra alors appliquer un assez grand nombre de greffes dermo-épidermiques de Reverdin méthodiquement espacées et disposées en séries, ou employer la méthode de greffe dite de Thiersch ou enfin l'autoplastie italienne modifiée par P. Berger.

Si les bourgeons charnus sont exubérants, on les cautérisera au nitrate d'argent ou au thermo-cautère ; on pourra aussi pratiquer le raclage.

Enfin, quand il existera de gros paquets veineux, variqueux, quand l'ulcère sera très étendu avec bords calleux reposant sur des tissus présentant de l'engorgement chronique, on pourra pratiquer la circumvallation, l'incision circonférentielle de Dolbeau, ou l'opération de Trendelenburg (ligatures multiples sur la saphène interne et même sur l'externe combinées avec l'extirpation de grosses tumeurs variqueuses) ou la méthode d'Englisch (injections sous-cutanées d'alcool destinées à enflammer et à oblitérer les veines variqueuses, mauvais procédé).

Le repos au lit sera toujours nécessaire pendant tous les stades du traitement de l'ulcère de jambe étendu. Les manifestations eczémateuses, inflammatoires, lymphangitiques, devront être traitées en même temps que la plaie (cataplasmes tièdes, vaseline boriquée, pulvérisations émollientes, pâte de zinc, fomentations de solutions de salicylate de soude de 10 à 25 0/00 additionnées de 2 à 12 0/00 de bicarbonate de soude.

Les hémorrhagies dues à la rupture de varices s'arrêtent aisément grâce à l'application d'un pansement iodoformé, ouaté, compressif et le repos au lit.

Quand il existera de la pachydermie du membre variqueux, on aura recours au traitement de l'éléphantiasis (voir ce mot).

Signalons pour terminer le traitement indiqué par Unna, qui permet au malade de ne pas garder le lit:

1º Savonner la jambe avec un savon antiseptique ;

2º Faire autour de la plaie un badigeonnage assez

étendu avec le mélange suivant que l'on aura fait fondre au bain-marie pour la ramollir :

Oxyde de zinc.............. } àâ 10 grammes.
Gélatine pure..............
Glycérine.................. } àâ 40 grammes.
Eau distillée..............

3° Pansement de la plaie à l'iodoforme, puis la recouvrir de gaze iodoformée ou de sublimé ;

4° Appliquer une bande de tarlatane mouillée à deux globes, que l'on entrecroise au-devant de la plaie ;

5° Appliquer une bande de tarlatane sèche en spirale autour du membre destinée à maintenir tout le pansement.

Quand l'ulcère de jambe sera cicatrisé, il faudra, pour éviter la rupture de la cicatrice, faire des lavages antiseptiques fréquents de la région malade, la saupoudrer tous les matins avec la poudre d'amidon, conseiller au malade de porter un bas à varices bien régulièrement appliqué et produisant une compression modérée. Les cicatrices sont quelquefois le siège de poussées bulleuses, ce qui vient confirmer l'existence de lésions nerveuses profondes. On les traitera comme les éruptions bulleuses des trophonévroses.

L'ulcère phagédénique des pays chauds (ulcère tropical ou du Tonkin, de Chine, de Mozambique, plaie annamite), etc., est un ulcère de jambe qui par auto-inoculation peut être observé sur d'autres régions du corps : il semble en effet comme le bouton de Biskra être produit par un agent microbien spécial que l'on trouverait dans les eaux stagnantes. Toutes les plaies des membres inférieurs, très fréquentes dans ces pays exotiques où les indigènes et les émigrants ont souvent un mauvais état général et vivent dans un état de malpropreté assez grande, qu'elles soient dues à l'acné, à l'eczéma, aux piqûres de moustiques, à un furoncle, à l'ecthyma, à la syphilis, à la tuberculose, à un traumatisme quelconque ou surtout *aux varices*, prennent souvent une extension assez grande et sont susceptibles d'être envahies par le phagédénisme. Aussi observe-t-on parfois, des plaies profondes, grisâtres, sanieuses, à bords indurés, décollés, à sécrétion purulente épaisse, abondante, mal liée, à réparation très lente ; parfois, chez les sujets dont l'état général est particulièremant mauvais, surviennent des poussées gangreneuses, de vastes décollements et même des nécroses osseuses.

Le traitement local est à peu près le même que celui des ulcères de jambe étendus de nos pays ; il faudra pratiquer des pansements antiseptiques fréquents avec l'acide phénique, le sublimé, l'iodoforme, le salol, etc. ; le phagédénisme sera combattu comme dans les cas de chancre simple phagédénique, par des applications de pommade à l'acide salicylique ou à l'acide pyrogallique au cinquième (L. BROCQ). On pourra également cautériser l'ulcère avec le nitrate d'argent, ou l'acide azotique, ou l'acide chlorhydrique, ou le perchlorure de fer, l'alun, le sublimé, l'acide phénique, etc., ou enfin le thermocautère. Le curetage de l'ulcère, suivi d'un pansement antiseptique, donne de bons résultats.

Mais à ce traitement local il faut joindre un traitement actif de l'état général (toniques, extrait de quinquina, sulfate de quinine, kola, fer, arsenic, traitement de la diarrhée, de la syphilis, etc., etc.) et recommander aux habitants du pays de se couvrir les pieds et les jambes chaque fois qu'ils séjourneront dans les mares ou les rizières, et de désinfecter les pièces de vêtements ayant été mouillées.

Ulérythème. — Sous ce nom, Unna a décrit différentes affections caractérisées par de la rougeur, et une cicatrice atrophique consécutive (de ὀυλη, cicatrice, et ἐρυθημα, rougeur), qui doivent être rapportées à l'acné, à la séborrhée, à la kératose pilaire, au lupus érythémateux (voir ces mots).

Uridrose. — (Voir *Sueur*.)

Urticaire (Cnidosis). — L'urticaire est une des affections les plus communes de la peau, caractérisée par l'apparition de plaques ou d'élevures rouges, rosées ou blanches, entourées d'une aréole rouge régulières ou non, éphémères, ou plus ou moins persistantes, donnant lieu à une sensation de chaleur, de cuisson, de démangeaison semblable à celles que produisent les piqures d'orties. Nous n'insisterons pas sur les *variétés cliniques* (urticaire annulaire, gyratée, circinée, porcelaine, érythémateuse simple, papuleuse, vésiculeuse, bulleuse, œdémateuse, maculeuse, noueuse, géante, tubéreuse, nécrotique, hémorrhagique, etc.), les *localisations* (toute la surface cutanée, muqueuses labiale, buccale, linguale, palatine, pharyngée, vulvaire, et probablement aussi nasale, laryngée, trachéale, bronchique, œsophagienne, gastro-intestinale, vésicale, utérine (urticaire interne, endermose de Guéneau de Mussy), la marche, la durée de l'urticaire (urticaire aiguë, chronique, récidivante, persistante, urticaire fébrile). *Urticaire pigmentée*. (Voir plus loin.)

Nous insisterons beaucoup plus sur les *causes* de *l'urticaire* : le traitement en effet dépend presque exclusivement de la connaissance même de la cause de l'urticaire, qu'il faudra s'efforcer de combattre. Quant à la pathogénie de l'urticaire, elle est encore pleine d'obscurité : nous ferons seulement remarquer les nombreux points de ressemblance qui existent dans les caractères cliniques et anatomo-pathologiques et l'évolution de l'érythème polymorphe ou multiforme et de l'urticaire.

Les *causes* dites *externes* sont les suivantes : piqûres d'orties, chenilles processionnaires, puces, punaises, poux, mouches, cousins, lepte automnal, orties de mer (actinies ou méduses). Il faut savoir que ces divers agents irritants ne provoquent le plus souvent de l'urticaire que chez des sujets *prédisposés* arthritiques et nerveux : cette idiosyncrasie joue un rôle capital dans l'étiologie de l'urticaire. Tel individu peut en effet être couvert de piqûres de puces sans présenter aucune trace d'urticaire, alors que tel autre n'aura été piqué que par une seule puce et présentera des placards multiples d'urticaire disséminés sur tout le tégument : en outre, Kaposi fait observer avec raison qu'une pression mécanique, un grattage, ou même le simple toucher de la peau chez un sujet en puissance d'urticaire, ou y étant particulièrement prédisposé, peuvent déterminer une poussée d'urticaire dite *provoquée* ou *factice*. (Voir *Autographisme*.)

Les *causes internes* sont multiples.

1º **Urticaire ab ingestis.** — Elle est très commune, et le plus souvent sous la dépendance réflexe d'un trouble gastro-intestinal, qu'il faut toujours rechercher, particulièrement chez les enfants qui sont très fréquemment atteints d'urticaire, quand ils sont soumis à une alimentation défectueuse (mauvais lait, mauvaise nourrice, alimentation irrégulière ou trop substantielle, etc.).

Il faut encore signaler ici l'influence de l'idiosyncrasie : certains sujets ne peuvent absorber certains aliments ou liquides, sans avoir de l'urticaire. Innombrables en effet sont les aliments susceptibles de provoquer l'urticaire, sans qu'on puisse invoquer l'influence de l'imagination ou de l'auto-suggestion. Ce sont les poissons de mer (et même de rivière, mais bien plus rarement), les coquillages (huîtres, homards, écrevisses, crabes, crevettes, moules, etc.), le jambon salé ou fumé, le gibier surtout quand il est faisandé, certains fromages, les escargots, les champignons, les truffes, le concombre, les fraises, framboises, groseilles, noix, amandes, la sauce mayonnaise, les épices, les asperges, les choux, la choucroute, le cresson, etc., etc., la glace, le vin blanc, le champagne, l'alcool, le café, le thé, etc.

2° **Urticaire médicamenteuse**. — Elle survient dans les mêmes conditions que l'urticaire ab ingestis. Les agents le plus souvent incriminés sont les suivants : les balsamiques, copahu, térébenthine, le cubèbe, le chloral, l'opium et ses dérivés, la valériane, l'acide salicylique, le salicylate de soude, l'iodoforme, l'antipyrine, l'iodure et le bromure de potassium ou de sodium, le sulfate de quinine, l'acide phénique, l'arsenic, la belladone, le mercure, etc., etc.

3° **Urticaire prodromique ou prémonitoire** d'affections cutanées, ou bien survenant dans le cours de ces affections (prurigo de Hébra, prurit sénile, dermatite herpétiforme, pemphigus, eczéma, gale, lichen, etc.); le lichen urticatus est de l'urticaire des enfants.

Cette variété d'urticaire est très commune, la plupart des sujets atteints d'affection cutanée possédant à un haut degré la prédisposition urticarienne.

4° **Urticaire deutéropathique** qui survient au début, dans le cours ou dans la convalescence d'états pathologiques très divers. Signalons particulièrement les dyspepsies gastro-intestinales, les affections du foie, des reins, les *kystes hydatiques* (*urticaire hydatique de Debove*), le *paludisme*, les fièvres éruptives (urticaire prodromique de la variole), le rhumatisme, les septicémies chirurgicales et puerpérales, les affections des organes génito-urinaires et particulièrement la blennorrhagie; les vers intestinaux, le diabète, l'asthme, les affections de la moelle épinière, l'hystérie, etc. L'urticaire peut survenir encore à la suite de dépressions morales, d'émotions violentes, peur, colère, traumatisme.

Traitement. — Il comprend trois indications :

1° Rechercher la cause prochaine ou éloignée de l'urticaire et s'efforcer de la faire disparaître ;

2° Combattre par un traitement interne et externe la manifestation cutanée si prurigineuse (traitement de l'urticaire proprement dit);

3° Prévenir le retour de l'urticaire par une hygiène et une diététique rationnelles.

1° Si l'urticaire est provoquée par les agents externes irritants, dont la recherche est parfois assez difficile, il suffit de supprimer la cause : quand elle est due à l'ingestion des médicaments ou des aliments que nous avons énumérés, il faut en outre de leur suppression prescrire un purgatif léger, et dans les cas plus sérieux un éméto-cathartique, afin de favoriser l'élimination du principe nuisible absorbé, et recommander au malade de suivre pendant plusieurs jours un régime sévère, diète lactée, si elle est supportée, pendant quarante-huit heures, puis alimentation légère et laxatifs légers répétés quotidiennement (rhubarbe, magnésie, eaux purgatives faibles).

Quand l'urticaire est due à l'une des très nombreuses affections que nous avons signalées, il faut le soigner activement. C'est ainsi qu'on devra rechercher avec soin pour les combattre par les moyens appropriés les troubles hépatiques, utérins, génito-urinaires, etc. Mais ce sont surtout les troubles gastro-intestinaux si variés, et si fréquents chez les sujets atteints d'urticaire qu'il convient de traiter. Nous ne pouvons indiquer ici le traitement encore, si discuté des dyspepsies. Nous insisterons surtout sur la nécessité de prescrire un régime rigoureusement surveillé (lait pur ou coupé d'eau de Vichy ou de Vals, Képhir, régime végétarien, viandes blanches, légumes verts, purées, fruits cuits, compotes. Peu de pain, vin ou bière légère, en petite quantité), de combattre énergiquement la constipation (podophyllin, rhubarbe, magnésie, cascara sagrada, evonymine, huile de ricin, aloès, poudre laxative de Dujardin-Beaumetz, massage abdominal, eaux minérales purgatives ; chez les enfants, manne en larmes dans le lait, etc., etc.), de faire avec modération de l'antisepsie gastro-intestinale (cachets de salol, de bétol, de benzo-naphtol, de naphtol associés à la magnésie, au bicarbonate de soude, à la craie ou au salicylate de bismuth) ; enfin de favoriser la diurèse (diurétiques légers, chiendent, eau de Vittel, acétate de potasse 1^{gr},50 à 2 grammes dans une tasse de tisane de queues de cerises, lait, etc.).

L'urticaire *paludéenne* sera traitée par le sulfate ou le bromhydrate de quinine à doses assez élevées et continuées plusieurs jours.

L'urticaire survenant très fréquemment chez des sujets dits nerveux, il conviendra de traiter cet état nerveux. Certains auteurs recommandent les douches qui, dans nombre de cas, augmentent au lieu de diminuer les crises d'urticaire, ainsi que les médicaments sédatifs du système nerveux. Toutefois, L. Brocq recommande le castoreum, le musc, l'asa fœtida, et particulièrement le valérianate d'ammoniaque en capsules ou en solution dans la tisane de tilleul additionnée d'eau de fleurs d'oranger (de une à trois cuillerées à soupe) et d'eau de laurier-cerise (une cuillerée à café).

Dans ces cas, le repos d'esprit, le changement de résidence, les voyages, suffisent parfois pour faire disparaître des urticaires invétérées.

2° *Traitement de l'urticaire proprement dit.*

A. TRAITEMENT INTERNE. — Les très nombreux médicaments indiqués par les auteurs comme ayant une action efficace dans le traitement de l'urticaire me semblent agir bien plus sur la cause même de l'éruption que sur l'éruption elle-même ; c'est ainsi qu'on a recommandé particulièrement la quinine, le salicylate de soude, l'antipyrine (à petites doses, longtemps continuées) (NITOT), les préparations sulfureuses, arsenicales, l'ammoniaque liquide (douze à quinze gouttes dans un peu d'eau, trois fois par jour) (HARDY), l'ergotine ($0^{gr},40$ à $0^{gr},60$ par jour en pilules), la teinture de strophantus hispidus (15 à 20 gouttes par jour) (RIFAT), de rhus toxicodendron, etc., etc.

Les médicaments suivants, qui agissent soit comme modificateurs de l'appareil vaso-moteur, soit comme calmant la démangeaison si vive de l'urticaire, nous semblent devoir être préférés, surtout quand ils ne provoquent pas une poussée d'érythème ortié médicamenteux. Ce sont l'opium, les bromures, la belladone, l'atropine, l'éther (VIDAL), l'esprit de Mindererus, les injections de morphine, etc. Ces différents médicaments peuvent être prescrits isolés ou combinés.

Schwimmer prescrit les pilules suivantes :

> Sulfate d'atropine.................... 0gr,01.
> Eau distillée............... ⎫
> Glycérine................... ⎭ āā 2 grammes.
> Poudre de gomme adragante........ q. s.

Faire dix pilules. En prendre une, deux fois par jour.

L'atropine, en effet, rend parfois de très bons services, mais c'est un médicament dangereux dont il faut toujours surveiller l'effet avec le plus grand soin.

Brocq donne les deux formules suivantes de pilules :

> Bromhydrate ou chlorhydrate de qui-
>   nine............................. 0gr,05
> Ergotine............................. 0gr.05
> Extrait de belladone........ 0gr,001 à 0gr,002
> Excipient et glycérine.............. q. s.
>   Pour une pilule.

De huit à seize par jour, par une ou par deux à la fois.

> Bromhydrate de quinine.............. 0gr,05
> Extrait de colchique................. 0gr,01
> Poudre de feuilles de digitale......... 0gr,04
> Excipient et glycérine.............. q. s.
>   Pour une pilule.

De deux à huit par jour chez les sujets arthritiques et goutteux. Chez les enfants on prescrira de préférence le lactate de quinine.

B. TRAITEMENT EXTERNE. — Il a pour but de calmer la démangeaison et le grattage. C'est donc le traitement du *prurit* (voir ce mot) que nous aurions à indiquer ici ; mais les sujets atteints d'urticaire ont une peau si capricieuse, si intolérante, que le médecin doit procéder avec la plus grande prudence dans la crainte d'exagérer encore les phénomènes éruptifs. Les bains, les lotions, les pommades, les poudres, l'enveloppement, peuvent être employées tour à tour ou en même temps.

Les *bains* sont recommandés par les uns, proscrits par les autres. Kaposi recommande les bains froids, les bains de mer ou de rivière, et même les douches froides, le séjour du malade dans un appartement frais; le malade doit coucher dans une chambre non chauffée, se couvrir la nuit et le jour très légèrement, éviter les lits chauds, le séjour dans les endroits chauffés, les théâtres, etc.

Les auteurs français prescrivent de préférence les bains tièdes ou chauds, les bains de vapeur tiède, soit très prolongés, dans les cas d'urticaire chronique, *soit très courts*. Les bains les meilleurs sont les suivants :

Bains alcalins, bains au borate de soude (60 grammes par bain), bains d'amidon renfermant un ou deux litres de vinaigre, ou de vinaigre aromatique, bains émollients (au tilleul, aux têtes de camomille), etc.

Au sortir du bain, il faut avoir soin, ainsi que le recommande Brocq, de frotter doucement et vivement le malade avec un linge tiède et fin, puis de saupoudrer avec l'une des poudres indiquées plus loin.

Les lotions renouvelées *soir et matin* sont préférables aux bains ; on les fera de préférence chaudes, à moins que le sujet ne les puisse supporter que froides, ce qui, malgré l'assertion de Kaposi, est l'exception : on se servira d'une éponge trempée dans un des mélanges suivants :

Eau de guimauve, de tilleul, de têtes de camomille, de fleur de sureau, d'amidon pure ou additionnée d'eau de Cologne (une cuillerée à dessert pour un verre), de vinaigre, d'eau blanche (deux cuillerées à soupe par verre), de créoline (une cuillerée à café par verre), d'esprit de Mindérérus, d'éther, eau phéniquée ou chloralée à 1. 2 ou 3 0/0, solution salicylée au cinquantième ou au centième, eau phagédénique, coupée d'une à trois parties d'eau, solution de sublimé à 1/500, décoction de feuilles de coca, solution de sulfate d'atropine (0^{gr},10 pour 100 grammes d'eau), eau chloroformée, solution de salicylate de soude, de borax au trentième, d'acide acétique ou chlorhydrique au deux centième, d'acide benzoïque au trentième.

KAPOSI

Esprit-de-vin	200 grammes.
Éther pétroléïque	5 —
Glycérine	2 —

F. S. A.

KAPOSI

Alcool de lavande............	100 grammes
Esprit-de-vin................	150 —
Éther sulfurique.............	2^{gr},50.
Aconitine...................	1 gramme.

F. S. A.

VIDAL

Chloral hydraté..............	3 grammes.
Hydrolate de laurier-cerise....	50 —
Eau distillée................	200 —

F. S. A.

HARDY

Lait d'amandes	250 grammes.
Chlorhydrate d'ammoniaque...	0^{gr},25.
Sublimé.....................	0^{gr},25.

F. S. A.

E. BESNIER

Eau.........................	1 litre.
Vinaigre aromatique...........	40 grammes.
Acide phénique...............	1 —

M. S. A.

Poudres. — Après les lotions biquotidiennes, on saupoudrera largement toutes les régions atteintes d'urticaire avec la poudre d'amidon pure ou renfermant 1 à 4 0/0 d'acide salicylique, de 5 à 10 0/0 de salicylate de bismuth, ou avec la poudre de lycopode, de talc, de sous-nitrate de bismuth porphyrisé très finement, d'oxyde de zinc, etc. On peut mélanger ces différentes poudres et y ajouter 2 à 3 0/0 de camphre.

Pommades. — Elles sont parfois mal supportées. On peut les appliquer après les lotions, avant le saupoudrage. Il faut éviter de se servir d'axonge qui ne serait pas fraîche, et de médicaments trop actifs et, par conséquent, irritants. Nous recommanderons les formules suivantes :

BESNIER

Vaseline......................	30 grammes.
Oxyde de zinc.................	20 —
Acide salicylique ou phénique..	1 à 2 grammes.
Chlorhydrate de cocaïne.......	1 gramme.

Ou bien :

Axonge benzoïnée..............	40 grammes.
Oxyde de zinc.................	10 —
Acide salicylique.............	1 —
Essence de menthe.............	1 —

M. S. A.

Vidal recommande le glycérolé tartrique au vingtième.

L. Jacquet, d'après des recherches récentes, arrive à cette conclusion que « tout élément ortié est le résultat immédiat, absolu d'une excitation cutanée et qu'il suffit, chez le sujet le plus urticarié, d'envelopper avec du coton cardé, exactement maintenu par une bande, une région quelconque du corps pour y éteindre complètement, pendant toute la durée de l'application, le prurit et l'urticaire elle-même. » En un mot, *c'est* le prurit qui semble devenir éruptif. Malheureusement, ce traitement par l'enveloppement ne peut se pratiquer sur toute la surface du tégument. On pourra cependant l'essayer dans les cas intenses.

Tels sont les différents moyens employés dans le traitement externe de l'urticaire ; mais, nous le répétons, ils sont très incertains : tel médicament qui semblera agir fort bien au début, deviendra brusquement irritant ; tel autre, qui réussira dans un cas, ne produira que de mauvais effets dans un autre cas, en apparence semblable. C'est que la prédisposition, l'idiosyncrasie du sujet jouent un rôle capital dans la thérapeutique de cette affection.

3° Les malades qui ont été atteints d'urticaire doivent prendre les plus grandes précautions pour en éviter le retour. Ils éviteront de porter des vêtements trop chauds lourds ou serrés (jarretières, corsets, ceintures, etc.). Ils suivront un régime sévère, d'où les alcools, les coquillages, les mets épicés, seront soigneusement exclus. Ils devront éviter la constipation et faire pendant longtemps usage d'eaux minérales alcalines. Dès qu'ils verront apparaître quelques manifestations dyspeptiques, ils se soigneront et se trouveront bien de prendre pendant quinze jours les cachets au benzonaphtol susindiqués. Enfin ils devront, quand cela leur sera possible, faire une ou plusieurs stations aux eaux thermales suivantes, selon les indications que leur fournira leur médecin : Vichy, Royat, Pougues, Bagnères-de-Bigorre, Néris, Plombières, Évian, Carlsbad, Marienbad, Schlangenbad, et surtout la Bourboule.

Urticaire pigmentée. — Affection très rare, décrite par Nettleship (1869), T. Fox (*Xanthelasmoïdea*),

Sangster (*Urticaire pigmentaire*), Paul Raymond (*Thèse de Paris*, 1888), etc., survenant presque exclusivement dans la première enfance, caractérisée par des poussées successives de plaques d'érythème ortié qui persistent quelques jours, puis s'affaissent, et auxquelles font suite des taches brunes, pigmentaires, saillantes ou aplaties. Ces plaques sont arrondies ou irrégulières, ont le volume d'une pièce de 20 centimes ou de 1 franc, sont très prurigineuses et surtout très irritables, se recouvrant sous l'influence de la moindre excitation, de vésicules ou même de petites bulles qui, excoriées par le grattage, se sèchent et forment des croûtelles plus ou moins épaisses.

De nouvelles plaques apparaissent par poussées au milieu des plaques pigmentaires; le tégument prend alors un aspect caractéristique (peau tigrée, truitée, peau de léopard). Parfois les plaques brunes elles-mêmes rougissent de nouveau, se tuméfient et se recouvrent encore d'éléments vésiculeux ou bulleux. On a décrit une forme nodulaire, une forme maculeuse et une forme mixte, la plus fréquente (P. Raymond).

L'affection occupe surtout les membres et le tronc, mais peut s'observer partout, même sur les muqueuses (E. Besnier); elle s'accompagne généralement d'adénopathies résolutives et indolentes.

Sa marche est très lente, sa durée moyenne de huit à dix ans. L'urticaire pigmentée n'a aucune influence sur la santé générale; elle disparaît sans laisser de traces; quelquefois, cependant, de petites cicatrices persistent.

Son étiologie est encore inconnue, ainsi que sa nature.

TRAITEMENT. — Il est le même que celui de l'urticaire

vulgaire, et particulièrement des formes les plus irritables. Aussi faut-il n'agir qu'avec une extrême réserve afin de ne pas provoquer de poussées. Schwimmer prescrit de préférence l'aconitine à très faible dose. Nous avons déjà dit combien ce médicament était dangereux, surtout chez les enfants. On a également conseillé l'ergotine, la belladone, la valériane, les sulfate et bromhydrate de quinine, en un mot les divers agents employés dans les érythèmes angionévrotiques, parmi lesquels, jusqu'à nouvel ordre, il convient de ranger l'urticaire pigmentée.

V

Vacciniforme (Hydroa). — (Voir *Érythème*.)

Vagabonds (Maladie des). — (Voir *Pédiculose*.)

Varioliforme (Acné). — (Voir *Molluscum*.)

Végétations. — (Voir *Verrues* et *Traités de Chirurgie*.)

Vergetures. — Les vergetures sont des lésions cutanées dues à la déchirure des fibres trop distendues et caractérisées par un amincissement de la peau qui est le plus souvent blanche, plissée, fine, quelquefois cependant légèrement pigmentée.

Il n'y a pas lieu d'insister ici sur ces lésions à pathogénie intéressante, le traitement étant toujours inefficace. Seul peut-être le massage abdominal donne parfois quelques résultats dans le cas de vergetures consécutives à la grossesse.

Vernis. — Les vernis sont assez fréquemment employés, surtout en Allemagne, pour le traitement des maladies de la peau. Unna, de Hambourg, distingue quatre catégories de vernis :

1° Solutions éthérées ou benzinées de gomme élastique, gutta-percha, de nitro-cellulose, d'oléates.

2º Solutions alcooliques de baumes, résines, savons, oléates ricinés, extraits ;

3º Émulsions alcooliques des solutions alcooliques susindiquées ;

4º Solutions aqueuses de diverses espèces de gommes, de gélatine dextrinée, de caséine, de silicates.

Les vernis les plus employés par Unna sont les suivants :

1º Vernis au pyrogallol et à la gomme laque :

Gomme laque................	5 grammes.
Huile de ricin...............	1 gramme.
Pyrogallol...................	1 —
Alcool absolu...............	15 grammes.

F. S. A.

2º Vernis à l'acide salicylique, au baume du Canada et au collodion :

Acide salicylique.............	3 grammes.
Baume du Canada............	1 —
Collodion....................	16 p.

F. S. A.

3º Vernis avec :

Oxyde de zinc................	2 grammes.
Huile de ricin...............	2 —
Collodion	16 p.

F. S. A.

4º Vernis au zinc et au ricinate de plomb :

Ricinate de plomb.........	4 grammes.	
Oxyde de zinc..............	8 —	
Alcool absolu..............	8 —	
Collodion..................	}	aa 1 gramme.
Ether	}	

F. S. A.

5º Vernis à l'ichthyol, au borax et à la caséine :

Ichthyol...................... 5 grammes.
Vernis au borax et à la caséine. 15   —
F. S. A.

6º Vernis à l'ichthyol, au zinc et à la gomme *basso-rine* (voir ce mot) :

Oxyde de zinc................ 2 parties.
Ichthyol 1   —
Vernis à la gomme bassorine... 7   —
F. S. A.

Tous ces vernis sèchent rapidement.

Verrues. — Les verrues ordinaires sont de petites excroissances de la peau, planes ou légèrement acuminées (*poireaux*), sessiles ou quelquefois pédiculées (*molluscum pendulum*), ayant un volume très variable, une coloration blanchâtre, jaunâtre ou parfois noirâtre ; elles peuvent être lisses, ou rugueuses, ou crevassées et mamelonnées ; elles sont généralement multiples, siègent de préférence sur les mains, les pieds, la face, les oreilles, le cuir chevelu, etc. Le plus souvent insensibles, elles peuvent s'enflammer et devenir très douloureuses.

Elles peuvent disparaître spontanément (verrues caduques), sans laisser de cicatrice, ou bien durer fort longtemps (V. persistantes).

Les verrues sont caractérisées anatomiquement par une prolifération de la couche épineuse de l'épiderme (Hyperakanthose d'Auspitz) produisant secondairement des lésions dermiques généralement peu accusées : elles sont contagieuses et transmissibles et produites par un ou plusieurs agents microbiens exerçant leur action sur l'épiderme (*Bacterium porri* de Cornil et Babès et de Kuhnemann). (Verrues mères et verrues filles de Vidal.)

Cliniquement on a distingué de nombreuses variétés de verrues :

1° **Verrues congénitales.** — Ce ne sont pas des verrues, mais des *nœvi verruqueux*. — (Voir ce mot.)

2° **Verrues télangiectasiques.** — Ce ne sont également pas des verrues. — (Voir *Angiokératomes*.)

3° **Verrues molles.** — *Végétations*.

4° **Verrues juvéniles.** — Elles comprennent deux variétés (E. Besnier).

a. La forme commune, verrues de croissance, verrues vulgaires, décrites plus haut.

b. Verrues planes : elles sont fréquentes et diffèrent des précédentes par leur nombre beaucoup plus grand, leur volume moindre, leur coloration jaunâtre, café au lait, peau de chamois : elles sont généralement petites, aplaties, arrondies ou polygonales, lisses, brillantes, ressemblant beaucoup à des éléments de lichen plan. Elles siègent surtout sur le dos des mains et à la face, particulièrement *au front* et autour du nez : dans ces régions elles se groupent, peuvent être confluentes et parfois former des « séries linéaires suivant des traces d'excoriation ou de grattage » (L. Brocq).

5° **Verrues de l'adulte. Papillomes cornés simples.** — Les verrues vulgaires existent, mais sont relativement rares chez l'adulte : le plus souvent elles se modifient, sont irrégulières, plus étendues, plus cornées, occupent surtout les extrémités des doigts, les zones péri et juxta unguéales, au pouce particulièrement, décollant l'ongle par son bord libre (E. Besnier). Parfois elles forment des plateaux surélevés, durs, fissurés, entourés d'une zone érythémateuse ; quand on arrache la couche

épaisse qui les recouvre, on constate l'existence de
saillies papillaires irrégulières, généralement assez vasculaires, affectant des formes très variées, séparées par
des sillons plus ou moins profonds, et coiffées d'un
revêtement corné qui les accompagne jusqu'à la base :
ces lésions, spontanément ou sous l'influence d'un traumatisme, peuvent s'enflammer, présenter des rhagades,
des ulcérations, et devenir très douloureuses; elles ont
une évolution très lente et ont des alternatives de calme
et d'aggravation. Elles s'observent de préférence chez
les individus soumis à des travaux manuels irritants
(hommes de peine, cordiers, laveurs de vaisselle, ouvriers
fabriquant des produits chimiques, ou travaillant dans
les raffineries de pétrole) (DERVILLE et GUERMONPREZ), etc.

On peut les observer non seulement aux mains, mais
encore aux pieds, aux talons, aux fesses, aux avant-
bras, autour des saillies articulaires, au cou-de-
pied, etc. « Leur permanence, la fréquence de leurs
récidives... portent à penser qu'un élément microbien
doit intervenir dans leur production » (E. BESNIER).

6° **Verrues séniles. Verrues plates séborrhéiques. —**
Elles sont fréquentes, et apparaissent peut-être un peu
plus souvent chez l'homme que chez la femme vers la
cinquantième année, parfois plus tôt, plus souvent plus
tard.

Elles occupent par ordre de fréquence la face, surtout
le nez et le voisinage du nez, les faces antérieure et
postérieure du thorax; elles sont généralement multiples,
mais peu abondantes, aplaties, épaisses, jaune sale,
noirâtres, quelquefois très saillantes et très développées;
elles se détachent plus ou moins facilement, mais se
reproduisent très rapidement; on constate que sous la
croûte, qui est constituée en grande partie par de la

matière sébacée, la peau est rouge, altérée, les orifices glandulaires dilatés et béants. Ces verrues sont parfois prurigineuses; il n'est pas très rare de les voir devenir le siège d'une production épithéliomateuse (épithéliome sébacé).

La dégénérescence sénile de la peau et le manque de soins de propreté, joints à l'étiologie générale de la séborrhée, semblent être les deux causes adjuvantes des verrues séniles.

TRAITEMENT. — Il importe de répéter ce que nous avons dit plus haut, à savoir que les verrues vulgaires disparaissent assez souvent spontanément. C'est sans doute à cause de cela que certains auteurs, d'ailleurs autorisés, ont cru devoir attribuer une action curative à *certains médicaments internes*, tels que la *magnésie décarbonatée* prise à la dose quotidienne de $0^{gr},50$ à 1, 2 ou 5 grammes, suivant l'âge du sujet, pendant quatre à six semaines; la teinture de *thuya occidentalis* (50 à 80 gouttes par jour). l'arsenic sous ses formes variées, etc.

Nous pouvons dire d'ailleurs que ces médicaments ainsi prescrits ne sont aucunement dangereux; on pourra donc renouveler cette expérience qui, pas plus qu'à notre maître E. Besnier, ne nous a réussi.

On a prétendu, également à tort, que la destruction d'une seule verrue suffisait pour amener la disparition des autres.

Le traitement des verrues est purement *local*.

1° *Verrues vulgaires*. — De très nombreux agents chimiques sont journellement employés pour la destruction des verrues, mais il faut avoir soin, pour bien limiter leur action à la verrue seule de décaper autant que possible la verrue, puis de l'entourer de traumaticine ou de collodion ; on applique ensuite le caustique avec un petit fragment de bois ; il est préférable de ne pas cautériser trop fortement, quitte à faire des cautérisations plus fréquentes.

Les agents les plus employés sont les suivants : *acide acétique cristallisable, acide chromique, acide nitrique fumant, nitrate acide de mercure, acide chlorhydrique, acide phénique déliquescent, perchlorure de fer, pâte de Vienne, solution de Plenck*, dont voici la formule :

Sublimé corrosif...........
Alun......................
Céruse....................   } àà 5 grammes.
Camphre...................
Vin acétique..............

mélange à parties égales de teinture d'iode et d'acide acétique, etc., etc. On peut encore se servir du crayon de nitrate d'argent après avoir raclé autant que possible la masse dure cornée, ou bien du thermocautère, ou mieux du galvanocautère.

Chez les sujets pusillanimes, on peut insensibiliser, à l'aide de quelques gouttes de chlorure de méthyle, la verrue qui doit être cautérisée.

Un procédé assez pratique est celui qui consiste à appliquer sur la verrue l'un des *collodions* suivants, trois à quatre jours de suite, puis à l'arracher après l'avoir ramolli ; on recommence une nouvelle série si c'est nécessaire.

Acide acétique............. } àà 1 gramme.
Acide lactique.............
Collodion élastique........   8 grammes.

F. S. A.

L. BROCQ

Acide salicylique...........	1 gramme.
Alcool à 90°..............	1 —
Éther à 62°..............	2gr,50.
Collodion élastique........	5gr,50.

F. S. A.

Sublimé...........0gr,20 à	50 centigrammes.
Collodion élastique........	10 grammes.

F. S. A.

D'après F. Vigier, le *sulfocarbol* (Voir ce mot), appliqué une ou deux fois par jour sur les verrues, est très actif et fort peu douloureux.

Signalons encore le suc de certaines plantes, grande chélidoine, euphorbe, figuier sauvage.

2° *Verrues planes juvéniles*. — Même traitement quand elles siègent sur les mains et ne sont pas trop abondantes.

Mais, quand elles sont confluentes et siègent à la face, on peut avoir recours aux moyens suivants :

Appliquer, jusqu'à ce qu'il se produise une irritation et une desquamation suffisantes, un emplâtre au savon noir de potasse ou au naphtol camphré, ou mieux l'emplâtre salicylé ou résorciné à 5 0/0 ou à l'acide salicylique, ou encore l'emplâtre mercuriel.

Quand on ne peut se procurer ces emplâtres, il faut les remplacer par des pommades à la lanoline renfermant les mêmes médicaments.

On doit, chaque fois qu'on procède à une nouvelle application, laver avec de l'eau chaude et le savon antiseptique, ou au naphtol, ou à l'acide borique, ou à l'acide salicylique. Quand l'irritation produite est vive, il convient de la calmer.

3° *Verrues de l'adulte. Papillomes cornés*. — On peut employer les mêmes agents caustiques que pour les verrues communes, mais après avoir eu soin de ramollir et d'enlever leur surtout corné (cataplasmes, emplâtres de savon noir, bains locaux, etc.). On fera de préférence usage du thermocautère, ou bien on les ruginera avec une curette après les avoir insensibilisées avec le chlorure de méthyle au pinceau ; on fera ensuite un petit pansement antiseptique.

Quelques auteurs préfèrent les exciser au bistouri, puis les cautériser rapidement au thermocautère.

4º *Verrues séniles, séborrhéiques*. — Quand elles sont superficielles, l'application d'emplâtre salicylé ou résorciné, ou au savon mou, suffit généralement pour les détacher et les faire disparaître.

Profondes, épaisses, elles exigent un traitement plus énergique ; rugination à la curette suivi d'une cautérisation à l'acide acétique cristallisant, à l'acide phénique déliquescent, au crayon de nitrate d'argent, au thermo ou au galvanocautère.

Verruga. — (Voir *Pian.*)

Vitiligo. — Le *vitiligo* est une affection acquise bien distincte des leucodermies congénitales, caractérisée par l'apparition successive de plaques bien nettes, arrondies, ovalaires ou irrégulières, de dimensions très variables, lisses, blanches, dépourvues de pigment qui semble se porter du centre à la périphérie, laquelle est, au contraire, brunâtre, hyperpigmentée. Ce n'est donc pas une *achromie* cutanée, mais bien plutôt une *dyschromie*, une véritable *ataxie pigmentaire* (E.¹ Besnier). Le nombre des plaques blanches est très variable ; on peut n'en observer qu'une seule ou, le plus souvent, un certain nombre ; elles sont alors disséminées sur toutes les parties du corps, sur les régions velues comme sur les parties glabres; elles existent de préférence sur le dos des mains, sur le tronc, sur le cou; elles sont assez souvent symétriques. Leur surface est souple, lisse, non épaissie, non squameuse, non prurigineuse, non anesthésique; quelquefois, cependant, la sensibilité est légèrement émoussée. Les fonctions des glandes sébacées et sudoripares ne sont pas altérées; une anidrose légère s'observe parfois, mais exceptionnellement.

Quand les plaques de vitiligo occupent des régions velues, les poils sont souvent décolorés, mais parfois normaux; quelquefois, dans le cuir chevelu, il se produit des plaques alopéciques ou à cheveux rares et décolorés (pseudo-pelade). Les plaques atteignent, dans quelques cas, une étendue très grande, soit par extension périphérique, soit par la réunion de plusieurs plaques voisines.

L'hyperchromie périphérique, qui est constante, est plus ou moins intense et généralement s'atténue à mesure qu'elle s'éloigne de la plaque décolorée.

Le vitiligo dure très longtemps, évolue très lentement, par poussées successives de pigmentation et de dépigmentation survenant peut-être un peu plus souvent en été (*vitiligo ambulant* ou *intermittent*).

D'après Arnozan, il existe deux variétés de vitiligo : 1° vitiligo partiel localisé; 2° vitiligo à marche rapide envahissante, qui serait plus particulièrement un vitiligo d'origine nerveuse.

Le vitiligo semble parfois disparaître presque complètement, puis reparaît; on a constaté quelques cas de guérison survenant spontanément au bout de quelques années; il n'altère jamais l'état général.

Le vitiligo diffère nettement de l'achromie partielle

qu'on observe dans la lèpre, dans la morphée, dans les dermatoscléroses en plaques, et de l'hyperchromie du chloasma, du xanthelasma, du pityriasis versicolore, de l'urticaire pigmentée, des mélanodermies diverses, etc.

Son étiologie est des plus obscures. Il apparait plus souvent dans l'adolescence et chez les femmes, blondes surtout, mais on peut l'observer à tout âge et chez les hommes ; il survient, dans quelques cas, à la suite d'affections débilitantes, impaludisme, tuberculose, goître exophthalmique, aliénation mentale, affections du foie, des reins, *syphilis* (surtout) ; ou bien dans des taches pigmentaires (cicatrices, taches hyperchromiques dues à la compression), ou bien associé à d'autres affections cutanées (pelade, leucoplasie, maladie d'Addison, etc.).

D'après Leloir et un certain nombre d'auteurs, le vitiligo serait dû à un trouble de l'innervation, à une névrite périphérique, à une affection des centres nerveux (myélites, tabes surtout dans la période dite pré-ataxique) ; ce serait donc une des dermatoneuroses indicatrices de Leloir. On l'a vu, dans quelques cas, apparaître après une émotion violente, un choc nerveux, un traumatisme, des injections de lymphe de Koch chez un sujet très impressionnable (Du Castel).

Traitement. — Il faut d'abord examiner avec grand soin chaque malade, chercher à modifier l'état général et, particulièrement, traiter l'état nerveux du sujet (bromures administrés pendant longtemps, valérianates, douches froides, révulsifs et frictions excitantes sur la colonne vertébrale, bains électriques, faradisation, courants continus).

E. Besnier recommande encore chez les jeunes sujets

les bains salins, sulfureux, bromo-iodurés et les injections sous-cutanées de pilocarpine. On a encore conseillé le fer, l'arsenic, l'extrait de quinquina.

Traitement local. — Il faut s'efforcer : 1° *de pigmenter les plaques achromiques* (l'acide acétique pur aurait une certaine action chromatogène (E. Besnier) ; vésicatoires, et particulièrement le vésicatoire liquide de Bidet, en applications légères mais fréquentes, comme dans la pelade ; huile de Croton (?), teinture d'iode, ou mieux le mélange suivant :

Teinture d'iode............. |
Acide phénique............. } àâ 10 grammes.
Chloral ....)

Faire une application tous les huit jours.

Solution alcoolique de naphtol à 100/0 ou d'acide salicylique à 20 0/0, électrolyse, scarifications. Quand les plaques de vitiligo seront sur une partie découverte, on pourra les masquer par des moyens artificiels ; — 2° *de dépigmenter les plaques hyperchromiques* (acide phénique en solution concentrée à 1/5, 1/10, 1/2 ; sublimé en solution à 1 p. 250 ou 300 ; emplâtre de Vigo, pyrozone, etc.). (Voir *Pigment.*)

Vitiligoïdea. — (Voir *Xanthelasma.*)

X

Xanthelasma (Wilson). — **Xanthome**. — *Vitiligoïdea* (Addison et Gull). — *Molluscum sebaceum* (Wilson). — *Molluscum cholestérique* (Bazin). — *Fibroma lipomatodes* (Virchow). — *Plaques jaunâtres des paupières* (Rayer).

C'est une affection relativement rare, caractérisée par des petites taches, des papules, ou des nodosités jaunâtres, dures, pouvant occuper les différentes régions du corps (peau, muqueuses, viscères), mais avec une prédominance très marquée aux paupières.

On doit distinguer deux variétés da xanthome :

A. *Xanthome vulgaire.* — B. *Xanthome des diabétiques.*

A. Le **Xanthome vulgaire** présente trois formes cliniques variées, à savoir : 1° le xanthome plan ; 2° le xanthome papuleux ou papulo-tuberculeux ; 3° le xanthome en tumeurs. (E. Besnier.)

1° Le *Xanthome plan ou maculeux* est constitué par des petites plaques de volume variable de couleur jaune, jaune chamois, jaune paille, jaune citron, jaune soufre. Ces taches, qui parfois sont elles-mêmes formées par la réunion de petites taches isolées, sont plates, unies, non desquamatives, non prurigineuses, souples, ou présentant quelquefois un très léger épaississement de la peau. Elles existent surtout sur les paupières, sur une seule ou sur les deux, symétriques ou non, occupant de préférence l'angle interne de l'œil; mais elles peuvent s'observer également sur les joues, le nez, les oreilles, la nuque, quelquefois aussi sur *toutes les muqueuses*, particulièrement *sur la muqueuse de tout le tube digestif.*

2° *Xanthome papuleux.* — Les plaques font une saillie plus ou moins accentuée; elles sont constituées par des éléments papuleux, isolés ou agglomérés, formant parfois des petites nodosités jaunâtres, du volume d'un noyau de cerise, dures, assez douloureuses à la pression, semblant enchâssées dans le derme (*xanthome papulo-tuberculeux*), occupant rarement les paupières, plus souvent les membres, avec lieux d'élection, qui sont les genoux et les coudes à leur sommet, les doigts, au niveau de leurs articulations, les espaces interdigitaux, les orteils, les fesses au niveau du pli, la paume des mains, la plante des pieds (plis de flexion, plis linéaires). Le xanthome papuleux s'observe aussi sur les différentes muqueuses, (bouche, grandes et petites lèvres, etc.) et sur les viscères (xanthome généralisé, xanthelasma cutané muqueux et viscéral). Ces éléments papuleux, papulo-tuberculeux, sont dans quelques cas systématisés, zoniformes, ou disposés sur un nævus (KÖBNER).

3° *Xanthome en tumeurs.* — Il existe de véritables tumeurs xanthomatiques, ayant tous les caractères sus-indiqués, avec ou sans coloration jaunâtre, ayant les mêmes localisations, tumeurs nombreuses, symétriques, isolées ou cohérentes, sessiles ou pédiculées, ayant le volume d'une noix, d'un œuf, dont le début remonte à la vie intra-utérine, aux premiers mois ou aux premières années de la vie (E. BESNIER).

Ces trois formes sont assez souvent observées sur le même sujet ; elles persistent fort longtemps, sans provoquer de trouble fonctionnel très marqué : ce n'est que lorsque les tumeurs sont volumineuses ou occupent les articulations, les gaines tendineuses, les tendons, particulièrement aux doigts et aux orteils, qu'elles deviennent manifestement gênantes. Mais, quand le xanthome se généralise et envahit les viscères, le pronostic doit être plus réservé.

Les sujets atteints de xanthome ont souvent, mais non constamment, soit de l'ictère, soit une coloration jaunâtre *spéciale* des téguments désignés sous le nom de *xanthochromie* ou *xanthodermie*, qui n'est pas de l'ictère, ainsi que le prouve l'analyse de l'urine.

L'étiologie du xanthome est assez obscure ; il est parfois héréditaire ; on l'observe de préférence chez les sujets directement ou héréditairement goutteux, arthritiques, obèses, syphilitiques, ayant des affections utérines ou surtout des affections du foie, enfin chez les glycosuriques.

B. **Xanthome des diabétiques**. — C'est une dermatose assez bien étudiée en ces dernières années, identique au xanthome vulgaire, d'après l'ensemble de ses caractères, mais en différant par certaines particularités cliniques assez importantes, ce qui a fait dire à nombre d'auteurs, anglais surtout, que le xanthome des diabétiques était une affection *spéciale*, distincte du xanthome vulgaire. Cette opinion ne saurait cependant être admise.

Le xanthome des diabétiques est un xanthome transitoire rémittent ou temporaire, survenant par poussées plus ou moins violentes, susceptible de rétrocéder et même de disparaître. Les éléments ne sont pas maculeux ; ils sont généralement papuleux, très durs, acuminés, blanchâtres à leur sommet, susceptibles de s'enflammer, prurigineux, douloureux, *hyperesthésiques*. Il n'existe généralement pas de taches des paupières, ni de taches linéaires des plis de flexion de la paume de la main, si communes dans le xanthome vulgaire : la coloration jaunâtre caractéristique est souvent bien moins accentuée. Enfin, l'ictère manque très souvent et assez fréquemment aussi la xanthochromie.

Tels sont les caractères particuliers au xanthome des diabétiques qui peuvent se rencontrer aussi soit dans quelques cas atypiques de xanthome vrai, soit chez des sujets en puissance de diabète, ce qui indique bien « 1º l'identité des deux affections ; 2º que xanthome et glycosurie ne dépendent pas l'un de l'autre, mais bien d'une même dyscrasie » (E. BESNIER et DOYON).

TRAITEMENT. 1º Interne. — Il ne donne jusqu'à ce jour que des résultats très incertains. Autrefois, E. Besnier prescrivait la térébenthine et le phosphore alternativement; afin de soumettre les tissus préparés par le phosphore à l'action de la térébenthine à haute dose, il faisait prendre au malade pendant un mois du phosphore, sous forme d'huile phosphorée dosée à un milligramme de phosphore par capsule et menée progressivement à la dose de six capsules; pendant le mois suivant, le malade prenait la térébenthine et arrivait progressivement à la dose maxima de 10 grammes d'essence en capsules; enfin il recommençait une ou deux nouvelles séries des médicaments pris alternativement. Mais E. Besnier a dû renoncer à prescrire le phosphore, en raison de la difficulté et du danger de ce médicament pour la peau, le rein, la vessie. Actuellement, il recommande les *alcalins* (cure de

Vichy) et la térébenthine donnée avec persévérance à dose tolérée.

Il est bien entendu qu'il faut en outre soigner l'état général, l'affection du foie quand elle existe, et le diabète : il n'est pas rare de constater une disparition plus ou moins complète du xanthome glycosurique, quand la quantité de sucre diminue notablement ou disparaît dans l'urine.

Le TRAITEMENT EXTERNE est presque exclusivement chirurgical et ne peut guère s'appliquer qu'aux lésions xanthomateuses localisées. On pratiquera le raclage, l'excision à la curette, la cautérisation au thermo ou mieux au galvanocautère ; mais il faudra agir avec la plus extrême prudence quand on traitera le xanthome des paupières. Dans ces cas, Stern prescrit des applications de collodion au sublimé à 10 0/0 ; il se produit une eschare qui, après sa chute, laisse une petite surface excoriée se cicatrisant rapidement.

La paupière reste molle, souple, sans rétractation. Les cautérisations à l'acide acétique, au nitrate acide de mercure (?), à l'acide chromique, à l'acide phénique, l'électrolyse, etc., ont été également préconisées.

Le xanthome glycosurique, hyperesthésique et irrité sera traité par les émollients, les antiprurigineux et les calmants ; on devra éviter de pratiquer l'excision ou le raclage. D'ailleurs, on sait qu'il disparaît souvent assez rapidement et spontanément.

Xérodermie pigmentaire. — *Xeroderma pigmentosum* (KAPOSI). *Dermatose de Kaposi* (VIDAL). *Mélanose lenticulaire progressive* (PICK). *Angiome pigmentaire et atrophique* (R. W. TAYLOR). *Liodermie essentielle* avec *télangiectasie et mélanose* (NEISSER). *Atrophoderma pigmentosum* (RADCLIFFE CROCKER). *Maladie pigmentaire*

épithéliomateuse, lentigo épithéliomateux (Quinquaud,
Barré). *Épithéliomatose pigmentaire* (E. Besnier), etc.

Sous ces noms variés on décrit une affection aujour-
d'hui bien connue cliniquement, quoique assez rare
(soixante observations environ), débutant le plus souvent dans les deux premières années de la vie, quelquefois dans la seconde enfance, très rarement enfin
dans l'âge adulte (Schwimmer) par des taches rouges
ressemblant à des « coups de soleil », puis jaunâtres,
pigmentées, brunâtres, fauves, simulant des taches de
rousseur, d'abord isolées, puis se multipliant et devenant confluentes : ces taches occupent de préférence,
mais non constamment, les parties découvertes (face,
oreilles, cou, nuque, mains, avant-bras, puis épaules,
partie supérieure de la poitrine, jambes, pieds, etc.).
Puis apparaissent des dilatations vasculaires, des télangiectasies ponctuées ou étendues soit sur les plaques
pigmentées, soit dans leurs intervalles ; la peau devient
mince, sèche, squameuse, se fendille, se soulève, se
casse, se recouvre de pustules, d'excoriations, de crou-
telles, qui se détachent, laissant des dépressions atrophiques blanches, cicatricielles, analogues à des cicatrices de variole. Diverses lésions secondaires
apparaissent, eczématiques, impétiginiformes ; enfin,
au bout d'un temps parfois assez long, les lésions
s'accentuent et l'on voit survenir des tumeurs d'abord
petites, puis plus volumineuses, verruqueuses ou fongueuses, végétantes, ulcéreuses, suppurant plus ou
moins abondamment, entraînant, quand elles sont au
voisinage des orifices de la face, des déformations considérables (ectropion, blepharite, kératite, rétrécissement de la bouche et des narines, etc.), tumeurs
épithéliomateuses, sarcomateuses, carcinomateuses,

ou angiomateuses, pouvant envahir les organes essentiels et provoquer la mort au bout d'un temps généralement long.

La xérodermie pigmentaire est une affection congénitale due sans doute à une tare héréditaire encore inconnue, peut-être cancéreuse; la consanguinité est observée dans presque toutes les observations qui, très souvent, sont prises sur plusieurs enfants d'une même famille : quant aux irritants cutanés et particulièrement la lumière solaire, la chaleur, le froid, l'air marin, les vésicatoires, etc., ils ne font que favoriser l'éclosion ou plutôt l'évolution de l'affection, ainsi, du reste, que les liquides organiques pathologiquement irritatifs, tels que le mucus nasal, la salive, le liquide lacrymal. De là cette indication première dans le *traitement* si ingrat de cette affection déclarée incurable par Kaposi et plusieurs autres auteurs, d'écarter autant que possible et avec la plus grande énergie tous les agents irritants de la surface tégumentaire, aussi bien chez les sujets déjà envahis par la xérodermie pigmentaire que chez ceux qui, par leurs antécédents de famille, sont prédisposés à l'affection.

En outre, il convient de traiter les manifestations cutanées dès leur apparition : la sécheresse, la tension, les petites fissures, les manifestations pustuleuses eczémateuses, croûteuses et autres seront traitées par tous les moyens appropriés : il ne faut pas craindre d'essayer des moyens énergiques, et particulièrement le calomel, le naphtol, la résorcine, l'acide salicylique, le turbith, l'ichthyol en pommades ou mieux en emplâtres caoutchoutés. Ces emplâtres sont renouvelés toutes les vingt-quatre heures et à chaque pansement il convient de faire soigneusement un lavage antiseptique. Quand les tumeurs xérodermiques auront apparu, il faudra le plus rapidement possible les cautériser, les ruginer, les extirper si elles sont volumineuses, puis panser les plaies susceptibles d'être de nouveau envahies par l'épithéliomatose avec les agents médicamenteux les plus actifs, tels que l'acide pyrogallique, l'acide chrysophanique, le naphtol camphré, l'acide phénique, l'iodoforme, le dermatol, le chlorate de potasse, etc.

Les différentes complications, conjonctivites, blépharites, kératites, etc., seront traitées par les moyens appropriés.

Quant à la médication interne, elle n'a donné malheureusement jusqu'ici aucun résultat satisfaisant. Néanmoins, en présence d'une affection aussi grave, qui n'a été observée jusqu'ici que dans un nombre de cas relativement restreint, il n'est pas défendu de faire des tentatives et d'expérimenter divers agents tels que l'arsenic et l'iodure de potassium à hautes doses, le chlorate de potasse, le violet de méthylène, peut-être même les injections de liquide organique suivant le procédé de Brown-Sequard et d'Arsonval.

Xérodermie pilaire. — (Voir *Kératose*.)

Y

Yaws. — (Voir *Pian*.)

Z

Zona (*herpès zoster, ignis sacer, feu sacré*). — Le
zona est une affection caractérisée par des groupes de
vésicules reposant sur une base érythémateuse, situés sur
le trajet d'un nerf, n'occupant qu'une moitié du corps ;
cette éruption, qui est précédée, accompagnée ou suivie
de douleurs névralgiques plus ou moins violentes, a, le
plus souvent, une évolution cyclique comme une fièvre
éruptive ; comme elle, dans l'immense majorité des cas,
elle ne récidive pas ; elle diffère absolument des éruptions vésiculeuses zoniformes situées également sur le
trajet d'un nerf profondément atteint.

*Les caractères principaux du zona typique sont les
suivants :* L'éruption peut débuter d'emblée, mais, le
plus souvent, est précédée de prurit, d'un sentiment de
brûlure, de douleurs névralgiques (qui datent parfois
de fort longtemps), de fièvre plus ou moins vive et
d'adénopathie (Barthélemy). D'abord apparaissent sur
le trajet du nerf atteint des taches rouges, irrégulières,
parfois saillantes, tuméfiées, érysipélatoïdes, disséminées, d'autres fois aussi rapidement confluentes qui, en
quelques heures, se couvrent de vésicules formant des
groupes bien distincts, plus ou moins séparés les uns
des autres, plus ou moins nombreux. Ces vésicules qui

sont au nombre de cinq à quinze ou vingt par groupe, sont d'abord isolées, puis, le plus souvent, deviennent confluentes, formant des bulles de volume variable, quelquefois même de véritables phlyctènes : le liquide qu'elles renferment, d'abord citrin, devient trouble, purulent, et, dans quelques-unes, hémorrhagique. Au bout de trois à cinq jours, elles se flétrissent, se sèchent : on ne constate plus alors que des placards de croûtes noirâtres plus ou moins épaisses, reposant sur une base toujours rouge et ne tardant pas à se détacher et à laisser *très fréquemment* après elles des *cicatrices souvent indélébiles*, d'abord rouges, puis blanches ou pigmentées. Pendant l'évolution du zona, qui a une durée moyenne de deux à quatre semaines suivant l'intensité du cas, la fièvre cesse ou diminue, les douleurs sont également moins vives, mais ont une exacerbation nocturne qui produit fréquemment de l'insomnie, et dans quelques cas demeurent très intenses alors même qu'il n'y a plus d'éruption.

Les localisations du zona sont très variées. Dans sa variété clinique la plus fréquente, le zona est unilatéral et occupe le trajet d'un nerf intercostal, formant sur le thorax une demi-ceinture régulière.

Parfois cependant il occupe plusieurs nerfs intercostaux du même côté (zona unilatéral étalé). Bäresprung divise les zonas d'après leur localisation correspondant exactement au trajet des nerfs : 1° zona facial, labial et ophthalmique (assez fréquent); — 2° zona occipito-cervical; — 3° zona cervico-subclaviculaire; — 4° zona cervico-brachial; — 5° zona dorso-pectoral (le plus fréquent); — 6° zona dorso-abdominal; — 7° zona dorso-inguinal; — 8° zona lombo-fémoral; — 9° zona sacro-ischiatique.

La symptomatologie du zona n'est pas toujours aussi nette, et il n'est pas rare d'observer des anomalies nombreuses tenant à la localisation, à la durée, à la marche de la maladie, à l'intensité des lésions, aux complications qui peuvent survenir. Les variétés suivantes ont été signalées : *zona abortif* (taches érythémateuses, tuméliées, saillantes, sans éruption vésiculeuse); — *zona ulcéreux*; — *zona gangreneux*; — *zona hémorragique*; — *zona double, bilatéral* symétrique (moins rare, — zona en ceinture complète) ou non symétrique (très rare); — *zona bifurqué*; — *zona aigu* (la fièvre persistant intense pendant toute l'éruption et s'accompagnant de phénomènes généraux sérieux); — *zona chronique*, ou mieux, prolongé de Leudet; — *zona ophthalmique* et ses nombreuses et graves complications (voir les traités d'ophthalmologie); — *zona des muqueuses* (face interne des joues, langue); — *complications éruptives et éloignées* (dermites, lymphangites, abcès, furoncles, anthrax, érysipèle, ulcérations persistantes, anesthésie, hyperesthésie, crampes douloureuses, paralysies musculaires parfois amyotrophiques, etc.).

La *pathogénie*, la nature, l'étiologie du zona sont encore l'objet de nombreuses discussions, et cependant il y aurait grand intérêt à élucider ces questions pour instituer le véritable traitement du zona. Dermatoneurose indicatrice (LELOIR), altération des nerfs vaso-moteurs trophiques ou sensitifs, névrite périphérique, infection primitive (LANDOUZY et BARRÉ) ou secondaire à une maladie infectieuse bien déterminée, aiguë ou chronique (DREYFOUS-LETULLE), etc., le zona s'observe chez les enfants (2 cas chez des nouveau-nés), les adultes surtout, et les *vieillards*, chez les sujets arthritiques, anémiés, débilités, les femmes enceintes, etc., mais surtout, présentant une tare nerveuse quelconque (neuro-arthritisme, neurasthénie, traumatisme nerveux, ataxie, paralysie générale, affection nerveuse de l'estomac, etc.). Les causes occasionnelles invoquées (traumatisme, froid, surmenage, émotion, indigestion) ne font qu'exagérer l'état nerveux préexistant, rendent plus sensible encore le *locus minoris resistantiæ*. et favorisent par conséquent l'éruption zostérienne. Toutefois il importe de faire remarquer, avec E. Besnier, que chez ces sujets la déchéance du système nerveux, quelle qu'en soit l'origine, ne fait qu'accentuer les manifestations douloureuses du zona, mais n'en provoquera pas l'apparition, laquelle surviendra sous une influence inconnue, peut-être extrinsèque, spécifique, épidémique, créant l'immunité, ainsi que le déclarent les auteurs qui rangent le zona parmi les maladies infectieuses primitives ou secondaires à une infection aiguë ou chronique (syphilis, *tuberculose*, intoxication par l'oxyde de carbone, par les moules, parotidite, amygdalite, blennorrhagie, etc.), et qui prétendent que sa fréquence est plus grande à certaines époques de l'année, au printemps particulièrement, ce qui est fort contestable.

Il est certain que le zona s'observe par séries, qu'il existe à son sujet une constitution médicale régnante, mais qui peut survenir dans tous les mois de l'année, et qui ne se rencontre que très rarement dans un même groupe d'individus. L'hypothèse du zona maladie infectieuse est très séduisante, mais explique bien mal les localisations et l'unilatéralité du zona qui, jusqu'à présent, n'a pu être inoculé expérimentalement. Il est en effet bien difficile de déterminer exactement le mode d'action des agents pathogènes et les lésions matérielles qu'ils produisent sur les filets nerveux terminaux, sur les troncs des nerfs, sur les ganglions nerveux ou sur les centres bulbaires et protubérantiels.

TRAITEMENT. — Il n'existe pas de traitement rationnel proprement dit du zona, puisque la notion de la condition pathogénique précise demeure obscure. Néanmoins il ne faut pas négliger de rechercher parmi les causes que nous avons indiquées celles qui ont pu favoriser l'apparition de l'éruption, de façon à les combattre activement. Si le zona semble évoluer comme une véritable pyrexie infectieuse, on ne pourra espérer arrêter la marche d'un processus à évolution régulière, et l'expectation sera indiquée tant qu'on n'aura pas trouvé l'agent pathogène et le moyen de le détruire. On se bornera à combattre les douleurs et à calmer l'éruption. Mais, s'il existe un état nerveux ou névro-arthritique, une intoxication, une maladie infectieuse, aiguë ou chronique, etc., il faudra les traiter par les moyens appropriés.

Cependant quelques auteurs prétendent qu'il existe certains moyens de faire avorter le zona (?). C'est ainsi qu'on a conseillé de mettre un vésicatoire sur le point d'émergence du nerf atteint, de donner des vomitifs, des purgatifs (quand la fièvre zostérienne est accentuée), de faire dès le début des applications électriques sur le trajet du nerf, etc. Pour enrayer le zona, on a également recommandé divers médicaments internes, tels que l'arsenic, le phosphure de zinc, la teinture de noix vomique et de gelsemium, etc., etc.

Les agents les plus employés sont ceux qui ont pour but de calmer la fièvre quand elle existe (sulfate de quinine à doses élevées, 0gr,60 à 1 gramme, 1gr,50 par jour) et surtout les douleurs si vives qui précèdent, accompagnent ou suivent l'éruption, et qui occasionnent souvent une insomnie très cruelle. On prescrira donc de préférence les analgésiants suivants : antipyrine, exalgine, bromure de potassium, chloral, aconitine, belladone, valérianate d'ammoniaque, opium sous toutes ses formes, salicylate de soude, sulfonal, etc. Malheureusement ils ne donnent que des résultats insuffisants; il sera préférable de prescrire alors des injections sous-cutanées de chlorhydrate de morphine, de cocaïne, de chloroforme (elles sont souvent douloureuses), d'antipyrine (elles sont parfois dans le zona suivies d'abcès ou d'ulcérations; aussi Besnier conseille-t-il de ne pas y avoir recours). Contre les névralgies violentes qui succèdent parfois au zona, particulièrement chez les vieillards, les nerveux ou les gens débilités, et qui sont d'une ténacité désolante, on pourra essayer les *cautérisations au thermo-cautère* renouvelées souvent au niveau des points d'émergence et sur le trajet du nerf, ou bien les courants continus. Kaposi a obtenu de bons résultats dans un cas de l'emploi méthodique de la liqueur de Fowler (6 gouttes par jour pour commencer, augmenter tous les trois jours de 2 gouttes, jusqu'à environ 30 à 40 gouttes par jour).

Les courants galvaniques ou faradiques pourront également être prescrits pour combattre les parésies ou paralysies secondaires du zona.

Le TRAITEMENT DE L'ÉRUPTION dans les cas moyens qui sont les plus fréquents doit être aussi peu irritant que possible. Nous conseillons de ne pas faire usage du *collodion*, moyen pourtant préconisé par plusieurs auteurs, ni des médicaments actifs prétendus abortifs, tels que le sulfure de zinc, la résorcine, l'acide phénique concentré, etc., etc.

On peut, ainsi que le conseille L. Brocq, ouvrir avec

soin toutes les petites vésicules au moyen d'une fine aiguille flambée, puis saupoudrer avec de la poudre d'amidon ou d'oxyde de zinc et recouvrir avec une couche de coton hydrophile bien maintenue par un bandage, de façon à protéger le placard éruptif du frottement du linge et des vêtements. Ce pansement est renouvelé toutes les vingt-quatre heures.

Si l'éruption est assez intense, s'il existe de la dermite, des érosions, des exulcérations, un suintement abondant, on peut employer l'un des nombreux topiques suivants :

Vaseline boriquée, cataplasmes de fécule ou de riz, liniment oléo-calcaire boriqué ou très légèrement phéniqué et cocaïné, pommade à l'oxyde de zinc, pommade belladonée, baume tranquille, poudres d'aristol, de dermatol, d'iodol, de sous-nitrate de bismuth, d'iodoforme, etc. Unna recommande les badigeonnages à l'ichthyol. G. Peroni, de Turin, s'est bien trouvé dans cinq cas de l'euphorène (phényluréthane) en poudre ou en pommade (5 à 10 0/0), qui exercerait en outre une action analgésiante.

Quand les vésicules sont ulcérées, nécrosées, quand il y a gangrène, on peut alors avoir recours à l'acide phénique et au sublimé, soit en solution, soit en pommade, mais à doses modérées, ainsi qu'à l'iodoforme.

Après avoir appliqué ces différents topiques, il faut toujours avoir soin de les recouvrir d'ouate hydrophile, ou mieux, de mousseline, et d'un bandage bien exactement maintenu.

E. Besnier s'est bien trouvé dans quelques cas *bénins* de badigeonnages astringents avec une solution alcoolique de perchlorure de fer ou d'*eau de Botot* (LELOIR); il recommande de renouveler le pansement plusieurs

fois par jour, de n'appliquer les compresses qu'étanchées, de les recouvrir d'une toile imperméable fine et
légère et de les maintenir bien appliquées sur les parties malades. Quand celles-ci ont été ainsi pansées
avant que la phlycténisation soit avancée, elles peuvent
être considérablement améliorées, et l'éruption peut
pour ainsi dire avorter. Mais ce procédé de traitement
humide du zona présente, dans les cas sérieux, un certain danger.

Quand les douleurs sont très violentes, on peut incorporer à ces différentes médications de la morphine, de
la cocaïne, que l'on peut également employer sous
forme de solutions; on fait des badigeonnages avec
une solution de cocaïne ou des compresses imprégnées
de décoction de feuilles de coca (4 grammes par litre
d'eau) additionnées de cocaïne (E. BESNIER). Quelques
auteurs recommandent dans ces cas les applications
de chlorure de méthyle au pinceau, suivant le procédé
de Bailly, mais jamais avec le siphon.

Le *zona ophthalmique* est beaucoup plus difficile à
traiter que les autres localisations du zona; il présente
une gravité exceptionnelle en raison des nombreuses
complications oculaires qui peuvent subvenir, ainsi
que des cicatrices indélébiles le plus souvent, et des
douleurs extrêmement violentes qui l'accompagnent.
Il importe de percer les vésicules le plus tôt possible,
de faire des pansements antiseptiques fréquemment
renouvelés, de faire des lavages fréquents de la conjonctive avec de l'eau chaude aseptique ou boriquée :
s'il y a menace de complication, il faut s'adresser
tout de suite à un médecin oculiste compétent.

FIN DU TOME II

TABLE DES MATIÈRES

CONTENUES DANS LES DEUX VOLUMES

FIN DE LA TABLE DES MATIÈRES

Sceaux. — Imprimerie Charaire et Cie.

Bulletin

DES

Annonces.

TRAITEMENT DES AFFECTIONS DE LA PEAU

DERMATOLOGIE

ASTHME *herpétique*	PAPIER & CIGARES BARRAL
CATARRHES	SIROP & PATE BERTHÉ, à la Codéine CAPSULES RAQUIN, au Goudron, à la Térébenthine
CONSTIPATION	SUPPOSITOIRES CHAUMEL ▲
DERMATOSES *de dentition*	SIROP DELABARRE Exiger le Timbre officiel.
DERMATOSES *diverses*	CAPSULES RAQUIN au Copahu, au Salol, au Santal, à la Térébenthine, etc.
DOULEURS *vives*	SIROP & PATE BERTHÉ, *à la Codéine* *Suppositoires Chaumel*, à la Morphine ▲
ÉRUPTIONS *sèches*	SAVON DELABARRE AU NAPHTOL
GOUTTE *cutanée*	PILULES & POUDRE LARTIGUE
PRURIT	SAVON DELABARRE Savon, *en feuilles*, au Sublimé
LEUCORRHÉES *herpétiques*	OVULES CHAUMEL astringents, etc. Exiger la marque triangulaire ▲.
RÉVULSION *cutanée*	VÉSICATOIRE ALBESPEYRES Exiger la *Signature sur le côté vert.*

FUMOUZE-ALBESPEYRES

PARIS — 78, Faubourg Saint-Denis, 78 — PARIS

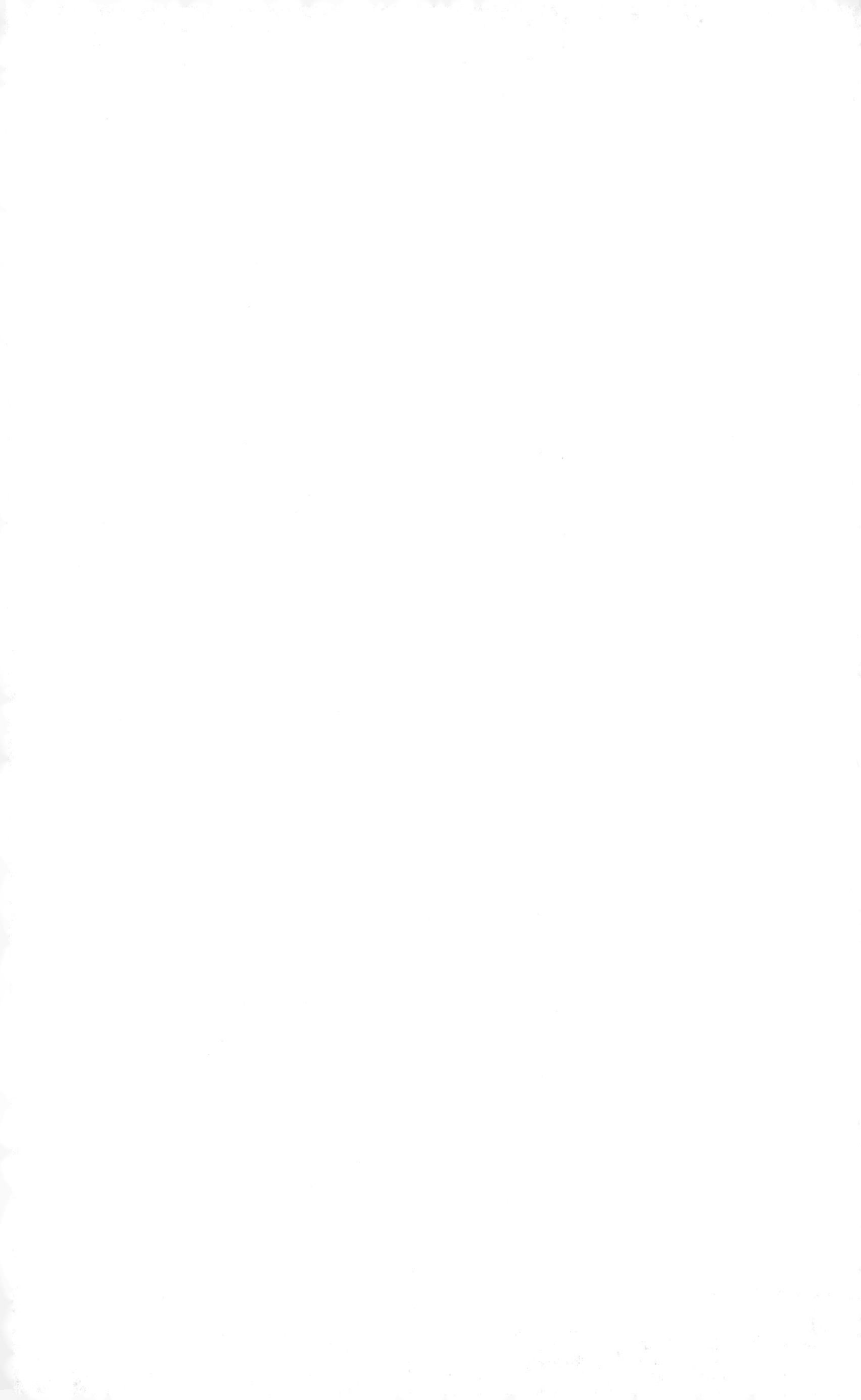